高等医药院校教材

(供专科中医学专业用)

针灸推拿学

(修订版)

主　编　石学敏
副主编　李志道　李业甫
编　委　吕景山　黄利民
　　　　孙阿英　陈志化
　　　　陈泽林
审　定　李超凡　龙文君

中国中医药出版社
北　　京

图书在版编目（CIP）数据

针灸推拿学/石学敏主编．－2版．－北京：中国中医药出版社，2002.8（2022.8重印）
高等医药院校专科教材
ISBN 978－7－80089－546－3

Ⅰ．针… Ⅱ．石… Ⅲ．①针灸学-医学院校-教材 ②按摩疗法（中医）-医学院校-教材 Ⅳ．R24

中国版本图书馆CIP数据核字（2002）第038102号

中国中医药出版社出版

发行者：中国中医药出版社
（北京经济技术开发区科创十三街31号院二区8号楼 电话：010-64405721 邮编：100176）
（邮购联系电话：010-89535836）
印刷者：廊坊市祥丰印刷有限公司印刷
经销者：新华书店总店北京发行所
开　本：787×1092毫米　16开
字　数：576千字
印　张：24
版　次：1996年6月第1版
　　　　2002年8月第2版
印　次：2022年8月第31次印刷
书　号：ISBN 978－7－80089－546－3
定　价：68.00元

如有质量问题，请与出版社发行部调换（010-64405510）。
HTTP://WWW.CPTCM.COM

专科中医学专业主要课程教材
编审委员会

主　任：李安邦

副主任：陆莲舫　万德光　郑守曾　曾诚厚

委　员：（按姓氏笔划）

丁国明　丁　锷　万德光　马宝璋　王元勋　王景宜　韦永兴
尤庆文　邓振鹏　石学敏　龙文君　付元谋　丛春雨　宁　越
皮巨川　乔　模　许相文　刘宝贵　刘淑珍　孙国强　李安邦
李良信　李钟文　李超凡　李敬孝　杨护生　吴垂光　吴崇奇
陆莲舫　陈陶后　陈齐光　张光明　张发荣　张安祯　张华珠
张珍玉　张跃林　赵敬华　郑守曾　祈　涛　胡永年　奎传经
段振离　顾婉先　党兰玉　陶兴华　徐生旺　郭志强　涂晋文
黄国麒　黄委风　黄建业　惠纪元　韩宏志　曾君望　曾诚厚
蔡美秋　蔡绪江　廖润泉　魏毓奇

前　言

为发展普通高等中医药专科教育，加强专科教材建设，提高专科人才培养质量，国家中医药管理局组织编写出版了专科中医学专业16门教材。

本套教材主要是为培养适应县、乡、厂矿等基层医疗卫生机构需要的中医临床人才服务的。计有《中医学基础》《中药学》《方剂学》《正常人体解剖学》《生理学》《西医临床学基础》《西医诊断学基础》《中医内科学》《中医妇科学》《中医儿科学》《中医外科学》《中医骨伤科学》《中医急症学》《针灸推拿学》《西医内科学》《西医外科学概论》等16门专科中医学专业主要课程教材。

在编写过程中，力求体现中医特色与专科特点，坚持科学性与适应性相统一，既注意吸取适合农村和基层需要的中医药学术新进展和诊疗新技术，又注意在取材的深度和广度上符合专科层次的要求。为了保证编写质量，特别加强了教材的审定工作，各门教材编写出初稿后，均由各部门教材审定人和编审委员会根据教材的要求进行全面认真的审定。

编写专科中医学专业教材，属探索性的工作，可供借鉴的经验较少，要使本套教材适应普通高等中医药专科教育的需要，还需进行长期的努力。要通过大量实践，不断总结经验，加以提高，才能逐步完善。因而殷切期望广大师生和读者提出宝贵意见，以便在今后修订时加以改进。

全国专科中医学专业主要课程
教材编审委员会

编写说明

本教材是根据新制定的教学大纲编写的。针灸推拿学是由针灸学和推拿学构成的,两个学科均属非药物疗法,有很多内在联系,故合并在一起。

本教材主要分三部分。第一部分为针灸推拿的基础,介绍经络、腧穴及推拿的常用穴,根据对目前几部代表性针灸著作的统计分析,发现大约有100个左右的腧穴最为常用,所以将经穴分成常用与备用两部分,以期学生在有限的学习时间内能够掌握最常用、最主要的内容。而常用经穴的按语一条,对腧穴的作用机制以扼要提示,又是其他相关教材之未及。第二部分为针灸手法与推拿手法,扼要介绍临床常用内容。第三部分为治疗,在叙述病因、病机、辨证之后,分别介绍针灸和推拿两种治疗方法。

古代医学家为我们留下了许多宝贵的临床经验,目前的针灸推拿临床与科研又在不断地发展,因此在编写本教材时特别注意继承与发展的有机结合,使之既不失教材所必备的规范性,保持和发扬中医特色,又能反映本学科的最新进展。尤其是作为高等院校的教材,将两种治疗方法合并于一体,尚属首次。所以,作者在撰写时虽然认真负责,几易其稿,但仍然难免疏漏,不当之处敬请专家批评指正,以便更好地完成教学任务。

编者

1994 年 10 月

目 录

绪言 ………………………………………… (1)

上篇 经络与腧穴

第一章 经络总论 ……………………… (3)
第一节 经络学说的形成 …………… (3)
一、"针感"等传导的观察 ………… (3)
二、腧穴疗效的总结 ……………… (3)
三、解剖、生理知识的启发 ……… (4)
四、体表病理现象的推理 ………… (4)
第二节 经络系统的组成 …………… (4)
一、十二经脉 ……………………… (5)
二、奇经八脉 ……………………… (6)
三、十五络脉 ……………………… (7)
四、十二经别 ……………………… (8)
五、十二经筋 ……………………… (9)
六、十二皮部 ……………………… (10)
七、经络的根结、标本与气街、四海 …………………………………… (10)
第三节 经络的作用及其临床应用 …………………………………… (12)
一、经络的作用 …………………… (12)
二、经络的临床应用 ……………… (12)

第二章 腧穴总论 ……………………… (14)
第一节 腧穴的分类 ………………… (14)
一、经穴 …………………………… (14)
二、经外穴 ………………………… (14)
三、阿是穴 ………………………… (14)
第二节 腧穴的治疗作用 …………… (15)
一、近治作用 ……………………… (15)
二、远治作用 ……………………… (15)
三、特殊作用 ……………………… (15)
第三节 特定穴的意义 ……………… (21)
一、五输穴 ………………………… (21)
二、原穴、络穴 …………………… (21)
三、俞穴、募穴 …………………… (21)
四、八会穴 ………………………… (21)

五、郄穴 …………………………… (21)
六、下合穴 ………………………… (21)
七、八脉交会穴、交会穴 ………… (21)
第四节 腧穴的定位方法 …………… (22)
一、体表解剖标志定位法 ………… (22)
二、"骨度"折量定位法 …………… (23)
三、指寸定位法 …………………… (24)

第三章 经络腧穴各论 ………………… (26)
第一节 十四经脉 …………………… (26)
一、手太阴肺经 …………………… (26)
(一)经脉 …………………………… (26)
1. 循行 …………………………… (26)
2. 联系脏腑器官 ………………… (27)
3. 脏腑经络病候举要 …………… (27)
(二)经穴 …………………………… (27)
1. 常用经穴 ……………………… (27)
中府(27) 尺泽(27) 孔最(27)
列缺(27) 太渊(28) 鱼际(28)
少商(28)
2. 备用经穴 ……………………… (28)
云门(28) 天府(28) 侠白(28)
经渠(28)
二、手阳明大肠经 ………………… (29)
(一)经脉 …………………………… (29)
1. 循行 …………………………… (29)
2. 联系脏腑器官 ………………… (29)
3. 脏腑经络病候举要 …………… (29)
(二)经穴 …………………………… (30)
1. 常用经穴 ……………………… (30)
商阳(30) 合谷(30) 偏历(30)
手三里(30) 曲池(30) 肩髃(31)
2. 备用经穴 ……………………… (31)
二间(31) 三间(31) 阳溪(31)
温溜(31) 下廉(31) 上廉(32)
肘髎(32) 手五里(32) 臂臑(32)
巨骨(32) 天鼎(32) 扶突(32)

　　　　口禾髎(32)　迎香(32)
　三、足阳明胃经 ……………………………… (33)
　　(一)经脉 …………………………………… (33)
　　　1.循行 …………………………………… (33)
　　　2.联系脏腑器官 ………………………… (33)
　　　3.脏腑经络病候举要 …………………… (33)
　　(二)经穴 …………………………………… (33)
　　　1.常用经穴 ……………………………… (34)
　　　　承泣(34)　地仓(34)　颊车(34)
　　　　下关(35)　头维(35)　梁门(35)
　　　　天枢(35)　归来(36)　梁丘(36)
　　　　足三里(36)　上巨虚(36)　下巨虚(36)
　　　　丰隆(37)　内庭(37)
　　　2.备用经穴 ……………………………… (37)
　　　　四白(37)　巨髎(37)　大迎(37)
　　　　人迎(37)　水突(37)　气舍(37)
　　　　缺盆(38)　气户(38)　库房(38)
　　　　屋翳(38)　膺窗(38)　乳中(38)
　　　　乳根(38)　不容(38)　承满(38)
　　　　关门(38)　太乙(38)　滑肉门(38)
　　　　外陵(39)　大巨(39)　水道(39)
　　　　气冲(39)　髀关(39)　伏兔(39)
　　　　阴市(39)　犊鼻(39)　条口(39)
　　　　解溪(39)　冲阳(40)　陷谷(40)
　　　　厉兑(40)
　四、足太阴脾经 ……………………………… (41)
　　(一)经脉 …………………………………… (41)
　　　1.循行 …………………………………… (41)
　　　2.联系脏腑器官 ………………………… (41)
　　　3.脏腑经络病候举要 …………………… (41)
　　(二)经穴 …………………………………… (41)
　　　1.常用经穴 ……………………………… (41)
　　　　隐白(42)　太白(42)　公孙(42)
　　　　三阴交(42)　阴陵泉(43)　血海(43)
　　　2.备用经穴 ……………………………… (43)
　　　　大都(43)　商丘(43)　漏谷(43)
　　　　地机(43)　箕门(43)　冲门(43)
　　　　府舍(44)　腹结(44)　大横(44)
　　　　腹哀(44)　食窦(44)　天溪(44)
　　　　胸乡(44)　周荣(44)　大包(44)
　五、手少阴心经 ……………………………… (45)
　　(一)经脉 …………………………………… (45)

　　　1.循行 …………………………………… (45)
　　　2.联系脏腑器官 ………………………… (45)
　　　3.脏腑经络病候举要 …………………… (45)
　　(二)经穴 …………………………………… (45)
　　　1.常用经穴 ……………………………… (45)
　　　　通里(45)　阴郄(45)　神门(46)
　　　2.备用经穴 ……………………………… (46)
　　　　极泉(47)　青灵(47)　少海(47)
　　　　灵道(47)　少府(47)　少冲(47)
　六、手太阳小肠经 …………………………… (48)
　　(一)经脉 …………………………………… (48)
　　　1.循行 …………………………………… (48)
　　　2.联系脏腑器官 ………………………… (48)
　　　3.脏腑经络病候举要 …………………… (48)
　　(二)经穴 …………………………………… (48)
　　　1.常用经穴 ……………………………… (48)
　　　　少泽(48)　后溪(49)　天宗(49)
　　　　听宫(50)
　　　2.备用经穴 ……………………………… (50)
　　　　前谷(50)　腕骨(50)　阳谷(50)
　　　　养老(50)　支正(50)　小海(51)
　　　　肩贞(51)　臑俞(51)　秉风(51)
　　　　曲垣(51)　肩外俞(51)　肩中俞(51)
　　　　天窗(51)　天容(51)　颧髎(51)
　七、足太阳膀胱经 …………………………… (52)
　　(一)经脉 …………………………………… (52)
　　　1.循行 …………………………………… (52)
　　　2.联系脏腑器官 ………………………… (53)
　　　3.脏腑经络病候举要 …………………… (53)
　　(二)经穴 …………………………………… (53)
　　　1.常用经穴 ……………………………… (53)
　　　　睛明(53)　攒竹(54)　天柱(54)
　　　　肺俞(54)　心俞(54)　肝俞(55)
　　　　脾俞(55)　胃俞(55)　肾俞(55)
　　　　大肠俞(56)　膀胱俞(56)　次髎(56)
　　　　委中(56)　膏肓(56)　秩边(56)
　　　　承山(56)　昆仑(57)　申脉(57)
　　　　至阴(57)
　　　2.备用经穴 ……………………………… (58)
　　　　眉冲(58)　曲差(58)　五处(59)
　　　　承光(59)　通天(59)　络却(59)
　　　　玉枕(59)　大杼(59)　风门(59)

厥阴俞(59)　督俞(59)　膈俞(59)
　　胆俞(59)　三焦俞(60)　气海俞(60)
　　关元俞(60)　小肠俞(60)　中膂俞(60)
　　白环俞(60)　上髎(60)　中髎(60)
　　下髎(60)　会阳(60)　承扶(60)
　　殷门(60)　浮郄(61)　委阳(61)
　　附分(61)　魄户(61)　神堂(61)
　　譩譆(61)　膈关(61)　魂门(61)
　　阳纲(61)　意舍(61)　胃仓(61)
　　肓门(61)　志室(62)　胞肓(62)
　　合阳(62)　承筋(62)　飞扬(62)
　　跗阳(62)　仆参(62)　金门(62)
　　京骨(62)　束骨(62)　足通谷(62)
八、足少阴肾经 ……………………………(63)
　(一)经脉 ……………………………………(63)
　　1.循行 ……………………………………(63)
　　2.联系脏腑器官 …………………………(63)
　　3.脏腑经络病候举要 ……………………(63)
　(二)经穴 ……………………………………(64)
　　1.常用经穴 ………………………………(64)
　　　涌泉(64)　太溪(64)　照海(65)
　　　复溜(65)
　　2.备用经穴 ………………………………(66)
　　　然谷(66)　大钟(66)　水泉(66)
　　　交信(66)　筑宾(66)　阴谷(66)
　　　横骨(66)　大赫(66)　气穴(66)
　　　四满(67)　中注(67)　肓俞(67)
　　　商曲(67)　石关(67)　阴都(67)
　　　腹通谷(67)　幽门(67)　步廊(67)
　　　神封(67)　灵墟(67)　神藏(67)
　　　彧中(68)　俞府(68)
九、手厥阴心包经 …………………………(69)
　(一)经脉 ……………………………………(69)
　　1.循行 ……………………………………(69)
　　2.联系脏腑器官 …………………………(69)
　　3.脏腑经络病候举要 ……………………(69)
　(二)经穴 ……………………………………(69)
　　1.常用经穴 ………………………………(69)
　　　曲泽(69)　间使(70)　内关(70)
　　　劳宫(70)
　　2.备用经穴 ………………………………(71)
　　　天池(71)　天泉(71)　郄门(71)

　　大陵(71)　中冲(72)
十、手少阳三焦经 …………………………(72)
　(一)经脉 ……………………………………(72)
　　1.循行 ……………………………………(72)
　　2.联系脏腑器官 …………………………(72)
　　3.脏腑经络病候举要 ……………………(72)
　(二)经穴 ……………………………………(73)
　　1.常用经穴 ………………………………(73)
　　　中渚(73)　外关(73)　支沟(73)
　　　肩髎(74)　翳风(74)　耳门(74)
　　　丝竹空(75)
　　2.备用经穴 ………………………………(75)
　　　关冲(75)　液门(75)　阳池(75)
　　　会宗(75)　三阳络(75)　四渎(75)
　　　天井(75)　清冷渊(75)　消泺(75)
　　　臑会(76)　天髎(76)　天牖(76)
　　　瘛脉(76)　颅息(76)　角孙(76)
　　　耳和髎(76)
十一、足少阳胆经 …………………………(77)
　(一)经脉 ……………………………………(77)
　　1.循行 ……………………………………(77)
　　2.联系脏腑器官 …………………………(77)
　　3.脏腑经络病候举要 ……………………(77)
　(二)经穴 ……………………………………(78)
　　1.常用经穴 ………………………………(78)
　　　瞳子髎(78)　听会(78)　阳白(79)
　　　风池(79)　肩井(79)　环跳(80)
　　　风市(80)　阳陵泉(80)　光明(80)
　　　悬钟(81)　足临泣(81)
　　2.备用经穴 ………………………………(81)
　　　上关(81)　颔厌(81)　悬颅(81)
　　　悬厘(81)　曲鬓(82)　率谷(82)
　　　天冲(82)　浮白(82)　头窍阴(82)
　　　完骨(82)　本神(82)　头临泣(82)
　　　目窗(82)　正营(83)　承灵(83)
　　　脑空(83)　渊腋(83)　辄筋(83)
　　　日月(83)　京门(83)　带脉(83)
　　　五枢(84)　维道(84)　居髎(84)
　　　中渎(84)　膝阳关(84)　阳交(84)
　　　外丘(84)　阳辅(84)　丘墟(84)
　　　地五会(84)　侠溪(85)　足窍阴(85)
十二、足厥阴肝经 …………………………(86)

(一)经脉 …………………………(86)
　　　1.循行 …………………………(86)
　　　2.联系脏腑器官 ………………(86)
　　　3.脏腑经络病候举要 …………(86)
　　(二)经穴 …………………………(87)
　　　1.常用经穴 ……………………(87)
　　　　大敦(87)　行间(87)　太冲(87)
　　　　期门(87)
　　　2.备用经穴 ……………………(88)
　　　　中封(88)　蠡沟(88)　中都(88)
　　　　膝关(88)　曲泉(88)　阴包(89)
　　　　足五里(89)　阴廉(89)　急脉(89)
　　　　章门(89)
　十三、任脉 ………………………………(90)
　　(一)经脉 …………………………(90)
　　　1.循行 …………………………(90)
　　　2.联系脏腑器官 ………………(90)
　　　3.脏腑经络病候举要 …………(90)
　　(二)经穴 …………………………(90)
　　　1.常用经穴 ……………………(90)
　　　　中极(90)　关元(90)　气海(91)
　　　　神阙(91)　中脘(92)　膻中(92)
　　　　天突(92)　廉泉(92)
　　　2.备用经穴 ……………………(93)
　　　　会阴(93)　曲骨(93)　石门(93)
　　　　阴交(93)　水分(93)　下脘(93)
　　　　建里(94)　上脘(94)　巨阙(94)
　　　　鸠尾(94)　中庭(94)　玉堂(94)
　　　　紫宫(94)　华盖(94)　璇玑(94)
　　　　承浆(94)
　十四、督脉 ………………………………(95)
　　(一)经脉 …………………………(95)
　　　1.循行 …………………………(95)
　　　2.联系脏腑器官 ………………(95)
　　　3.脏腑经络病候举要 …………(95)
　　(二)经穴 …………………………(95)
　　　1.常用经穴 ……………………(95)
　　　　长强(95)　腰阳关(95)　命门(96)
　　　　至阳(96)　身柱(96)　大椎(96)
　　　　哑门(97)　风府(97)　百会(97)
　　　　水沟(98)
　　　2.备用经穴 ……………………(98)

　　　　腰俞(98)　悬枢(98)　脊中(99)
　　　　中枢(99)　筋缩(99)　灵台(99)
　　　　神道(99)　陶道(99)　脑户(99)
　　　　强间(99)　后顶(99)　前顶(99)
　　　　囟会(99)　上星(99)　神庭(100)
　　　　素髎(100)　兑端(100)　龈交(100)

　第二节　经外穴 ……………………(101)
　　一、头颈部穴 …………………………(101)
　　　　四神聪(101)　当阳(101)　印堂(101)
　　　　鱼腰(101)　太阳(101)　耳尖(101)
　　　　球后(101)　上迎香(101)　内迎香(101)
　　　　聚泉(101)　海泉(101)　金津(102)
　　　　玉液(102)　翳明(102)　颈百劳(102)
　　二、胸腹部穴 …………………………(103)
　　　　子宫(103)
　　三、背部穴 ……………………………(104)
　　　　定喘(104)　夹脊(104)　胃脘下俞(104)
　　　　痞根(104)　下极俞(104)　腰宜(104)
　　　　腰眼(104)　十七椎(104)　腰奇(104)
　　四、上肢穴 ……………………………(104)
　　　　肘尖(104)　二白(104)　中泉(105)
　　　　中魁(105)　大骨空(105)　小骨空(105)
　　　　腰痛点(105)　外劳宫(105)　八邪(105)
　　　　四缝(105)　十宣(105)
　　五、下肢穴 ……………………………(107)
　　　　髋骨(107)　鹤顶(107)　百虫窝(107)
　　　　内膝眼(107)　膝眼(107)　胆囊(107)
　　　　阑尾(107)　内踝尖(107)　外踝尖(107)
　　　　八风(107)　独阴(107)　气端(107)

第四章　小儿推拿特定穴位 ………(109)
　第一节　头面部穴位 ………………(110)
　　　　天门(110)　坎宫(110)　牙关(111)
　　　　囟门(111)　山根(111)　耳后高骨(112)
　　　　天柱骨(112)
　第二节　躯干部穴位 ………………(112)
　　　　乳旁(112)　胁肋(112)　腹(113)
　　　　脐(113)　肚角(113)　脊柱(114)
　　　　七节骨(114)　龟尾(115)
　第三节　四肢部穴位 ………………(115)
　　　　脾经(115)　肝经(116)　心经(116)
　　　　肺经(116)　肾经(117)　大肠(117)

小肠(117)　肾顶(117)　肾纹(118)
四横纹(118)　小横纹(119)　掌小横纹(119)
胃经(119)　板门(120)　内劳宫(120)
内八卦(120)　小天心(120)
运水入土、运土入水(121)　总筋(121)
大横纹(121)　老龙(122)　端正(122)
五指节(122)　二扇门(122)　上马(122)
外劳宫(123)　威灵(123)　精宁(123)
一窝风(124)　膊阳池(124)　三关(124)
天河水(124)　六腑(125)　箕门(125)
百虫(126)　涌泉(126)

中篇　针灸与推拿手法

第一章　刺灸方法 ……………………(127)
第一节　毫针刺法 ……………………(127)
　　一、针具 …………………………(127)
　　二、针刺前准备 …………………(128)
　　三、操作方法 ……………………(131)
　　四、针刺意外情况的处理及预防 …(136)
　　五、针刺注意事项 ………………(138)
第二节　灸法(附:拔罐法) ………(138)
　　一、常用灸法 ……………………(139)
　　二、适应范围 ……………………(141)
　　三、注意事项 ……………………(141)
　　〔附〕拔罐法 ……………………(141)
　　一、罐的种类 ……………………(142)
　　二、拔罐方法 ……………………(142)
　　三、起罐法 ………………………(144)
　　四、适应范围 ……………………(144)
　　五、注意事项 ……………………(144)
第三节　其他针法 ……………………(144)
　　一、三棱针 ………………………(144)
　　二、皮肤针 ………………………(146)
　　三、电针 …………………………(147)
第四节　头针、耳针 …………………(149)
　　一、头针 …………………………(149)
　　二、耳针 …………………………(153)

第二章　推拿手法 ……………………(166)
第一节　摆动类手法 …………………(167)
　　一、一指禅推法 …………………(168)
　　〔附〕缠法 ………………………(169)

　　二、拇指禅推法 …………………(169)
　　三、滚法 …………………………(170)
　　四、擦法 …………………………(170)
　　五、揉法 …………………………(171)
第二节　摩擦类手法 …………………(172)
　　一、摩法 …………………………(173)
　　二、擦法 …………………………(174)
　　三、推法 …………………………(175)
　　〔附〕扫散法 ……………………(176)
　　四、搓法 …………………………(176)
　　五、抹法 …………………………(177)
第三节　挤压类手法 …………………(178)
　　一、按法 …………………………(178)
　　二、捏法 …………………………(179)
　　〔附〕捏脊法 ……………………(180)
　　三、拿法 …………………………(181)
　　四、掐法 …………………………(181)
　　五、踩跷法 ………………………(182)
第四节　振动类手法 …………………(183)
　　一、抖法 …………………………(183)
　　二、牵抖法 ………………………(184)
　　三、振法(颤法、振荡法) ………(184)
第五节　叩击类手法 …………………(185)
　　一、拍法 …………………………(185)
　　二、击法 …………………………(186)
　　三、弹法 …………………………(187)
第六节　运动关节类手法 ……………(188)
　　一、摇法 …………………………(188)
　　二、背法 …………………………(189)
　　三、扳法 …………………………(190)
　　四、拔伸法 ………………………(192)
第七节　小儿推拿手法 ………………(193)
　　一、单式操作手法 ………………(194)
　　二、复式操作手法 ………………(196)
第八节　推拿手法练习 ………………(197)
　　一、沙袋上练习 …………………(197)
　　二、人体上练习 …………………(198)

下篇　常见病证治疗

第一章　针灸治疗总论 ………………(203)
　　一、针灸治疗准则 ………………(203)

二、针灸补泻与八纲辨证 …………… (204)
三、针灸处方规律与配穴方法 ……… (204)
四、特定穴的应用 …………………… (206)

第二章　推拿治疗总论 …………… (211)
第一节　推拿作用原理 …………… (211)
一、推拿对伤筋的治疗原理 ………… (211)
二、推拿对脏腑及其脏腑相连属组织、
　　器官疾病的治疗原理 …………… (213)
第二节　推拿的治疗原则和治法 … (215)
一、推拿的治疗原则 ………………… (216)
二、推拿基本治法 …………………… (217)
第三节　推拿操作的基本知识
　　……………………………………… (220)
一、推拿的适应证、禁忌证及注意事项
　　……………………………………… (220)
二、推拿的体位和介质 ……………… (221)
第四节　推拿常用检查诊断方法
　　……………………………………… (222)
一、头面部 …………………………… (223)
二、胸腹部 …………………………… (224)
三、脊柱部 …………………………… (225)
四、上肢部 …………………………… (228)
五、下肢部 …………………………… (232)

第三章　针灸推拿治疗各论 ……… (237)
第一节　内科病证 ………………… (237)
一、中风 ……………………………… (237)
二、感冒 ……………………………… (240)
三、咳嗽 ……………………………… (242)
四、哮喘 ……………………………… (244)
五、胃痛 ……………………………… (246)
六、呃逆 ……………………………… (248)
七、呕吐 ……………………………… (250)
八、泄泻 ……………………………… (252)
九、便秘 ……………………………… (254)
十、痢疾 ……………………………… (256)
十一、癃闭 …………………………… (258)
十二、淋证 …………………………… (259)
十三、遗精 …………………………… (261)
十四、阳痿 …………………………… (263)
十五、不寐 …………………………… (265)
十六、心悸 …………………………… (267)
十七、癫狂 …………………………… (269)
十八、痫证 …………………………… (271)
十九、眩晕 …………………………… (272)
二十、头痛 …………………………… (274)
二十一、腰痛 ………………………… (277)
二十二、胁痛 ………………………… (279)
二十三、腹痛 ………………………… (281)
二十四、痹证 ………………………… (283)
二十五、痿证 ………………………… (285)
二十六、面瘫 ………………………… (287)
二十七、高热 ………………………… (288)
二十八、抽搐 ………………………… (290)
二十九、晕厥 ………………………… (291)
第二节　儿科、妇科病证 ………… (293)
一、婴儿腹泻 ………………………… (293)
二、疳积 ……………………………… (295)
三、小儿发热 ………………………… (296)
四、百日咳 …………………………… (298)
五、小儿惊风 ………………………… (300)
六、小儿遗尿 ………………………… (302)
七、小儿麻痹后遗证 ………………… (304)
八、小儿肌性斜颈 …………………… (305)
九、月经不调 ………………………… (306)
十、痛经 ……………………………… (308)
十一、经闭 …………………………… (310)
十二、带下病 ………………………… (312)
十三、胎位不正 ……………………… (314)
十四、子宫脱垂 ……………………… (315)
十五、乳少 …………………………… (317)
第三节　骨伤科病证 ……………… (319)
一、扭伤 ……………………………… (319)
二、漏肩风 …………………………… (321)
三、颈椎病 …………………………… (323)
四、落枕 ……………………………… (325)
五、腰椎间盘突出症 ………………… (326)
第四节　五官、外科及其他病证 … (329)
一、目赤肿痛 ………………………… (329)
二、近视 ……………………………… (330)
三、牙痛 ……………………………… (331)
四、耳鸣、耳聋 ……………………… (333)
五、风疹 ……………………………… (335)

六、疰腮 …………………………… (336)
七、乳痈 …………………………… (338)
八、腱鞘囊肿 ……………………… (339)
九、咽喉肿痛 ……………………… (340)
十、瘰疬 …………………………… (342)
十一、瘿气 ………………………… (343)
十二、疝气 ………………………… (344)

附篇

第一章　针灸推拿原理的实验研究 … (347)
一、针灸原理的实验研究 ………… (347)
二、推拿原理的实验研究 ………… (352)

第二章　自我推拿法 ………………… (355)
一、眼保健法 ……………………… (355)
二、上肢保健法 …………………… (356)
三、下肢保健法 …………………… (358)
四、腰部保健法 …………………… (360)
五、理气宽胸法 …………………… (361)
六、健胃和中法 …………………… (362)
七、镇定安神法 …………………… (362)

第三章　歌赋 ………………………… (365)
一、针灸歌赋 ……………………… (365)
二、推拿歌赋 ……………………… (367)

绪　言

针灸推拿学是以中医理论为指导,运用针刺、艾灸和推拿的方法来防治疾病的一门学科。其内容包括经络、腧穴、刺灸方法、推拿方法、临床治疗等内容。

针灸推拿具有适应症广、疗效明显、操作方便、经济安全等优点,数千年来一直受到人们的欢迎,对中华民族的繁衍昌盛作出了巨大贡献。

针灸推拿学是我国劳动人民及医学家在长期与疾病作斗争中创造和发展起来的。它的历史悠久,其起源已很难稽考,但从文献记载、出土文物、社会发展规律等方面探索,则远在文字创造以前即已萌芽。

古人生活在洪荒大地,与鸷鸟猛兽相搏食。一旦患病,往往会本能地用手或砭石(古代石针)抚摩、捶击体表某一部位,有的竟能使病痛获得缓解。这种无意识的作法所取得的效果反复出现,促使先人们有意识地去探索总结,从而逐渐形成了推拿砭石(针刺)治病的方法。

随着冶金术的发明,针具由砭石(石针)逐步发展成铜针、铁针、金针、银针至现代的不锈钢针。

灸法的产生,是在火的发现与使用之后。先人们发现,身体某一部位的病痛受到火的烘烤,感到舒适或缓解。通过漫长的实践,从用各种树枝施灸而发展到用艾施灸。

从文字记载看,在现存最早最完善的医学著作《黄帝内经》中,对经络、腧穴、针灸方法、适应症、禁忌症等针灸内容,都作了比较详细的论述。其中的《灵枢经》尤为突出,故《灵枢经》又称《针经》。该书又记载了许多推拿理论、治疗方法、工具与治疗的病种等内容。与《黄帝内经》成书年代相同的《黄帝岐伯按摩》十卷是推拿学的第一部专著(已佚)。晋代皇甫谧的《针灸甲乙经》,系作者将《素问》《灵枢》及同代的《明堂孔穴针灸治要》三部书类编而成,是现存最早的针灸专著。

东晋葛洪著《肘后备急方》,所录针灸医方109条,其中90条是灸方,启迪后人对灸法的重视。该书还记载了推拿治疗的多种疾病。

唐代设太医署,针灸、推拿各成一科。有针博士、针助教、针师和按摩博士、按摩师及按摩工等职务。孙思邈在《备急千金要方》中说明了"阿是穴"的取法和应用,并绘制了《明堂三人图》,分别把人体的正面、侧面、背面的十二经脉、奇经八脉用不同的颜色绘出,还记载了以自我按摩为主的"老子按摩法"。在《千金翼方》中记载了用按摩方法来预防疾病,在《备急千金要方》中记载了用灸法预防疾病的方法,为预防医学作出了贡献。

公元562年,我国吴人知聪携带《明堂图》《针灸甲乙经》到日本。

宋代王惟一撰写了《铜人腧穴针灸图经》,并设计铸造两具铜人,是我国最早的针灸模型。《圣济总录》强调不同推拿手法的辨证应用,提出推拿与导引应明确区分开来,不能盲目地与导引合用,是对推拿理论的突破,对后世推拿治疗作用的研究产生了重大影响。

明代是针灸学发展的昌盛时期。杨继洲以家传的《卫生针灸玄机秘要》为基础，汇集历代针灸著作，并结合实践经验，撰写了《针灸大成》。该书内容丰富，是继《内经》《甲乙经》之后对针灸学的又一次总结。在此书的前后，还有陈会的《神应经》，徐凤的《针灸大全》，高武的《针灸聚英》，汪机的《针灸问对》，李时珍的《奇经八脉考》等。诸家各有所长，形成不同的流派，相互争鸣，促进了针灸学的发展。从明代开始，按摩逐渐演称为推拿。这一时期，推拿在防治小儿疾病方面，从手法到穴位都积累了丰富的临床经验。根据小儿的生理特点，确定了一套完整的小儿推拿方法和体系。陈氏（名佚）著《小儿按摩经》，是我国现存最早的一部小儿推拿专著。除此之外，还有龚云林的《小儿推拿秘诀》等书问世。

清代吴谦主持编撰的《医宗金鉴》，内有《刺灸心法要诀》和《正骨心法要旨》。《刺灸心法要诀》对腧穴的定位、主治、经外穴的数量等针灸内容都做了认真筛选，所述内容颇为实用。《正骨心法要旨》把按、摩、推、拿列入骨科八法中，使推拿在伤科方面的应用有了很大发展。

公元17世纪末叶，针灸学传至欧洲。

鸦片战争以后，针灸推拿受到排斥与攻击，但是仍然在民间受到信赖和推崇。不少有志之士创办学社、学校，著书立说，培养人才，为发展针灸推拿学做出了宝贵的贡献。

中华人民共和国成立之后，由于党的中医政策的实施，中医学得到了蓬勃发展。全国各地都成立了中医学院、中医院。针灸、推拿也自成体系，并运用现代科学的方法对针灸推拿的临床疗效和治病原理进行总结和研究，取得了丰硕成果。

中医学是一个伟大的宝库，针灸推拿是其中一颗灿烂的明珠。其独特的医疗作用，已引起国际医学界的重视，许多国家业已对中国的针灸推拿开展了研究工作。中国的针灸推拿疗法，正在为人类的医疗保健事业做出新的贡献。

上篇　经络与腧穴

第一章　经络总论

经络学是阐述人体经络系统的循行分布、生理功能、病理变化及其与脏腑相互关系的学说。它是中医学理论体系的重要组成部分，也是针灸推拿学的理论核心。针灸推拿临证过程中的辨证归经、循经选穴、补泻操作，无不以经络理论为依据。因此，要学好针灸推拿学，必须首先掌握经络学内容。

经络系统是由经脉和络脉构成，它遍布于全身，如同灌溉的渠道一样，有主干有分支。经脉是主干，分布较深，呈上下纵行走行（带脉除外），有一定的数目、名称和循行径路。络脉乃是经脉的分支，分布浅表，数目较多（较大、有名称者共15条），从络脉再分出的细小分支叫孙络，数目无法计数，分布于周身，构成网络。

经络内属于脏腑，外络于肢节，沟通内外，贯穿上下，将人体脏腑组织器官联系成为一个有机整体，并籍以行气血，营阴阳，使人体各部的功能得以保持协调和相对的平衡。所以《灵枢·经脉》说："经脉者，所以能决死生，处百病，调虚实，不可不通也。"

第一节　经络学说的形成

经络学说是古代劳动人民在长期的医疗实践中，不断观察总结而逐步形成的。据文献记载分析，其形成可能通过以下的途径。

一、"针感"等传导的观察

古代医学家对针刺、按压某个部位所产生的酸、麻、重、胀等感应，以及温灸的热感由施灸部位向远处沿一定路线扩散现象的长期观察实践中，逐步产生了人体各部复杂而又有规律的联系通路的概念，从而提出经络分布的轮廓。

二、腧穴疗效的总结

通过长期的针灸实践，发现主治作用相似的腧穴往往有规律地排列在一条路线上。古代医学家把作用相似的穴位归纳分类，逐步构成经络的连线。如少商穴可治咽喉痛、发热、咳嗽等,而鱼际、太渊……也能治咳嗽等症,将这些穴位联系在一起,这就构成了手太阴肺经的体表循行。

三、解剖、生理知识的启发

古代医学家在一定程度上认识了内脏的位置、形态及某些生理功能。在解剖过程中观察到人体分布着许多管状和条索状结构,气血在"脉"管内运行的现象,以及与四肢的联系等等,这些现象对认识经络有一定的启发。

四、体表病理现象的推理

内脏的病变,往往通过经络的传导作用反映于体表,在体表就出现了反应点、反应物(结节、皮疹等),反过来,通过对反应点、反应物的分析,可以推断某一内脏的病理变化,这也是发现经络的又一途径。

第二节　经络系统的组成

经络系统是由十二经脉和奇经八脉,以及附属于十二经脉的十二经别、十二经筋、十二皮部、十五络脉和难以计数的孙络、浮络组成的。其基本内容如表1:

表1　经络系统表

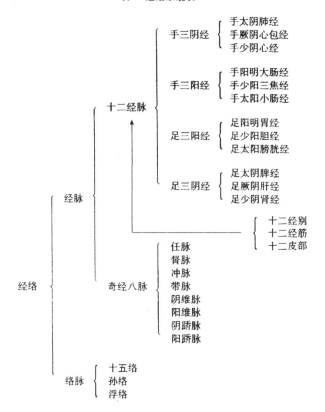

一、十二经脉

1. 十二经脉的内容

十二经脉包括手三阴经(手太阴肺经、手厥阴心包经、手少阴心经),手三阳经(手阳明大肠经、手少阳三焦经、手太阳小肠经),足三阳经(足阳明胃经、足少阳胆经、足太阳膀胱经),足三阴经(足太阴脾经、足厥阴肝经、足少阴肾经)。它们是经络系统的主体,所以又叫十二"正经"。

2. 十二经脉的名称、分布

十二经脉分别隶属于十二脏腑,其名称是根据阴阳学说并结合脏腑、手足而定的。阴经属脏络腑,均行于四肢内侧,在上肢者称手三阴(前为太阴,中为厥阴,后为少阴),在下肢者称足三阴(前为太阴,中为厥阴,后为少阴,至内踝上8寸处厥阴与太阴交叉后,其下的排列为厥阴在前,太阴在中,少阴在后);阳经属腑络脏,循行于四肢外侧,在上肢者称为手三阳(前为阳明,中为少阳,后为太阳),在下肢者称足三阳(前为阳明,中为少阳,后为太阳)。见图1。

3. 十二经脉的循行走向规律

手三阴经从胸走手,手三阳经从手走头,足三阳经从头走足,足三阴经从足走腹(胸)。

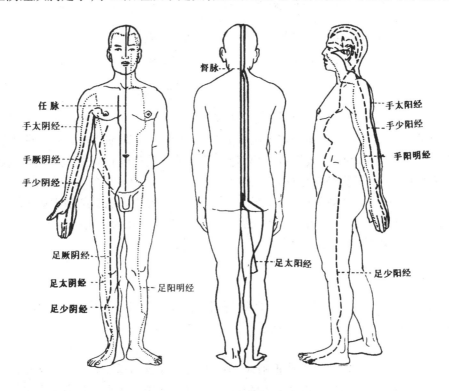

图1 十四经循行分布示意图

4. 十二经脉的交接规律

阴经与阳经多在四肢部衔接,如手太阴肺经在食指与手阳明大肠经交接,手少阴心经在小指与手太阳小肠经交接,手厥阴心包经在无名指与手少阳三焦经交接,足阳明胃经在足大趾与足太阴脾经交接,足太阳膀胱经在足小趾与足少阴肾经交接,足少阳胆经从足跗上斜趋足大趾从毛处与足厥阴肝经交接。同名阳经在头面部相接，如手阳明大肠经和足阳明胃经都通过于鼻旁，手太阳小肠经与足太阳膀胱经均通过目内眦，手少阳三焦经和足少阳胆经均通过于目外眦。手三阴与足三阴分别在胸部交接，如足太阴脾经与手少阴心经交接于心中，足少阴肾经与手厥阴心包经交接于胸中，足厥阴肝经与手太阴肺经交接于肺中。

十二经脉通过脏腑、手足、阴阳、表里经脉的联络与交接而构成了一个周而复始，如环无端的流注系统。其流注概况如表2所示：

表2 十二经脉流注概况表

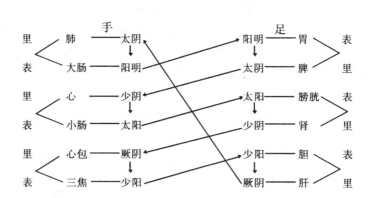

从表2中也反映出十二经脉中阴阳之间有表里属络关系，十二经脉内属于脏腑，脏与腑也有表里相合的关系。即手太阴肺经与手阳明大肠经相表里；足阳明胃经与足太阴脾经相表里；手少阴心经与手太阳小肠经相表里；足太阳膀胱经与足少阴肾经相表里；手厥阴心包经与手少阳三焦经相表里；足少阳胆经与足厥阴肝经相表里。通过互为表里的阴经与阳经又形成了六组脏腑的属络关系，即阴经属脏络腑、阳经属腑络脏，如手太阴肺经属肺络大肠、手阳明大肠经属大肠络肺、足阳明胃经属胃络脾、足太阴脾经属脾络胃等。互为表里的经脉在生理上密切联系，病变时相互影响，治疗时相互为用。

二、奇经八脉

奇经八脉是任脉、督脉、冲脉、带脉、阴跷脉、阳跷脉、阴维脉、阳维脉等经脉的总称。因为它们既不直属脏腑，又无表里配偶，"别道而行"，故称"奇经"。

1. 分布概况

督脉行于后正中线，任脉行于前正中线，冲、带、跷、维脉纵横交错于十二经诸穴之间。冲脉行于腹部第一侧线，其脉气交会于足少阴经；带脉横行腰中，其脉气交会于足少阳经；阳维脉行于下肢外侧、肩和头部，其脉气交会于足太阳经及督脉等；阴维脉行于下肢内侧，腹部第三侧线和颈部，其脉气交会于足少阴经、任脉等经脉；阳跷脉行于下肢外侧，上至肩及头部，交会于足太阳经及足少阳经等；阴跷脉行于下肢内侧，上至头面、眼部，交会于足少阴经。奇经八脉的分布和交会经脉见表3。

表3　　　　　　　　　　　奇经八脉分布和交会经脉简表

八脉	分布部位	交会经脉
督脉	后正中线	足太阳、任
任脉	前正中线	足阳明、督
冲脉	腹第一侧线	足少阴
带脉	腰中	足少阳
阳跷脉	下肢外侧、肩、头部	足太阳、足少阳、手太阳、手阳明、足阳明
阴跷脉	下肢内侧、头、眼	足少阴
阳维脉	下肢外侧、肩、头部	足太阳、足少阳、手太阳、手少阳、督
阴维脉	下肢内侧、腹第三侧线、颈	足少阴、足太阴、足厥阴、任

2. 生理功能

奇经八脉交错地循行分布于十二经之间，其作用主要体现在两方面。其一，沟通了十二经脉之间的联系。奇经八脉将部位相近、功能相似的经脉联系起来，达到统摄有关经脉气血、协调阴阳的作用。督脉与六阳经脉有联系，称为"阳脉之海"，具有调节全身阳经经气的作用；任脉与六阴经脉有联系，称为"阴脉之海"，具有调节全身诸阴经经气的作用；冲脉与任脉、督脉、足阳明、足少阴等经有联系，故有"十二经之海"、"血海"之称，具有涵蓄十二经气血的作用；带脉约束联系了纵行躯干部的诸条足经；阴阳维脉分别联系阴经与阳经，分别主管一身之表里；阴阳跷脉主持阳动阴静，共司下肢运动与寤寐。其二，奇经八脉对十二经气血有蓄积和渗灌的调节作用。当十二经脉及脏腑气血旺盛时，奇经八脉能加以蓄积，当人体功能活动需要时，奇经八脉又能渗灌供应。

3. 腧穴

任脉、督脉有独立隶属的腧穴，在各论中将分别叙述。其余六脉没有独立隶属的腧穴，它所交会的腧穴都是十四经脉中的经穴。其交会穴如下：

(1) 冲脉交会穴：会阴、阴交(任脉)，气冲(足阳明经)，横骨、大赫、气穴、四满、中注、肓俞、商曲、石关、阴都、通谷、幽门(足少阴经)。

(2) 带脉交会穴：带脉、五枢、维道(足少阳经)。

(3) 阴维脉交会穴：筑宾(足少阴经)，府舍、大横、腹哀(足太阴经)，期门(足厥阴经)，天突、廉泉(任脉)。

(4) 阳维脉交会穴：金门(足太阳经)，阳交(足少阳经)，臑俞(手太阳经)，天髎(手少阳经)，肩井(足少阳经)，头维(足阳明经)，本神、阳白、头临泣、目窗、正营、承灵、脑空、风池(足少阳经)，风府、哑门(督脉)。

(5) 阴跷脉交会穴：照海、交信(足少阴经)，睛明(足太阳经)。

(6) 阳跷脉交会穴：申脉、仆参、跗阳(足太阳经)，居髎(足少阳经)，臑俞(手太阳经)，肩髃、巨骨(手阳明经)，天髎(手少阳经)，地仓、巨髎、承泣(足阳明经)，睛明(足太阳经)。

三、十五络脉

十二经脉和任督二脉各别出一络，加上脾之大络，共有十五条络脉，称为"十五络"。它们分别以十五络所发出的腧穴命名。

十二经脉的别络在四肢肘膝关节以下本经络穴分出后,均别入于与本经互为表里之经脉,从而加强了表里经的联系;任脉的别络从鸠尾分出后,散布于腹部,沟通了腹部的经气;督脉别络从长强分出后,散布于头部,沟通了背部的经气;脾之大络从大包分出,散布于胸胁,沟通了侧胸部的经气。其分布见表4。

表4　　　　　　　　　　　　　十五络脉分布部位简表

络脉	穴　名	分布部位
手太阴络	列缺	腕上1寸半,别(分支)走手阳明
手厥阴络	内关	腕上2寸,别走手少阳
手少阴络	通里	腕上半寸,别走手太阳
手阳明络	偏历	腕上3寸,别入手太阴
手少阳络	外关	腕上2寸,合手厥阴
手太阳络	支正	腕上5寸,内注手少阴
足阳明络	丰隆	外踝上8寸,别走足太阴
足少阳络	光明	外踝上5寸,别走足厥阴
足太阳络	飞扬	外踝上7寸,别走足少阴
足太阴络	公孙	本节后1寸,别走足阳明
足厥阴络	蠡沟	内踝上5寸,别走足少阳
足少阴络	大钟	内踝后绕跟,别走足太阳
任脉络	鸠尾	下鸠尾,散于腹
督脉络	长强	夹膂上项,散头上
脾之大络	大包	出渊腋下3寸,布胸胁

四、十二经别

十二经别是十二正经离入出合的别行部分,所以经别又称作"别行之正经",是正经别行深入体腔的支脉。

十二经别多从四肢肘、膝上下的正经离别,再深入胸腹。其流注规律有"离(别)、入、出、合"的特点。"离(别)"即从肘膝关节上下的正经别出(个别经别有由特殊部位起始者);"入"即深入内脏;"出"即指上出头项;"合"是指在头项处,阴经经别合于相表里的阳经经脉,阳经经别合于本经而上抵头面。如此,则由阴阳表里相合之经别组成六对,名为"六合"。

经别加强了表里经脉及脏腑之间的联系,也加强了阴经经脉与头面部的联系,同时,补充了十二正经循行分布的不足处。阴经的一些腧穴之所以能治头面、五官的疾病,是与阴经经别同头面部的内在联系作用分不开的。在临床上,偏、正头痛,选取太渊、列缺治疗;牙痛、喉病,选取太溪、照海治疗,即是这种联系作用在治疗中的体现。十二经别的分布情况见表5:

表5　　　　　　　　　　　十二经别分布部位简表

	别,入	胸腹部	出	合
足太阳 足少阴	入腘中,入肛 至腘中,合太阳	属膀胱,至肾散心 至肾,系舌本	出于项	足太阳
足少阳 足厥阴	入毛际,入季肋间 至毛际,合少阳	属胆,上肝,贯心,夹咽 与别俱行	出颐颔中	足少阳
足阳明 足太阴	至髀,入腹里 至髀,合阳明	属胃,散脾,通心,循咽 与别俱行,络咽贯舌本	出于口	足阳明
手太阳 手少阴	入腋 入腋	走心,系小肠 属心,走喉咙	出于面	手太阳
手少阳 手厥阴	入缺盆 下腋3寸入胸中	走三焦,散胸中 属三焦,循喉咙	出耳后	手少阳
手阳明 手太阴	入柱骨之下 入腋	走大肠,属肺 入走肺,散大肠	出缺盆	手阳明

五、十二经筋

十二经筋是十二经脉的外周连属部分,是按十二经脉循行部位划分的全身筋肉关节的体系。它受十二经之气的濡养,各有其"起"、"结"、"聚"、"布"的部位。十二经筋的分布与十二经脉的体表通路基本一致,其循行特点是：行于体表,不入内脏,结聚于关节、骨骼部,均从四肢末端走向头身。其主要作用是约束骨骼,利于关节屈伸活动,以保持人体正常的运动功能。其分布见表6：

表6　　　　　　　　　　　十二经筋分布部位简表

	四肢	躯干	头部
足太阳之筋	小趾上,外踝,踵,膝,腘	臀夹背,肩髃,缺盆	项,舌本,枕骨,头,鼻,目上,鼻旁,完骨
足少阳之筋	小趾次趾,外踝,膝外侧,外辅骨,髀,伏兔	尻,季肋,腋前,膺乳,缺盆	耳后,额角,巅上,颔,鼻旁,外眦
足阳明之筋	中三趾,跗上,胫外侧,胫,膝外辅骨,伏兔,髀	髀枢,胁,脊,阴器,腹,缺盆	颈,口,鼻旁,鼻上,目下,耳前
足太阴之筋	大趾内侧,内踝,膝内辅骨,阴股,髀	阴器,腹,脐,腹里,胁,胸中,脊	
足少阴之筋	小趾下,内踝下,内辅下,阴股	阴器,脊内,夹膂	项,枕骨
足厥阴之筋	大趾,内踝前,胫,内辅下,阴股	阴器	

	四肢	躯干	头部
手太阳之筋	小指上,腕,肘内锐骨,腋下	肩胛	颈,耳后完骨,耳中,耳上,颌,外眦
手少阳之筋	无名指,腕,肘	肩	颈,曲颊,舌本,耳前,外眦,角
手阳明之筋	次指,腕,肘外,肩髃	肩胛,夹背	颈,颊,鼻旁,角,颌
手太阴之筋	大指上鱼际后,寸口外侧,肘中,腋下	缺盆,肩前髃,胸里,膈,季胁	
手少阴之筋	小指内侧,锐骨,肘内侧,腋	乳里,胸中,膈,脐	
手厥阴之筋	中指,肘内侧,上臂内侧,腋下	前后夹胁,胸中,膈	

六、十二皮部

十二皮部是十二经脉机能活动反映于体表皮肤的部位,也是络脉之气散布之所在。根据十二经脉在体表的分布范围,把体表皮肤分为十二个标志区(即十二经的体表投影区),故称为十二皮部。由于皮部居于人体最外层,所以是机体的卫外屏障。《素问·皮部论》说:"皮者,脉之部也。邪客于皮则腠理开,开则邪入客于络脉,络脉满则注于经脉,经脉满则入舍于府藏也。"可见,皮部——络脉——经脉——脏腑成为疾病传变的通路。同时,脏腑的病变也可反映到皮部,这就为望诊、皮肤针、推拿、贴敷等诊断方法和外治法提供了经络学的依据。

七、经络的根结、标本与气街、四海

经络学说除了前面介绍的内容外,还有根结、标本与气街、四海等学说,也是经络学说的重要内容。

1. 根结与标本

《灵枢·根结》指出,足六经的"根"在四肢末端的井穴,"结"则在头、胸、腹的一定部位。窦汉卿《标幽赋》则进一步指出十二经脉的"四根"、"三结",即十二经脉以四肢为"根",以头、胸、腹三部为"结"。

《灵枢·卫气》论述了十二经的标与本,人体上"本"在四肢,"标"在头面躯干,其范围较"根"、"结"为广。

十二经脉的"根"与"本"、"结"与"标"位置相近或相同,它们的意义也相似。根者,本者,部位在下,皆经气始生始发之地,为经气之所出;结者,标者,部位在上,皆为经气归结之所。

标本根结学说补充说明了经气的流注运行情况。《灵枢·经脉》《灵枢·逆顺肥瘦》《灵枢·营气》等所阐述的十二经脉逐经循环传注的体系,使气血环流不息,营养全身;而标本根结学说不仅说明了人体四肢与头身的密切联系,而且更强调四肢为经气的根与本。在临床上,针刺这些部位的腧穴易于激发经气、调节脏腑经络的功能,所以四肢肘膝关节以下的腧穴主治病证的范围较远较广,不仅能治局部病,而且能治远离腧穴部位的脏腑病、头面五官病等(根结、标本见表7、表8)。

表7　　　　　　　　　　　足六经根结表

经脉	根	结
太阳	至阴	命门(目)
阳明	厉兑	颡大(钳耳)
少阳	窍阴	窗笼(耳中)
太阴	隐白	太仓
少阴	涌泉	廉泉
厥阴	大敦	玉英

表8　　　　　　　　　　　十二经标本部位表

经脉		本部	标部
足三阳	太阳	跟以上五寸中	命门(目)
	少阳	窍阴之间	窗笼(耳)之前
	阳明	厉兑	人迎、颊、夹颃颡
足三阴	少阴	内踝下上三寸中	背俞与舌下两脉
	厥阴	行间上五寸所	背俞
	太阴	中封前上四寸之中	背俞与舌本
手三阳	太阳	外踝之后	命门之上一寸
	少阳	小指次指之间上二寸	耳后上角、目外眦
	阳明	肘骨中上至别阳	颜下合钳上
手三阴	太阴	寸口之中	腋内动脉
	少阴	锐骨之端	背俞
	厥阴	掌后两筋之间二寸中	腋下三寸

2. 气街与四海

气街是指经气聚集通行的共同道路。《灵枢·卫气》说："胸气有街，腹气有街，头气有街，胫气有街。"《灵枢·动输》又说："四街者，气之径路也。"说明了胸、腹、头、胫部是经脉之气聚集循行的部位。

因十二经脉气血"皆上于面而走空窍"，故《灵枢·卫气》说："气在头者，止之于脑"。十二经脉脏腑之气集聚于胸腹背脊等部位，故说："气在胸者，止之膺与背俞；气在腹者，止之背俞与冲脉于脐左右之动脉者。"下肢经脉的经气多汇集在少腹气街(气冲)部位，故说："气在胫者，止之于气街。"

气街部位多为"结"与"标"的部位，基于这一理论，分布于头身的腧穴可以治疗局部和内脏疾患，部分腧穴又可治疗四肢病证。

《灵枢·海论》提出人身有四海：脑为髓海，膻中为气海，胃为水谷之海，冲脉为十二经之海，又称血海。

四海的部位与气街类似,髓海位于头部,气海位于胸部,水谷之海位于上腹部,血海位于下腹部。各部相互联系,主持全身气血津液。

脑部为髓海,为神气的本源,脏腑、经络功能活动的主宰;胸部为气海,乃宗气所聚之处,推动肺的呼吸和心血的运行;胃为水谷之海,是营气、卫气的化源之地;冲脉起于胞宫,伴足少阴经上行,《难经》称"脐下肾间动气",为十二经之根本,是为原气,原气以三焦为通道分布全身,是人体生命活动的原动力。宗气、营气、卫气、原气共同构成人身的真气(正气),真气行于经络者称作"经气"或"脉气",因此四海的理论进一步明确了经气的组成和来源。

第三节 经络的作用及其临床应用

一、经络的作用

1. 内属脏腑、外络肢体

十二经脉及其分支纵横交错、入里出表、通上达下联系了脏腑器官,奇经八脉交错于十二经之间,经筋、皮部又联结了肢体筋肉皮肤,使人体的五脏六腑、四肢百骸、五官九窍、皮肉筋骨等组织器官,保持了协调统一,从而构成一个有机的整体,正如《灵枢·海论》所说:"夫十二经脉者,内属于府藏,外络于肢节。"

2. 运行气血、濡养全身

气血是维持机体的生命活动所必须的物质基础,通过经络的传注,气血才得以输布全身,以温养濡润全身各脏腑组织器官,维持机体的正常功能。《灵枢·本藏》说:"经脉者,所以行血气而营阴阳,濡筋骨,利关节者也",就说明了经络的这一作用。

3. 抗御外邪、保卫机体

经络的"行血气而营阴阳"功能,使营气行于脉中,卫气行于脉外,营卫之气密布于周身,营血调和,卫气固密,则起到了抗御外邪,保卫机体的作用。

综上所述,经络在人体生理上是输送气血,发挥营内卫外的作用,从而使脏腑、组织之间保持相对平衡。如果一旦生理作用失调,必然会在气血所行的经络脏腑方面发生各种病证。因此,临床上根据经络学说进行诊断、治疗具有重要意义。

二、经络的临床应用

1. 诊断方面

根据经络、皮部、脏腑相关(体表和内脏相关)的学说,不论是经络受邪,还是脏腑变动,往往均可在相关的经脉循行部位上反应出来,再结合四诊、八纲理论,用以诊断疾病。

(1)从部位辨经络病:由于经脉均有固定的循行路线及分布的区域,当某经发生病变时,可在某经所过之处出现证候群,以此辨别经络病证,如头痛证,前额痛属阳明经,偏头痛属少阳经,枕、项痛属太阳经,头顶痛属肝经、督脉。

(2)从经络辨脏腑病:根据十二经脉均有属络脏腑,各经按一定部位循行的规律,脏腑有病,可在体表经脉循行线上,以及经脉之气聚集的俞、募、原穴上反映出来,如压痛点、敏感点、结节等。这些现象可以诊断内脏疾病,如阑尾炎可在上巨虚周围出现压痛点,胆道疾患可在阳陵泉周围出现压痛点。掌握这些经络现象,有助于诊断疾病。

(3)经络电测定法:根据生物体对电反应的原理,用"经络测定仪"在十四经的有关腧穴(井穴、原穴等)进行测量,从所得数值中,分析气血的盛衰,作为临床诊断的参考。

2. 治疗方面

(1)循经选穴:根据"经脉所过,主治所及"的理论,常以循经选穴法治疗疾病。如《四总穴歌》所说:"肚腹三里留,腰背委中求,头项寻列缺,面口合谷收。"就是循经取穴的典范。循经选穴是针灸推拿施治的主要选穴原则之一。

(2)经络、脏腑为病,取之皮部:根据十二皮部的分布,经络、内脏有病时,可取相关皮部施治,皮肤针的运用即是根据这一理论。

(3)经络瘀滞,取之血络:《灵枢·官针》说:"络刺者,刺小络之血脉也。"凡经脉瘀滞,闭阻为患,均可刺络脉出血,以通闭泄邪。如三棱针点刺太阳放血,治目赤肿痛;刺委中放血,治急性呕吐、泄泻等。

(4)病在经筋,取之阿是:经筋为病,多表现为筋肉拘挛、强直和抽搐等症。治疗上多以局部施治(即取阿是穴)。如《灵枢·经筋》云:"足太阳之筋……其病小指支,跟肿痛,腘挛,脊反折,项筋急,肩不举,腋支,缺盆中纽痛,不可左右摇,治在燔针劫刺,以知其数,以痛为输。"

第二章 腧穴总论

腧穴是人体脏腑经络气血输注于体表的部位,又是针灸推拿治病的施术点。腧穴的历代名称甚多,《内经》称"节"、"会"、"气穴"、"气府"、"骨空"等;《甲乙经》称"孔穴";《太平圣惠方》叫"穴道";近人亦称"穴位"等。"腧"、"输"、"俞"三字音近意同,据目前习惯,此三字在具体应用时已各有所指。"输穴"为五输穴及其第三穴之专称;"俞穴"当冠以脏腑名称时,乃为背俞穴之专称;而"腧穴"则为所有穴位的总称。

第一节 腧穴的分类

腧穴的发展,经历了无定名、无定位到定名、定位、分部、分经等过程,并进行了多次整理,归纳起来,大体把腧穴分为经穴、经外穴、阿是穴三类。

一、经穴

经穴是指归属于十二经脉与任、督二脉的腧穴,称为十四经穴,简称"经穴"。分布于十二经脉的腧穴均为左右对称的双穴;分布于任督脉的腧穴,均为单穴。经穴具有主治本经病证的共同作用,十二经脉的腧穴还治疗相联属的脏腑病证。经穴共 361 个,其中 349 个腧穴是晋代以前发现的,其余部分是历代补充的。

二、经外穴

又叫经外奇穴。是指没有归属于十四经,但有穴名、定位、主治的一类腧穴。其大部分是在十四经穴确定以后陆续发现的,虽未归属十四经,但对某些病证有特殊的治疗作用,故又称为奇穴。如四缝穴治疗小儿疳积,太阳穴治疗头痛等。

三、阿是穴

阿是穴又叫"天应穴"、"不定穴"、"压痛点"。《内经》所说的"以痛为输"即是阿是穴的最早应用。这类穴位既无定名,又无定位,而是以压痛点或反应点作为腧穴的。

第二节 腧穴的治疗作用

一、近治作用

所有腧穴都能够治疗该穴所在部位及邻近组织、器官的病证,叫做近治作用。这也是一切腧穴主治作用所具有的共同特点,如眼区的睛明、承泣、四白、瞳子髎各穴,均能治疗眼病;耳区的耳门、听宫、听会、翳风诸穴,均能治疗耳病;胃部的中脘、梁门、建里等穴,均能治疗胃病;膝关节部位的犊鼻、鹤顶、阳陵泉诸穴,均能治疗膝关节的疾病等。

二、远治作用

这是十四经腧穴主治作用的基本规律。在十四经腧穴中,尤其是十二经脉在四肢肘膝关节以下的腧穴,不仅能治局部病证,而且对本经循行所及的远隔部位的组织、器官和脏腑的病证也有较好的治疗作用,有的还有治疗全身疾患的作用,如足三里不仅是治疗胃脘痛的穴位,也是强壮要穴。

三、特殊作用

腧穴的特殊作用是指针刺某些腧穴,对机体的不同状态可起着双重的良性调节作用。例如泄泻时,针刺天枢穴能止泻;便秘时,针刺天枢穴又能通便。心动过速时,针刺内关能使心率减慢;心动过缓时,针刺内关又可使心率恢复正常。另外,有些穴位还具有相对特异性,如针刺大椎能退热、针刺至阴穴能矫正胎位等。

总之,十四经穴的主治作用,归纳起来大体是:本经腧穴能治本经病,表里经腧穴能相互治疗表里两经病,邻近经穴能配合治疗局部病。各经腧穴的主治既有其特殊性,又有其共同性。兹将各经腧穴主治的异同,分经列表(表9),分部绘图(图2、图3、图4、图5、图6),简介于下。

表9　　十四经腧穴主治异同表

(1)手三阴经

经名 \ 主治	本经特点	二经相同	三经相同
手太阴经	肺、喉病		
手厥阴经	心、胃病	神志病	胸部病
手少阴经	心病		

(2)手三阳经

经名 \ 主治	本经特点	二经相同	三经相同
手阳明经	前头、鼻、口齿病		
手少阳经	侧头、胁肋病	目病、耳病	咽喉病,热病
手太阳经	后头、肩胛病、神志病		

(3) 足三阳经

经名	主治 本经特点	三经相同
足阳明经	前头、口齿、咽喉病,胃肠病	
足少阳经	侧头、耳病,胁肋病	眼病,神志病,热病
足太阳经	后头、背腰病(背俞并治脏腑病)	

(4) 足三阴经

经名	主治 本经特点	三经相同
足太阴经	脾胃病	
足厥阴经	肝病	前阴病,妇科病
足少阴经	肾病,肺病,咽喉病	

(5) 任督二脉

经名	主治 本经特点	三经相同
任脉	回阳、固脱,有强壮作用	神志病,脏腑病,妇科病
督脉	中风,昏迷,热病,头面病	

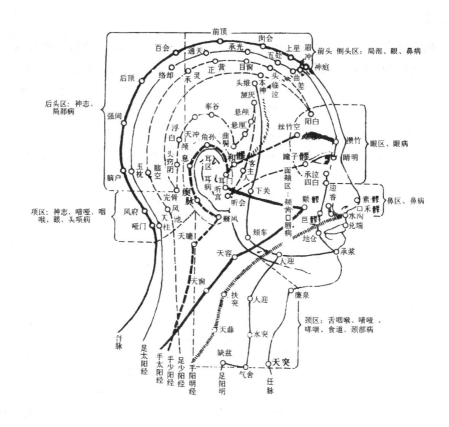

图2 十四经腧穴主治分布示意图(头面颈部)

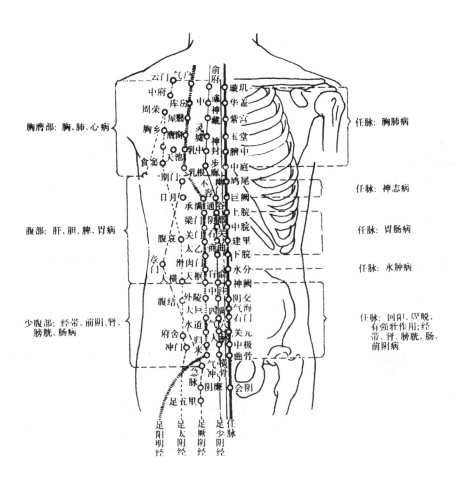

图3 十四经腧穴主治分布示意图(胸膺胁腹部)

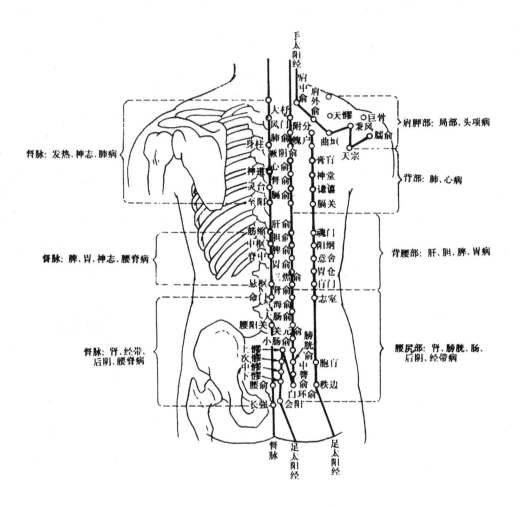

图4 十四经腧穴主治分布示意图(肩背腰)

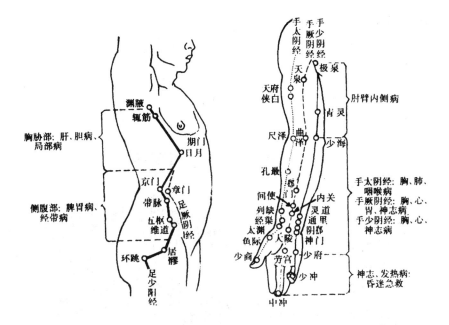

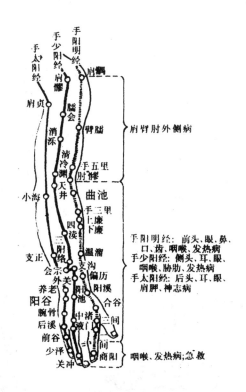

图5 十四经腧穴主治分布示意图(胁肋侧腹及上肢部)

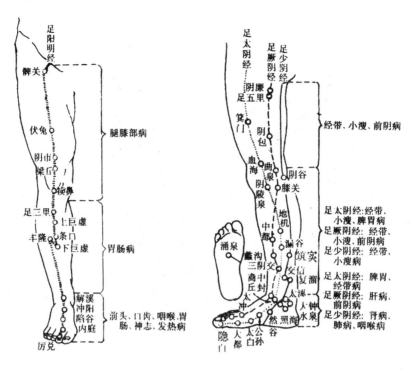

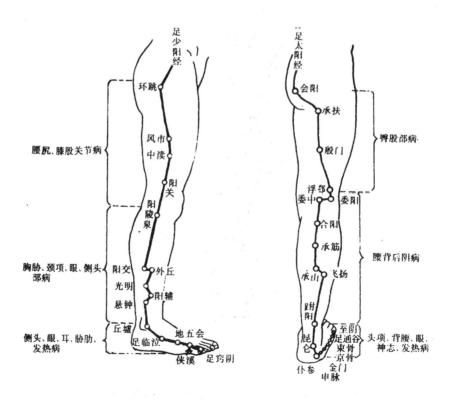

图6 十四经腧穴主治分布示意图(下肢部)

第三节 特定穴的意义

特定穴是指十四经中若干类具有特殊治疗作用,并有特定名称的腧穴。简要介绍如下:

一、五输穴

五输穴即十二经中的"井、荥、输、经、合"五个特定腧穴,简称"五输"。它们均分布在肘、膝关节以下(个别例外),并从四肢末端向肘膝方向排列。古代医学家把经气在经脉中运行的情况,比作自然界的水流,以说明经气的出入和经过部位的深浅及其不同作用。如经气所出,像水的源头,称为"井";经气所流,像刚出的泉水微流,称为"荥";经气所注,像水流由浅入深,称为"输";经气所行,像水在通畅的河中流过,多位于腕踝关节以上,称为"经";经气所合,恰似百川汇合入海,位于肘膝关节附近,称为"合"。

二、原穴、络穴

原穴是脏腑原气所经过和留止的部位。十二经脉在腕踝关节附近各有一个原穴,统称"十二原"。六阴经中的原穴即是五输穴中的"输穴";在六阳经中,原穴单独存在,排列在"输穴"之后。络穴是指络脉从经脉分出部位的腧穴,共十五穴,故又称"十五络穴"。络穴具有联络表里两经的作用。络穴多位于前臂和小腿,少数位于足部。此外,任脉之络穴鸠尾位于腹,督脉之络穴长强位于尾骶部,脾之大络大包位于胸胁。

三、俞穴、募穴

俞穴是脏腑之气输注于背腰部的腧穴。俞穴的名称是以脏腑的名称命名的,如心俞、肝俞等。募穴是脏腑之气汇聚于胸腹部的腧穴。俞穴和募穴的位置都接近各自相应脏腑,与脏腑有密切关系。

四、八会穴

八会穴即脏、腑、气、血、筋、脉、骨、髓的精气聚会的八个腧穴。分布于躯干和四肢。

五、郄穴

"郄"有空隙之意。郄穴是各经经气深集的部位。十二经脉加上阴、阳跷脉和阴、阳维脉各有一个郄穴,共16个郄穴,多分布于肘、膝关节以下。

六、下合穴

下合穴是指手足三阳六腑之气,下合于足三阳经的六个腧穴。主要分布于下肢膝关节附近。

七、八脉交会穴、交会穴

八脉交会穴是指奇经八脉与十二经脉之气相通的八个腧穴,均分布于腕踝关节上下。

交会穴是指两经以上的经脉相交或会合处的腧穴，多分布于头面躯干部位。

第四节　腧穴的定位方法

腧穴定位正确与否，直接影响着治疗效果。临床上，常用的腧穴定位法可分为体表解剖标志定位法、"骨度"折量定位法、指寸定位法三种。三者在应用时互相结合，即以体表解剖标志为主，折量各部位的距离分寸，并用手指来比量，从而确定腧穴位置。分述如下：

一、体表解剖标志定位法

这是指以体表解剖学的各种体表标志为依据来确定经穴位置的方法。体表解剖标志，可分为固定的标志和活动的标志两种。

固定的标志，指各部由骨节和肌肉所形成的突起或凹陷、五官轮廓、发际、指（趾）甲、乳头、脐窝等。例如：于腓骨头前下方定阳陵泉，三角肌尖端部定臂臑，眉头定攒竹，两眉之中间定印堂，两乳头之中间定膻中等。

活动的标志，指各部的关节、肌肉、肌腱、皮肤随着活动而出现的空隙、凹陷、皱纹、尖端等。例如：听宫，在耳屏与下颌关节之间，微张口呈凹陷处；曲池，在屈肘时，肘横纹外侧端凹陷处。

全身各部的主要体表解剖标志如下：

头部：①前发际正中（头部有发部位的前缘正中）；②后发际正中（头部有发部位的后缘正中）；③额角（发角）（前发际额部曲角处）；④完骨（颞骨乳突）。

面部：①眉间（印堂，两眉头之间的中点处）；②瞳孔（正坐平视，瞳孔中央）或目中（目内眦至外眦连线的中点处）。

颈、项部：①喉结（喉头凸起处）；②第7颈椎棘突。

胸部：①胸骨上窝（胸骨切迹上方凹陷处）；②胸剑联合中点（胸骨体和剑突结合部）；③乳头（乳房的中央）。

腹部：①脐中（神阙，脐窝的中央）；②耻骨联合上缘（耻骨联合上缘与前正中线的交点处）；③髂前上棘（髂骨嵴前部的上方突起处）。

侧胸、侧腹部：①腋窝顶点（腋窝正中央最高点）；②第11肋端（第11肋骨游离端）。

背、腰、骶部：①第7颈椎棘突；②第1～12胸椎棘突、第1～5腰椎棘突、骶正中嵴、尾骨；③肩胛冈根部点（肩胛骨内侧缘近脊柱侧点）；④肩峰角（肩峰外侧缘与肩胛内连续处）；⑤髂后上棘（髂骨嵴后部的上方突起处）。

上肢：①腋前纹头（腋窝皱襞前端）；②腋后纹头（腋窝皱襞后端）；③肘横纹；④肘尖（尺骨鹰嘴）；⑤腕掌、背侧横纹（尺、桡二骨茎突远端连线上的横纹）。

下肢：①髀枢（股骨大转子）；②股骨内侧髁（内辅上）；③胫骨内侧髁（内辅下）；④臀下横纹（臀与大腿的移行部）；⑤犊鼻（外膝眼，髌韧带外侧凹陷处的中央）；⑥腘横纹（腘窝处横纹）；⑦内踝尖（内踝向内侧的凸起处）；⑧外踝尖（外踝向外侧的凸起处）。

二、"骨度"折量定位法

这是指以体表骨节为主要标志折量全身各部的长度和宽度,定出分寸,用于经穴定位的方法。即以《灵枢·骨度》规定了人体各部的分寸为基础,并结合历代学者创用的折量分寸(将设定的两骨节点之间的长度折量为一定的等分,每一等分为1寸,10等分为1尺),作为定穴的依据。全身主要"骨度"折量寸见表10和图7。

表10 "骨度"折量寸表

部位	起止点	折量寸	度量法	说明
头面部	前发际正中→后发际正中	12	直寸	用于确定头部腧穴的纵向距离
	眉间(印堂)→前发际正中	3	直寸	用于确定前后发际及其头部腧穴的纵向距离
	第7颈椎棘突下(大椎)→后发际正中	3	直寸	
	眉间(印堂)→后发际正中→第7颈椎棘突下(大椎)	18	直寸	
	前额两发角(头维)之间	9	横寸	用于确定头前部腧穴的横向距离
	耳后两乳突(完骨)之间	9	横寸	用于确定头后部腧穴的横向距离
胸腹胁部	胸骨上窝(天突)→胸剑联合中点(歧骨)	9	直寸	用于确定胸部腧穴的纵向距离
	胸剑联合中点(歧骨)→脐中	8	直寸	用于确定上腹部腧穴的纵向距离
	脐中→耻骨联合上缘(曲骨)	5	直寸	用于确定下腹部腧穴的纵向距离
	两乳头之间	8	横寸	用于确定胸腹部腧穴的横向距离
	腋窝顶点→第11肋游离端(章门)	12	直寸	用于确定胁肋部腧穴的纵向距离
背腰部	肩胛骨内缘→后正中线	3	横寸	用于确定背腰部腧穴的横向距离
	肩峰缘→后正中线	8	横寸	用于确定肩背部腧穴的横向距离
上肢部	腋前、后纹头→肘横纹(平肘尖)	9	直寸	用于确定上臂部腧穴的纵向距离
	肘横纹(平肘尖)→腕掌(背)侧横纹	12	直寸	用于确定前臂部腧穴的纵向距离
下肢部	耻骨联合上缘→股骨内上髁上缘	18	直寸	用于确定大腿内侧足三阴经腧穴的纵向距离
	胫骨内侧髁下方→内踝尖	13	直寸	用于确定小腿内侧足三阴经腧穴的纵向距离
	股骨大转子→腘横纹	19	直寸	用于确定大腿外后侧足三阳经腧穴的纵向距离(臀沟→腘横纹相当14寸)
	腘横纹→外踝尖	16	直寸	用于确定小腿外后侧足三阳经腧穴的纵向距离

三、指寸定位法

这是指依据患者本人手指所规定的分寸以量取腧穴的方法。

中指同身寸：以患者的中指中节桡侧两端纹头(拇中指屈曲成环形)之间的距离作为1寸(图3④)。

拇指同身寸：以患者拇指的指间关节的宽度作为1寸(图3⑤)。

横指同身寸(一夫法)：患者尺侧手四指并拢，以其中指中节横纹为准，其四指的宽度作为3寸(图3⑥)。

此法主要用于下肢部。在具体取穴时，应当在骨度折量定位法的基础上，参照被取穴对象自身的手指进行比量，并结合一些简便的活动标志为取穴方法，以确定经穴的标准部位。

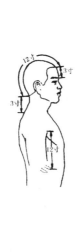
①头部直寸

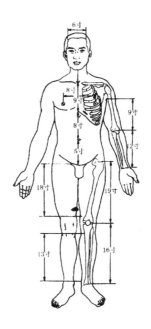
②骨度折量(正面)

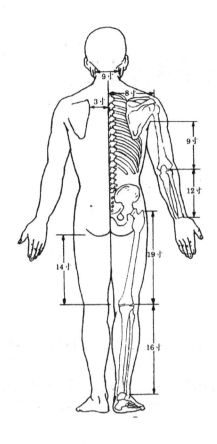
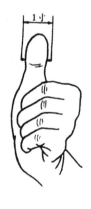
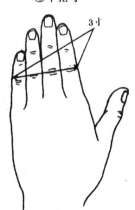

③骨度折量（背面）   ④中指寸

⑤拇指寸   ⑥一夫法

图7 "骨度"折量示意图

第三章 经络腧穴各论

第一节 十四经脉

一、手太阴肺经

(一)经脉

1. 循行

起于中焦胃部,向下络于大肠,回转过来沿着胃上口,向上通过横膈,入属肺脏,再从肺系(肺与喉咙相联系的部位)横向腋窝下面,向下沿着上臂内侧,行于手少阴心经和手厥阴心包经的前面,再向下到肘中,沿着前臂内侧桡骨的前缘,入寸口,经过大鱼际,沿着大鱼际边缘,出于大指桡侧的末端;它的分支,从腕后分出,沿着食指桡侧边缘直达指端,与手阳明大肠经相接(图8)。

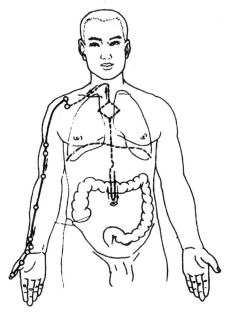

图8 手太阴肺经循行示意图

2. 联系脏腑器官

属肺,络大肠,与中焦(胃)、肺系(气管)、喉咙有联系。

3. 脏腑经络病候举要

咳嗽,气喘,气短,咯血,咽痛,伤风,胸闷,胸痛,沿经脉所过部位疼痛。

(二)经穴

本经共11穴,左右共22穴。依次是:中府、云门、天府、侠白、尺泽、孔最、列缺、经渠、太渊、鱼际、少商。

1. 常用经穴

中府 Zhōng fǔ(LU1) 募穴;手足太阴之会。

【定位】在胸前壁的外上方,云门下1寸,平第1肋间隙,距前正中线6寸(图9)。

【主治】咳嗽,气喘,胸中烦满,疼痛,呃逆。

【刺灸法】直刺0.5~0.8寸,不可向内深刺,以免伤及肺脏;可灸。

【按语】本穴为肺之募穴,当肺有病变时,该穴处可有压痛。具有调理肺气的功能,治疗咳嗽,胸中烦满疼痛等证。配列缺、肺俞治咳嗽;配天突、膻中、尺泽治哮喘。

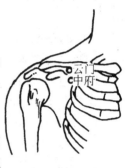

图9

尺泽 Chǐzé(LU5) 合穴

【定位】在肘横纹中,肱二头肌腱桡侧凹陷处(图10)。

【主治】咳嗽,气喘,咯血,咽喉肿痛,胸部胀满,吐泻,潮热,小儿惊风,肘臂疼痛不可举。

【刺灸法】直刺0.5~0.8寸,或点刺出血;可灸。

【按语】常用于肺气上逆之咳喘。配委中,点刺出血治急性吐泻。

孔最 Kǒngzuì(LU6) 郄穴。

【定位】在前臂掌面桡侧,当尺泽与太渊连线上,腕横纹上7寸(图10)。

【主治】咯血,咳嗽,气喘,咽喉肿痛,痔疾,肘臂挛痛。

【刺灸法】直刺0.5~0.8寸;可灸。

【按语】本穴有理气止血,宣肺清热的功效。可用于邪热犯肺,肺失宣肃的咳嗽、气喘。尤对血证效佳,可治疗咯血、咳唾脓血、痔疮出血等。

列缺 Lièquē(LU7) 络穴;八脉交会穴之一,通任脉。

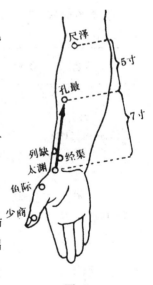

图10

【定位】在前臂桡侧缘,桡骨茎突上方,腕横纹上1.5寸,当肱桡肌与拇长展肌腱之间(图10)。

【主治】伤风,项强,偏正头痛,咳嗽,气喘,咽痛,齿痛,口眼㖞斜,腕部疼痛。

【刺灸法】斜刺0.3~0.5寸;可灸。

【按语】本穴为络穴,既治疗本经的咳嗽、气喘、咽痛等证,又治疗大肠经的头项强痛、偏正头痛、齿痛等,是头项强痛的常用穴。《四总穴歌》说:"头项寻列缺"。常与通阴跷脉的照海配伍治疗咽喉肿痛。

太渊 Tàiyuān(LU9)　输穴;原穴;八会穴之脉会。

【定位】在腕掌侧横纹桡侧,桡动脉搏动处(图10)。

【主治】咳嗽,气喘,胸痛,咯血,咽喉肿痛,无脉症,手腕无力疼痛。

【刺灸法】避开动脉,直刺0.3~0.5寸;可灸。

【按语】本穴是治疗咳嗽等肺疾的常用穴。配人迎等穴治疗无脉症。

鱼际 Yújì(LU10)　荥穴。

【定位】在手拇指本节(第1掌指关节)后凹陷处,约当第1掌骨中点桡侧,赤白肉际处(图10)。

【主治】咳嗽,咯血,气喘,咽喉肿痛,失音,发热。

【刺灸法】直刺0.5~0.8寸;可灸。

【按语】本穴治疗发热、咳喘、咽喉肿痛有良好效果。配廉泉、天突、风池治失音。

少商 Shàoshāng(LU11)　井穴。

【定位】在手拇指末节桡侧,距指甲角0.1寸(指寸)(图10)。

【主治】咽喉肿痛,鼻衄,发热,癫狂,中风,昏迷。

【刺灸法】直刺0.1寸,或用三棱针点刺出血;可灸。

【按语】本穴有清热散风,利咽止痛,开窍醒神的作用。常用来治疗咽喉肿痛,发热,中风,昏迷。治疗咽喉肿痛,常与鱼际、商阳相配;治疗中风、昏迷,常与其他井穴相配。

2. 备用经穴

表11　　　　　　　　　　　　　　肺经备用经穴

穴名	类属	定位	主治	刺灸法
云门 Yúnmén(LU2)		在胸前壁的外上方,肩胛骨喙突上方,锁骨下窝凹陷处,距前正中线6寸(图9)	咳嗽,气喘,胸痛,肩痛	直刺0.5~0.8寸,不可向内斜刺、深刺,以免伤及肺脏;可灸
天府 Tiānfǔ(LU3)		在臂内侧面,肱二头肌桡侧缘,腋前纹头下3寸处(图11)	气喘,鼻衄,瘿气,上臂内侧痛	直刺0.5~1寸;可灸
侠白 Xiábái(LU4)		在臂内侧面,肱二头肌桡侧缘,腋前纹头下4寸,或肘横纹上5寸处(图11)	咳嗽,气喘,烦满,上臂内侧痛	直刺0.5~1寸;可灸
经渠 Jīngqú(LU8)	经穴	在前臂掌面桡侧,桡骨茎突与桡动脉之间凹陷处,腕横纹上1寸(图10)	咳嗽,气喘,咽喉肿痛,胸痛,腕部疼痛	避开桡动脉直刺0.2~0.3寸;可灸

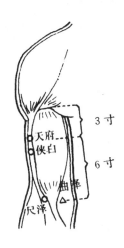

图 11

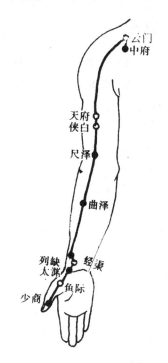

图 12 手太阴肺经腧穴总图

二、手阳明大肠经

(一)经脉

1. 循行

起于食指桡侧端,沿着食指桡侧,向上经过第1、第2掌骨之间,进入拇长伸肌腱和拇短伸肌腱之间的凹陷处,沿前臂外侧前缘,至肘部外侧,再沿上臂外侧前缘,到肩关节前上缘,向后到第7颈椎棘突下交会于大椎,再向前下行到锁骨上窝,进入体腔,联络肺脏,向下穿过横膈,属于大肠;上行的支脉,从锁骨上窝上行颈部,贯穿面颊,进入下齿中,再回转出来夹口两旁循行,在人中沟处左右相交,左边的经脉交叉到右边,右边的交叉到左边,上行夹着鼻孔到鼻翼两旁,与足阳明胃经相接(图13)。

2. 联系脏腑器官

属大肠,络肺,与口、下齿、鼻有联系。

3. 脏腑经络病候举要

齿痛,咽喉肿痛,鼻塞,鼻衄,腹痛,肠鸣,泄泻,便秘,痢疾,沿经脉所过部位疼痛、热肿或寒冷。

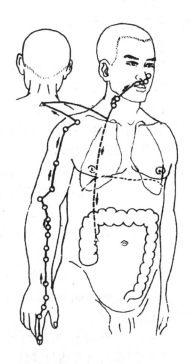

图 13 手阳明大肠经循行示意图

(二)经穴

本经共20穴,左右共40穴。依次是:商阳、二间、三间、合谷、阳溪、偏历、温溜、下廉、上廉、手三里、曲池、肘髎、手五里、臂臑、肩髃、巨骨、天鼎、扶突、口禾髎、迎香。

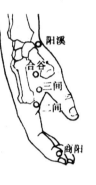

图14

1. 常用经穴

商阳 Shāngyáng(LI1) 井穴。

【定位】在手食指末节桡侧,距指甲角0.1寸(指寸)(图14)。

【主治】齿痛,颊肿,咽喉肿痛,手指麻木,热病,昏迷。

【刺灸法】直刺0.1寸,或点刺出血;可灸。

【按语】本穴具有开窍醒神,解表清热的功能。与少商相配,治疗咽喉肿痛;与其他井穴相配,治疗中风、昏迷、小儿惊风等神志病。

合谷 Hégǔ(LI4) 原穴。

【定位】在手背,第1、第2掌骨间,当第2掌骨桡侧的中点处(图14)。

【主治】头痛,齿痛,目赤肿痛,牙关紧闭,口眼㖞斜,咽喉肿痛,鼻衄,耳聋,发热恶寒,无汗,多汗,腹痛,便秘,经闭,滞产,指挛,臂腕疼痛,半身不遂。

【刺灸法】直刺0.5~0.8寸,孕妇慎用;可灸。

【按语】根据经脉所过、主治所及的规律,本穴是治疗头面五官诸疾的常用穴。因此《四总穴歌》说:"面口合谷收"。本穴又具开闭、泻热、镇惊、止痛的作用。故头痛、牙痛、肩臂疼痛等多种痛证,咽喉肿痛、耳聋、鼻衄、发热恶寒等热证,抽搐、小儿惊风等神志病,经闭、滞产、便秘等气机闭塞证,皆以本穴为主穴。常与太冲相配,名曰"四关穴"。

偏历 Piānlì(LI6) 络穴。

【定位】屈肘,在前臂背面桡侧,当阳溪与曲池连线上,腕横纹上3寸(图15)。

【主治】耳聋,耳鸣,目赤,喉痛,手臂疼痛,水肿。

【刺灸法】斜刺0.5~0.8寸;可灸。

【按语】与太渊相配,为原络配穴法,可治疗咳嗽、气喘、肺失宣降的小便不利等肺经疾患。

手三里 Shǒusānlǐ(LI10)

【定位】在前臂背面桡侧,当阳溪与曲池连线上,肘横纹下2寸(图15)。

【主治】齿痛颊肿,上肢不遂,肩臂疼痛,腹痛腹泻。

【刺灸法】直刺0.8~1.2寸;可灸。

【按语】本穴常与曲池、肩髃等穴合用治疗肩臂疼痛,达疏经通络的作用。

曲池 Qūchí(LI11) 合穴。

【定位】在肘横纹外侧端,屈肘,当尺泽与肱骨外上髁连线中点(图15)。

【主治】热病,咽喉肿痛,齿痛,目赤肿痛,半身不遂,手臂肿痛,癫狂,头昏,瘰疬,瘾疹,腹痛吐泻,高血压。

【刺灸法】直刺1~1.5寸;可灸。

【按语】本穴具有清热、散风、解毒、调理肠胃的功能,为临床常用穴之一。与大椎、外关等穴相配,治疗表证、热证;与血海等穴相配,治疗风疹;与足三里、天枢等穴相配,治疗泄泻、痢

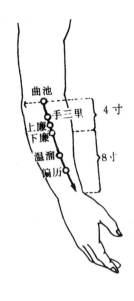

图 15

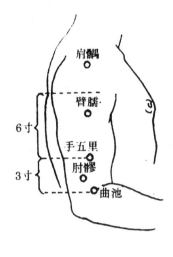

图 16

疾。

肩髃 Jiānyú(LI15)　手阳明与阳跷脉交会穴。

【定位】在肩部,三角肌上,臂外展,或向前平伸时,当肩峰前下方凹陷处(图16)。

【主治】肩臂疼痛,手臂挛急,风热瘾疹,瘰疬。

【刺灸法】直刺或向下斜刺0.8~1.5寸;可灸。

【按语】本穴主要治疗肩臂疼痛、半身不遂等,常与肩髎穴相配。

2. 备用经穴

表12　　　　　　　　　　大肠经备用经穴

穴名	类属	定位	主治	刺灸法
二间 Èrjiān (LI2)	荥穴	微握拳,在手食指本节(第2掌指关节)前,桡侧凹陷处(图14)	齿痛,咽喉肿痛,口㖞,鼻衄,热病	直刺0.2~0.3寸;可灸
三间 Sānjiān (LI3)	输穴	微握拳,在手食指本节(第2掌指关节)后,桡侧凹陷处(图14)	齿痛,咽喉肿痛,目赤痛,指关节痛	直刺0.3~0.5寸;可灸
阳溪 Yángxī (LI5)	经穴	在腕背横纹桡侧,手拇指向上翘起时,当拇短伸肌腱与拇长伸肌腱之间的凹陷中(图14)	头痛,目赤肿痛,咽喉肿痛,耳鸣,耳聋,手腕部疼痛	直刺0.3~0.5寸;可灸
温溜 Wēnliū (LI7)	郄穴	屈肘,在前臂背面桡侧,当阳溪与曲池连线上,腕横纹上5寸(图15)	头痛,面肿,咽喉肿痛,口舌肿痛,手臂疼痛	直刺0.5~0.8寸;可灸
下廉 Xiàlián (LI8)		在前臂背面桡侧,当阳溪与曲池连线上,肘横纹下4寸(图15)	头痛,眩晕,目赤痛,肘臂痛,腹胀腹痛	直刺0.5~1寸;可灸

穴名	类属	定位	主治	刺灸法
上廉 Shànglián (LI9)		在前臂背面桡侧,当阳溪与曲池连线上,肘横纹下3寸(图15)	头痛,半身不遂,手臂麻木,肩臂疼痛,腹痛肠鸣	直刺0.5~1寸;可灸
肘髎 Zhǒuliáo (LI12)		在臂外侧,屈肘,曲池上方1寸,当肱骨边缘处(图16)	肘臂部酸痛,麻木挛急	直刺0.5~0.8寸;可灸
手五里 Shǒuwǔlǐ (LI13)		在臂外侧,当曲池与肩髃连线上,曲池上3寸处(图16)	肘臂挛急疼痛,瘰疬	直刺0.5~0.8寸;可灸
臂臑 Bìnào (LI14)		在臂外侧,三角肌止点处,当曲池与肩髃连线上,曲池上7寸(图16)	肩臂痛,颈项拘挛,目疾,瘰疬	直刺或向上斜刺0.8~1.5寸;可灸
巨骨 Jùgǔ (LI16)	手阳明与阳跷脉交会穴	在肩上部,当锁骨肩峰端与肩胛冈之间凹陷处(图17)	肩臂及背部疼痛,瘰疬,瘿气	直刺0.4~0.6寸,不可深刺,以免刺入胸腔造成气胸;可灸。
天鼎 Tiāndǐng (LI17)		在颈外侧部,胸锁乳突肌后缘,当结喉旁,扶突与缺盆连线中点(图18)	咽喉肿痛,暴喑气梗,瘰疬,瘿气	直刺0.5~0.8寸;可灸
扶突 Fútū (LI18)		在颈外侧部,结喉旁,当胸锁乳突肌的前、后缘之间(图18)	咳嗽,气喘,咽喉肿痛,暴喑,瘰疬,瘿气	直刺0.5~0.8寸;可灸
口禾髎 Kǒuhéliáo (LI19)		在上唇部,鼻孔外缘直下,平水沟穴(图19)	口㖞,口噤,鼻塞	直刺0.3~0.5寸;禁灸
迎香 Yíngxiāng (LI20)	手足阳明交会穴	在鼻翼外缘中点旁,当鼻唇沟中(图19)	鼻塞,鼻衄,口㖞面痒,面肿	直刺0.1~0.2寸,或向上斜刺0.3~0.5寸;不宜灸

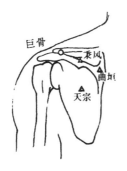

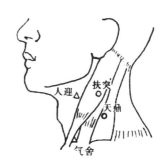

图17　　　　　　图18

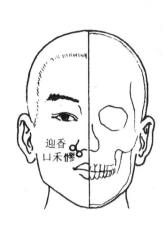

图 19

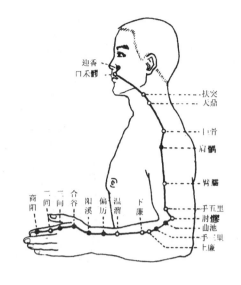

图 20　手阳明大肠经腧穴总图

三、足阳明胃经

(一)经脉

1. 循行

起于鼻的两旁,上行到鼻根部,与旁侧的足太阳经交会,从内眼角,向下沿着鼻外侧进入上齿中,回转出来夹口角环绕口唇,相交于唇下的承浆,又返回向后循于下颌,出于大迎处,再沿着下颌角颊车上行耳前,经过颧骨弓上缘,交会于足少阳胆经的上关穴,沿鬓发边缘至额部;它的分支,从大迎前面,向下至人迎,沿着喉咙进入缺盆,向下穿过横膈,入属胃府,络于脾脏;它的另一条直行支脉,从锁骨上窝直下,经乳头,向下夹脐的两侧,循行到少腹两侧的腹股沟动脉部;另一条支脉,从胃下口,沿着腹腔内,向下至腹股沟动脉部与直行的经脉会合,再由此下行到大腿前面上部的髀关,抵达伏兔,向下进入髌骨中,再向下沿胫骨外侧,下经脚背,进入第二趾外侧;另一条支脉,从膝下3寸分出,下行足中趾的外侧;又有一条支脉,从足背分出,进入足大趾内侧端,与足太阴脾经相接(图21)。

2. 联系脏腑器官

属胃,络脾,与鼻、眼、口、上齿、喉咙、乳房相联系。

3. 脏腑经络病候举要

肠鸣,腹胀,水肿,胃痛,呕吐,消谷善饥,口渴,咽喉肿痛,鼻衄,颈肿,发狂,惊惕,发热,以及经脉循行部位疼痛。

(二)经穴

本经共45穴,左右共90穴。依次是:承泣、四白、巨髎、地仓、大迎、颊车、下关、头维、人迎、水突、气舍、缺盆、气户、库房、屋翳、膺窗、乳中、乳根、不容、承满、梁门、关门、太乙、滑肉门、天枢、外陵、大巨、水道、归来、气冲、髀关、伏兔、阴市、梁丘、犊鼻、足三里、上巨虚、条口、下巨

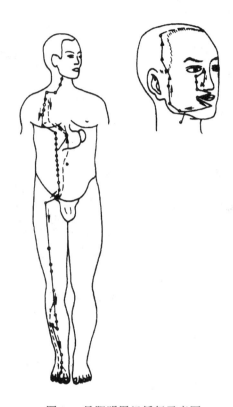

图 21　足阳明胃经循行示意图

虚、丰隆、解溪、冲阳、陷谷、内庭、厉兑。

1. 常用经穴

承泣 Chéngqì(ST1)　足阳明经、阳跷脉、任脉交会穴。

【定位】在面部,瞳孔直下,当眼球与眶下缘之间(图 22)。

【主治】目赤肿痛,迎风流泪,夜盲,视物不明,眼睑𥆧动,近视,口眼㖞斜。

【刺灸法】固定眼球,紧靠眶下缘缓慢直刺 0.5~0.8 寸,不宜提插,可稍做捻转,以防刺破血管引起血肿;禁灸。

【按语】本穴主要用于治疗眼底病变,如视网膜炎、视神经炎、视神经萎缩、视力下降等疾病。针刺较深,故一般结膜炎、角膜炎等外眼病较少使用。

地仓 Dìcāng(ST4)　手足阳明经、阳跷脉交会穴。

【定位】在面部,口角外侧,上直对瞳孔(图 22)。

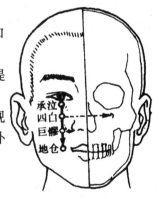

图 22

【主治】口㖞,流涎,齿痛,颊肿,眼睑𥆧动。

【刺灸法】直刺 0.2 寸,或向颊车方向平刺 0.8~1 寸。

【按语】本穴主要用于治疗口眼㖞斜、流涎等症。常用透刺法,如地仓透颊车、地仓透大迎。扣按本穴及颊车、足三里、合谷等可止牙痛。

颊车 Jiáchē(ST6)

【定位】在面颊部，上颌角前上方约1横指（中指），当咀嚼时咬肌隆起，按之凹陷处（图23）。

【主治】口㖞，齿痛，颊肿，牙关紧闭。

【刺灸法】直刺0.3~0.5寸，或向地仓方向斜刺0.5~1寸。

【按语】配合谷、翳风治疗腮腺炎，有通经活络、散风清热的作用。

下关 Xiàguān(ST7)　足阳明、足少阳经交会穴。

【定位】在面部耳前方，当颧弓与下颌切迹所形成的凹陷中（图23）。

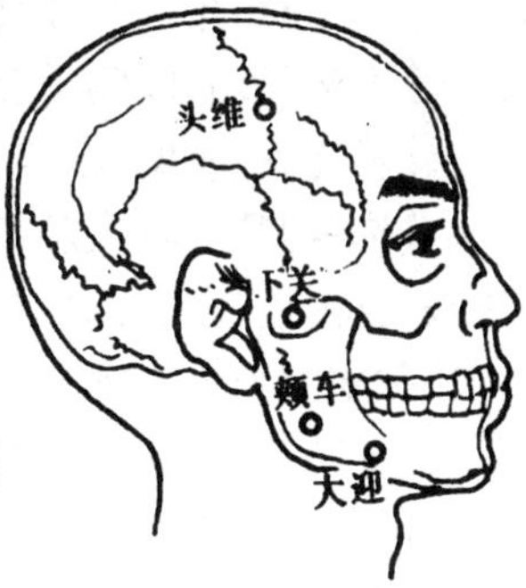

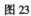

【主治】齿痛，口噤，口㖞，牙关开合不利，耳鸣，耳聋。

【刺灸法】直刺0.5~0.8寸；可灸。

图23

【按语】常与合谷、颊车、地仓等穴相配治疗口眼㖞斜。因本穴位于上牙齿和下颌关节附近，故治疗上牙痛、下颌关节炎、牙关紧闭等。有疏通经络止痛的作用。

头维 Tóuwéi(ST8)　足少阳经、足阳明经、阳维脉交会穴。

【定位】在头侧部，当额角发际上0.5寸，头正中线旁开4.5寸（图23）。

【主治】头痛，目眩，目赤肿痛，迎风流泪，眼睑瞤动。

【刺灸法】向下或向后平刺0.5~1寸。

【按语】本穴为足阳明、足少阳交会穴，又在额角部，故治疗各种原因导致的偏头痛，亦可治疗各种目疾。

梁门 Liángmén(ST21)

【定位】在上腹部，当脐中上4寸，距前正中线2寸（图24）。

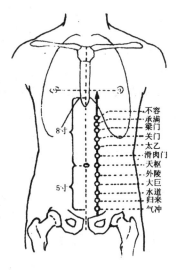

图24

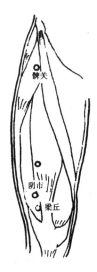

图25

【主治】胃痛，呕吐，腹胀，泄泻，食欲不振。

【刺灸法】直刺0.5~1寸；可灸。

【按语】本穴位于胃脘部，常与中脘、足三里等穴相配，治疗胃疾。

天枢 Tiānshū(ST25)　大肠之募穴。

【定位】在腹中部,距脐中 2 寸(图 24)。

【主治】腹胀肠鸣,绕脐腹痛,泄泻,便秘,痢疾,肠痈,月经不调,痛经,癥瘕。

【刺灸法】直刺 0.8~1.2 寸;可灸。

【按语】凡各种大肠疾患皆以本穴为主穴。与足三里、上巨虚、大肠俞等穴相配,治疗腹痛、腹胀、急慢性泄泻、痢疾等,疗效较好。

归来 Guīlái(ST29)

【定位】在下腹部,当脐中下 4 寸,距前正中线 2 寸(图 24)。

【主治】小腹疼痛,疝气,月经不调,经闭,白带,阴挺,前阴痛。

【刺灸法】直刺 0.8~1.2 寸;可灸。

【按语】冲为血海,隶属阳明,故常以本穴治疗各种妇科病证。为加强疗效,常配中极、关元、三阴交等穴。

梁丘 Liángqiū(ST34)　郄穴。

【定位】屈膝,在大腿前面,当髂前上棘与髌底外侧端的连线上,髌底上 2 寸(图 25)。

【主治】胃痛,膝部肿痛,下肢不遂,乳痈。

【按语】临床实践证明,本穴对于急慢性胃痛疗效较好,为加强疗效,常与同经足三里、上巨虚、下巨虚相配。

足三里 Zúsānlǐ(ST36)　合穴;胃的下合穴。

【定位】在小腿前外侧,当犊鼻下 3 寸,距胫骨前缘 1 横指(中指)(图 26)。

【主治】胃痛,腹胀,呕吐,泄泻,消化不良,疳积,痢疾,便秘,肠痈,乳痈,水肿,虚劳,羸瘦,眩晕,喘咳痰多,心悸,癫狂,膝胫酸痛,下肢痿痹,并有强身防病作用。

【刺灸法】直刺 1~1.5 寸;可灸。

【按语】足三里具有健脾胃以补后天之本、益气血之源的功效。故各种脾胃疾患,及脾胃功能失调导致的各种病证,皆以本穴为主穴。它是重要的补穴之一。本穴又具有活血化瘀,泻热解毒的作用。阑尾炎、乳痈、痢疾等亦以本穴为主穴之一。

上巨虚 Shàngjùxū(ST37)　大肠之下合穴。

【定位】在小腿前外侧,当犊鼻下 6 寸,距胫骨前缘 2 横指(中指)(图 26)。

【主治】腹痛,肠鸣,泄泻,痢疾,便秘,肠痈,下肢痿痹。

【刺灸法】直刺 1~1.5 寸;可灸。

【按语】凡腹痛、腹胀、泄泻、痢疾、肠痈等大肠诸疾,皆以本穴为主穴之一,常配足三里、下巨虚、天枢等穴。

下巨虚 Xiàjùxū(ST39)　小肠之下合穴。

【定位】在小腿前外侧,当犊鼻下 9 寸,距胫骨前缘 1 横指(中指)(图 26)。

【主治】小腹痛,腰脊痛引睾丸,泄泻,痢疾,下肢痿痹。

【刺灸法】直刺 1~1.5 寸;可灸。

【按语】本穴与足三里、上巨虚相配为治疗消化系统疾病的重要穴位,今人合称"三合穴"。

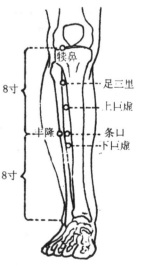

图 26

丰隆 Fēnglóng(ST40)　络穴。

【定位】在小腿前外侧,当外踝尖上8寸,条口外,距胫骨前缘2横指(中指)(图26)。

【主治】痰多、咳嗽、哮喘、眩晕、头痛、呕吐、水肿、癫狂痫、下肢不遂、便秘。

【刺灸法】直刺1~1.5寸;可灸。

【按语】丰隆穴的功能可归结为两点:一是化痰,二是通便。对由痰湿所致的眩晕、心悸、咳喘、癫狂痫、中风、痹证等,均以该穴为治本之穴;治疗便秘,常与支沟相配。

内庭 Nèitíng(ST44)　荥穴。

【定位】在足背,当第2、第3趾间,趾蹼缘后方赤白肉际处(图27)。

【主治】齿痛、咽喉肿痛、鼻衄、口㖞、腹痛、腹胀、痢疾、泄泻、便秘、热病、足背肿痛。

【刺灸法】直刺或斜刺0.3~0.5寸;可灸。

【按语】本穴治疗胃经实热导致的齿痛、咽喉肿痛、鼻衄等。

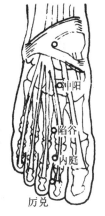

图27

2．备用经穴

表13　　　　　　　　　　　胃经备用经穴
(头颈部)

穴名	类属	定位	主治	刺灸法
四白 sìbái (ST2)		在面部,瞳孔直下,当眶下孔凹陷处(图22)	目赤痛痒,目翳,迎风流泪,口眼㖞斜,眼睑瞤动,眩晕	直刺0.2~0.3寸,不可深刺;不宜灸
巨髎 Jùliáo (ST3)	足阳明经与阳跷脉交会穴	在面部,瞳孔直下,平鼻翼下缘处,当鼻唇沟外侧(图22)	口眼㖞斜,鼻衄,齿痛,眼睑瞤动	直刺0.3~0.5寸
大迎 Dàyíng (ST5)		在下颌角前方,咬肌附着部的前缘,当面动脉搏动处(图23)	口㖞,口噤,颊肿齿痛	避开动脉,直刺或平刺0.2~0.5寸
人迎 Rényíng (ST9)	足阳明与足少阳经交会穴	在颈部,结喉旁,当胸锁乳突肌的前缘,颈总动脉搏动处(图28)	咽喉肿痛,胸满喘息,瘰疬,瘿气,头痛,眩晕	避开动脉,直刺0.3~0.5寸
水突 Shuǐtū (ST10)		在颈部,胸锁乳突肌的前缘,当人迎与气舍连线的中点(图28)	咽喉肿痛,咳嗽,气喘,瘿瘤	直刺0.3~0.5寸;可灸
气舍 Qìshè (ST11)		在颈部,当锁骨内侧端的上缘,胸锁乳突肌的胸骨头与锁骨头之间(图28)	咽喉肿痛,颈项强痛,气喘,呃逆,瘿气	直刺0.3~0.5寸;可灸

(躯干部)

穴名	类属	定位	主治	刺灸法
缺盆 Quēpén (ST12)		在锁骨上窝中央,距前正中线4寸(图28)	咳嗽,气喘,咽喉肿痛,缺盆中痛,瘰疬	直刺0.2~0.4寸;可灸
气户 Qìhù (ST13)		在胸部,当锁骨中点下缘,距前正中线4寸(图29)	咳嗽,气喘,呃逆,胸痛胀满	直刺0.2~0.4寸;可灸
库房 Kùfáng (ST14)		在胸部,当第1肋间隙,距前正中线4寸(图29)	咳嗽,气喘,咳唾脓血,胸胁胀痛	斜刺或平刺0.5~0.8寸;可灸
屋翳 Wūyì (ST15)		在胸部,当第2肋间隙,距前正中线4寸(图29)	咳嗽,气喘,胸胁胀痛,乳痈	斜刺或平刺0.5~0.8寸;可灸
膺窗 Yīngchuāng (ST16)		在胸部,当第3肋间隙,距前正中线4寸(图29)	咳嗽,气喘,乳痈,胸胁胀痛	斜刺或平刺0.5~0.8寸;可灸
乳中 Rǔzhōng (ST17)		在胸部,当第4肋间隙,乳头中央,距前正中线4寸(图29)		不针不灸,只作胸腹部腧穴定位标志
乳根 Rǔgēn (ST18)		在胸部,当乳头直下,乳房根部,第5肋间隙,距前正中线4寸(图29)	咳喘,胸闷胸痛,乳痈,乳汁少	斜刺或平刺0.5~0.8寸;可灸
不容 Bùróng (ST19)		在上腹部,当脐中上6寸,距前正中线2寸(图30)	腹胀,呕吐,胃痛,食欲不振	直刺0.5~0.8寸;可灸
承满 Chéngmǎn (ST20)		在上腹部,当脐中上5寸,距前正中线2寸(图30)	胃痛,呕吐,腹胀,肠鸣,食欲不振	直刺0.5~0.8寸;可灸
关门 Guānmén (ST22)		在上腹部,当脐中上3寸,距前正中线2寸(图30)	腹痛,腹胀,肠鸣,泄泻,水肿	直刺0.8~1.2寸;可灸
太乙 Tàiyǐ (ST23)		在上腹部,当脐中上2寸,距前正中线2寸(图30)	胃痛,消化不良,心烦,癫狂	直刺0.8~1.2寸;可灸
滑肉门 Huáròumén (ST24)		在上腹部,当脐中上1寸,距前正中线2寸	胃痛,呕吐,癫狂	直刺0.8~1.2寸;可灸

穴名	类属	定位	主治	刺灸法
外陵 Wàilíng (ST26)		在下腹部,当脐中下1寸,距前正中线2寸(图30)	腹痛,疝气,痛经	直刺0.8~1.2寸;可灸
大巨 Dàjù (ST27)		在下腹部,当脐中下2寸,距前正中线2寸(图30)	小腹胀满,小便不利,疝气,遗精	直刺0.8~1.2寸;可灸
水道 Shuǐdào (ST28)		在下腹部,当脐中下3寸,距前正中线2寸(图30)	小便不利,小腹胀满,痛经,疝气	直刺0.8~1.2寸;可灸
气冲 Qìchōng (ST30)	冲脉所起	在腹股沟稍上方,当脐中下5寸,距前正中线2寸(图30)	外阴肿痛,腹痛,疝气,月经不调,阳痿	直刺0.5~1寸

(下肢部)

穴名	类属	定位	主治	刺灸法
髀关 Bìguān (ST31)		在大腿前面,当髂前上棘与髌底外侧端的连线上,屈股时,平会阴,居缝匠肌外侧凹陷处(图30)	髀股痿痹,腰腿疼痛,足麻木不仁,筋急不得屈伸	直刺1~1.5寸;可灸
伏兔 Fútù (ST32)		在大腿前面,当髂前上棘与髌底外侧端的连线上,髌底上6寸(图30)	腰痛膝冷,下肢麻痹,疝气,脚气	直刺0.8~1.5寸;可灸
阴市 Yīnshì (ST33)		在大腿前面,当髂前上棘与髌底外侧端的连线上,髌底上3寸(图30)	腿膝麻痹酸痛,屈伸不利,疝气	直刺0.8~1.2寸;可灸
犊鼻 Dúbí (ST35)		屈膝,在膝部,髌骨与髌韧带外侧凹陷中(图30)	膝关节疼痛,屈伸不利,脚气	稍向髌韧带内方斜刺0.5~1寸;可灸
条口 Tiáokǒu (ST38)		在小腿外侧,当犊鼻下8寸,距胫骨前缘1横指(中指)(图30)	小腿冷痛、麻痹、转筋,肩臂痛	直刺1~1.5寸;可灸
解溪 Jiěxī (ST41)	经穴	在足背与小腿交界处的横纹中央凹陷中,当拇长伸肌腱与趾长伸肌腱之间(图30)	头痛,眩晕,面肿目赤,腹胀便秘,癫疾,下肢痿痹	直刺0.5~1寸;可灸

穴名	类属	定位	主治	刺灸法
冲阳 Chōngyáng (ST42)	原穴	在足背最高处,当拇长伸肌腱与趾长伸肌腱之间,足背动脉搏动处(图30)	胃痛,腹胀,口眼㖞斜,面肿,齿痛,足痿无力,脚背红肿	避开动脉,直刺0.3~0.5寸;可灸
陷谷 Xiàngǔ (ST43)	输穴	在足背,当第2、3跖骨结合部前方凹陷处(图30)	面浮身肿,目赤肿痛,腹痛肠鸣,足背肿痛	直刺0.3~0.5寸;可灸
厉兑 Lìduì (ST45)	井穴	在足第2趾末节外侧,距趾甲角0.1寸(指寸)(图30)	面肿,口㖞,齿痛,鼻衄,咽喉肿痛,胃痛,腹胀,泄泻,痢疾,便秘,热病,癫狂	向上斜刺0.2~0.3寸;可灸

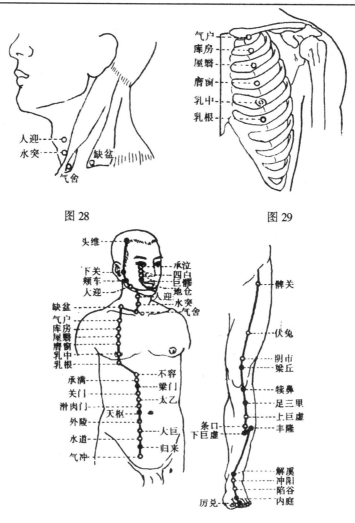

图28　　　　　图29

图30　足阳明胃经腧穴总图

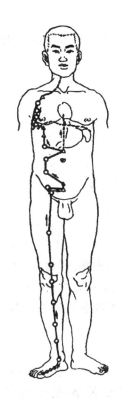

图31 足太阴脾经循行示意图

四、足太阴脾经

(一)经脉

1. 循行

起于足大趾的末端,沿着大趾内侧赤白肉际,经过大趾本节后的第1跖趾关节后面,上行至内踝前方,再上小腿肚,沿着胫骨的后面,交出于足厥阴肝经的前方,上行膝部和大腿内侧的前缘,进入腹内,入属于脾,络于胃,再向上通过横膈,夹行于咽的两侧,上连舌根,分散于舌下。它的分支,又从胃部分出,通过横膈,注入于心中,与手少阴心经相接。

2. 联系脏腑器官

属脾,络胃,与心脏、舌、咽(食道)有联系。

3. 脏腑经络病候举要

胃脘痛,腹胀,呕吐,嗳气,便溏,黄疸,身重无力,水肿,舌根强痛,下肢内侧肿胀、厥冷。

(二)经穴

本经共21穴,左右共42穴。依次是:隐白、大都、太白、公孙、商丘、三阴交、漏谷、地机、阴陵泉、血海、箕门、冲门、府舍、腹结、大横、腹哀、食窦、天溪、胸乡、周荣、大包。

1. 常用经穴

隐白 Yǐnbái(SP1) 井穴。

【定位】在足大趾末节内侧,距趾甲角0.1寸(指寸)(图32)。

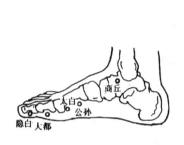

图32

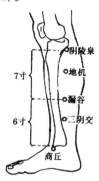

图33

【主治】腹胀,泄泻,呕吐,月经过多,崩漏,便血,尿血,心烦,癫狂,多梦,惊风。

【刺灸法】浅刺0.1寸,或用三棱针点刺出血;可灸。

【按语】脾主统血。本穴常用于脾不统血所致的崩漏、便血、尿血。尤其是崩漏,重灸本穴效果更佳,常配大敦。

太白 Tàibái(SP3) 输穴;原穴。

【定位】在足内侧缘,当足大趾本节(第1跖趾关节)后下方赤白肉际凹陷处(图32)。

【主治】胃痛,腹胀,肠鸣,泄泻,痢疾,便秘,呕吐,脚气,肢倦身重。

【刺灸法】直刺0.3~0.5寸;可灸。

【按语】太白为五输穴中的输穴,属土,是脾经的本穴,又为原穴。脾主运化,本穴有健脾作用,是治疗脾胃病的常用穴,如胃脘痛、腹痛、腹胀、泄泻等。凡是由脾胃虚弱、运化失常所致的其他病证,亦可配伍本穴,以治其本。

公孙 Gōngsūn(SP4) 络穴;八脉交会穴之一,通冲脉。

【定位】在足内侧缘,当第1趾骨基底的前下方(图32)。

【主治】胃痛,腹胀,腹痛,呕吐,泄泻,痢疾,呕逆,心烦,失眠。

【刺灸法】直刺0.5~1寸;可灸。

【按语】本穴为络穴,一穴通两经,故为治疗胃痛、腹胀等消化系统疾病的常用效穴。与内关相配,为八脉交会穴中的一对。二穴常相伍治疗胃心胸疾患。

三阴交 Sānyīnjiāo(SP6) 足三阴经交会穴。

【定位】在小腿内侧,当足内踝尖上3寸,胫骨内侧缘后方(图33)。

【主治】腹胀肠鸣,泄泻,痢疾,月经不调,崩漏,带下,阴挺,滞产,不孕,遗精,阳痿,遗尿,小便不利,失眠,瘾疹,下肢痿痹,脚气。

【刺灸法】直刺0.5~1.5寸;可灸。孕妇慎用。

【按语】三阴交为肝、脾、肾三经交会穴。脾主运化而统血,肝主疏泄而藏血,肾主水而藏精,故生育、小溲方面的病证都以本穴为主穴之一。由于肝主筋,肾主骨,脾主四肢肌肉,故三阴交又善治下肢疾患,如下肢瘫痪、痹痛等皆以本穴为主穴。治疗下肢不遂时,呈45°角向后斜刺,使下肢抽动为好。脾不养血,肝不藏血,心肾不交为失眠、健忘、心悸的常见病因,治疗之时,亦可以本穴为主穴之一。

阴陵泉 Yīnlíngquán(SP9) 合穴。

【定位】在小腿内侧,当胫骨内侧髁后下方凹陷处(图32)。

【主治】腹胀,泄泻,痢疾,水肿,小便不利或失禁,黄疸,膝痛。

【刺灸法】直刺1～1.5寸;可灸。

【按语】脾主运化,本穴的主要功能是健脾利湿。为治疗水肿,泄泻,痢疾,黄疸,小便不利或失禁的常用穴。又常与足三里合用,治疗腹胀。

血海 Xuèhǎi(SP10)

【定位】屈膝,在大腿内侧端,髌底内侧上2寸,当股四头肌内侧头的隆起处(图34)。

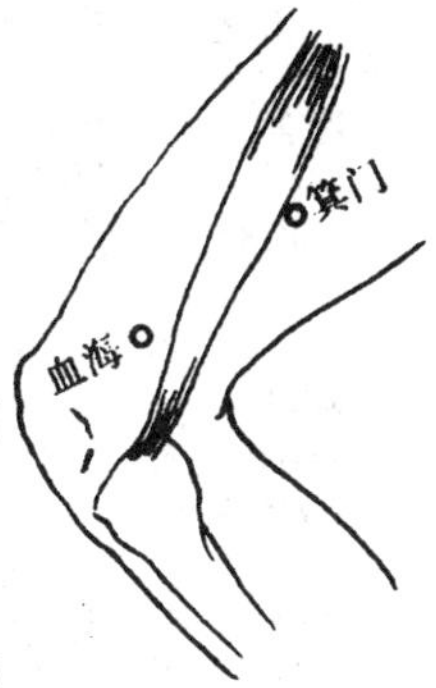

【主治】月经不调,闭经,崩漏,湿疹,瘾疹,痛经,皮肤瘙痒,丹毒,股内侧痛。

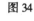

图34

【刺灸法】直刺1～1.2寸;可灸。

【按语】穴处血多如海,以此为名。故常以本穴治疗各种月经病,"治风先治血,血行风自灭"。本穴常与曲池等穴相配治疗湿疹、瘾疹。

2. 备用经穴

表14　　　　　　　　　　　　　脾经备用经穴

穴名	类属	定位	主治	刺灸法
大都 Dàdū (SP2)	荥穴	在足内侧缘,当足大趾本节(第1跖趾关节)前下方赤白肉际凹陷处(图32)	胃痛,腹胀,呕逆,泄泻,便秘,热病	直刺0.3～0.5寸;可灸
商丘 Shāngqiū (SP5)	经穴	在足内踝前下方凹陷中,当舟骨结节与内踝尖连线的中点处(图32)	腹胀,泄泻,便秘,黄疸,足踝疼痛	直刺0.3～0.5寸;可灸
漏谷 Lòugǔ (SP7)		在小腿内侧,当内踝尖与阴陵泉的连线上,距内踝尖6寸,胫骨内侧缘后方(图33)	腹胀,肠鸣,小便不利,下肢麻痹	直刺0.5～1.5寸;可灸
地机 Dìjī (SP8)	郄穴	在小腿内侧,当内踝尖与阴陵泉的连线上,阴陵泉下3寸(图33)	腹痛,泄泻,月经不调,痛经,遗精,小便不利	直刺0.5～1.5寸;可灸
箕门 Jīmén (SP11)		在小腿内侧,当血海与冲门连线上,血海上6寸(图34)	小便不利,遗尿,腹股沟肿痛	直刺0.3～1寸
冲门 Chōngmén (SP12)	足太阴、足厥阴交会穴	在腹股沟外侧,距耻骨联合上缘中点3.5寸,当髂外动脉搏动处的外侧(图35)	腹痛,疝气,带下,小便不利	直刺0.5～0.8寸;可灸

穴名	类属	定位	主治	刺灸法
府舍 Fǔshè (SP13)	足太阴、足厥阴、阴维脉交会穴	在下腹部,当脐中下4寸,冲门上方0.7寸,距前正中线4寸(图35)	腹痛,疝气,腹满积聚	直刺0.5~1.2寸;可灸
腹结 Fùjié (SP14)		在下腹部,大横下1.3寸,距前正中线4寸(图35)	绕脐腹痛,疝气,泄泻	直刺0.8~1.2寸;可灸
大横 Dàhéng (SP15)	足太阴经、阴维脉交会穴	在腹中部,距脐中4寸(图35)	泻痢,便秘,腹痛	直刺0.8~1.2寸;可灸
腹哀 Fù'āi (SP16)	足太阴经、阴维脉交会穴	在上腹部,当脐中上3寸,距前正中线4寸(图35)	腹痛,消化不良,便秘,泄泻	直刺0.5~0.8寸;可灸
食窦 Shídòu (SP17)		在胸外侧部,当第5肋间隙,距前正中线6寸(图36)	胸胁胀痛,噫气,反胃,水肿	斜刺1.5~0.8寸;可灸
天溪 Tiānxī (SP18)		在胸外侧部,当第4肋间隙,距前正中线6寸(图36)	胸部疼痛,咳嗽,乳痈,乳汁少	平刺或斜刺0.5~0.8寸;可灸
胸乡 Xiōngxiāng (SP19)		在胸外侧部,当第3肋间隙,距前正中线6寸(图36)	胸胁胀痛	平刺或斜刺0.5~0.8寸;可灸
周荣 Zhōuróng (SP20)		在胸外侧部,当第2肋间隙,距前正中线6寸(图36)	胸胁胀满,咳嗽,气喘	平刺或斜刺0.5~0.8寸;可灸
大包 Dàbāo (SP21)	脾之大络	在侧胸部,腋中线上,当第6肋间隙处(图36)	胸胁痛,气喘,全身疼痛,四肢无力	斜刺0.5~0.8寸;可灸

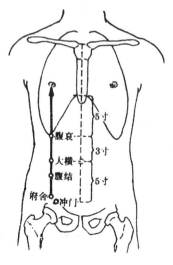

图35

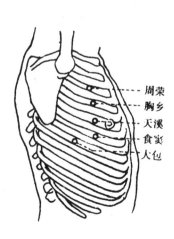

图36

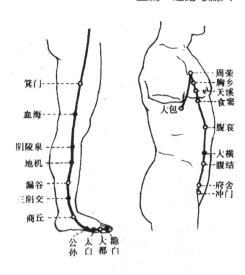

图37 足太阴脾经腧穴总图

五、手少阴心经

(一)经脉

1. 循行

起于心中,出属于"心系"(心与其他脏器相联系的部位),向下通过横膈,络于小肠。它的支脉,从"心系"向下夹食道,连系于"目系"(眼球联系于脑的部位)。直行的支脉,从心系上行至肺部,再向下横行至腋下而出,沿着上臂内侧后缘,行于手太阴肺经和手厥阴心包经的后面,下至肘窝内侧,沿着前臂内侧后缘,直达手掌后小指侧豌豆骨部,进入手掌内,沿小指内侧至指端,与手太阳小肠经相接(图38)。

2. 联系脏腑器官

属心,络小肠,与肺脏、心系、咽(食道)、目系有联系。

3. 脏腑经络病候举要

心痛,咽干,口渴欲饮,目黄,胁痛,上臂内侧痛,手心发热。

(二)经穴

本经共9穴,左右共18穴。依次是:极泉、青灵、少海、灵道、通里、阴郄、神门、少府、少冲。

1. 常用经穴

通里 Tōnglǐ(HT5) 络穴。

【定位】在前臂掌侧,当尺侧腕屈肌腱的桡侧缘,腕横纹上1寸(图39)。

【主治】心悸,怔忡,舌强不语,暴喑,头痛目眩,腕臂痛。

【刺灸法】直刺0.3~0.5寸;可灸。

【按语】本穴具有通心络、利舌咽的功能,常用于治疗心悸、怔忡、舌强不语、暴喑等症。

阴郄 Yīnxì(HT6) 郄穴。

【定位】在前臂掌侧,当尺侧腕屈肌腱的桡侧缘,腕横纹上0.5寸(图39)。

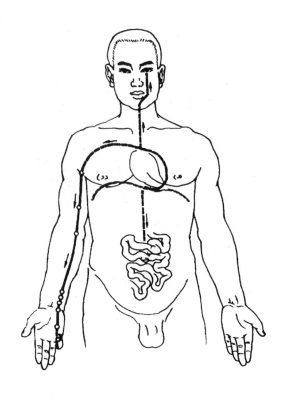

图38 手少阴心经循行示意图

【主治】心痛,心悸,骨蒸盗汗,吐血,衄血。

【刺灸法】直刺0.3~0.5寸;可灸。

【按语】本穴常用于治疗本经之心痛、心悸等症。血汗同源,汗为心之液,故常以本穴治疗盗汗。肺痨之阴虚火旺引起的盗汗、潮热,配以神阙、膏肓疗效较好。

神门 Shénmén(HT7) 输穴;原穴。

【定位】在腕部,腕掌侧横纹尺侧端,尺侧腕屈肌腱的桡侧凹陷处(图39)。

【主治】心痛,心烦,惊悸,怔忡,失眠健忘,痴呆,癫狂痫,目黄,胁痛,咽干。

【刺灸法】直刺0.3~0.5寸;可灸。

【按语】神门穴具有调心气,养心神的作用。心主血脉,为君主之官。凡血脉及神志诸疾皆以本穴为主穴之一。与内关、心俞等穴相配,治疗心悸、心绞痛;与三阴交相配治疗失眠、健忘、多梦等症。

2. 备用经穴

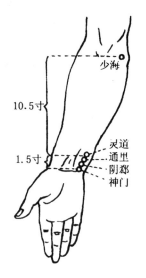

图39

表15　　　　　　　　　　　　　心经备用经穴

穴名	类属	定位	主治	刺灸法
极泉 Jíquán (HT1)		在腋窝顶点,腋动脉搏动处(图40)	心痛,心悸,咽干,胸闷,瘰疬,肩臂疼痛	避开动脉,直刺或斜刺0.3~0.5寸;可灸
青灵 Qīnglíng (HT2)		在臂内侧,当极泉与少海的连线上,肘横纹上3寸,肱二头肌的内侧沟中(图40)	肘臂疼痛,头痛,胁痛,目黄	直刺0.5~0.8寸;可灸
少海 Shàohǎi (HT3)	合穴	屈肘,在肘横纹内侧端与肱骨内上髁连线的中点处(图40)	心痛,肘臂挛痛,麻木,腋胁痛,头项痛,瘰疬	直刺0.5~1寸;可灸
灵道 Língdào (HT4)	经穴	在前臂掌侧,当尺侧腕屈肌腱的桡侧缘,腕横纹上1.5寸(图39)	心痛,心悸,舌强不语,暴喑,肘臂挛痛	直刺0.3~0.5寸;可灸
少府 Shàofǔ (HT8)	荥穴	在手掌面,第4、5掌骨之间,握拳时,当小指尖处(图41)	心悸,胸痛,小便不利,遗尿,阴痒阴痛,小指挛急,掌中热	直刺0.3~0.5寸;可灸
少冲 Shàochōng (HT9)	井穴	在小指末节桡侧,距指甲角0.1寸(指寸)(图41)	神昏,热病,心悸,心痛,癫狂	浅刺0.1寸,或三棱针点刺出血;可灸

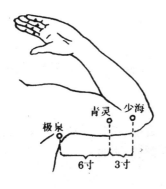

图40

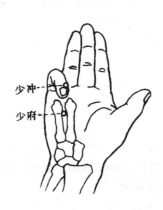

图41

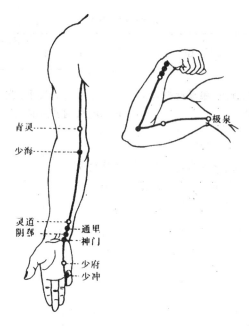

图 42　手少阴心经腧穴总图

六、手太阳小肠经

(一)经脉

1. 循行

起于手小指尺侧端,沿着手掌的尺侧,上至腕部,出于腕后小指侧的尺骨茎突,直上沿尺骨的尺侧缘,出肘后内侧尺骨鹰嘴与肱骨内上髁之间,向上沿着上臂外侧后缘,出于肩关节之后,绕肩胛部,交会于大椎穴,向下进入锁骨上窝,络于心,再沿着食道通过横膈,到达胃部,属于小肠。它的旁支,从锁骨上窝沿颈部上达面颊,至外眼角再退还入耳内。另有一支脉,从颊分出,向上沿眼眶的下方到达鼻根部,至内眼角,与足太阳膀胱经相接,又斜行络于颧骨部(图 43)。

2. 联系脏腑器官

属小肠,络心,与胃、咽(食道)、眼、耳、鼻有联系。

3. 脏腑经络病候举要

耳聋,目黄,颊肿,咽痛,少腹痛,腰脊痛引睾丸,项、肩、臂、肘等沿经脉所过部位疼痛。

(二)经穴

本经共 19 穴,左右共 38 穴。依次是:少泽、前谷、后溪、腕骨、阳谷、养老、支正、小海、肩贞、臑俞、天宗、秉风、曲垣、肩外俞、肩中俞、天窗、天容、颧髎、听宫。

1. 常用经穴

少泽 Shàozé(SI1)　井穴。

【定位】在手小指末节尺侧,距指甲角 0.1 寸(指寸)(图 44)。

【主治】热病,中风昏迷,乳汁少,乳痈,头痛,目翳,咽喉肿痛,耳鸣。

图 43 手太阳小肠经循行示意图

【刺灸法】浅刺 0.1 寸,或三棱针点刺出血;可灸。

【按语】小肠主泌别清浊,乳汁由气血化生,本穴通过调理小肠的功能,治疗乳少、乳痛。常配膻中等穴。

后溪 Hòuxī(SI3) 输穴;八脉交会穴之一,通于督脉。

【定位】在手掌尺侧,微握拳,当小指本节(第 5 掌指关节)后的远侧掌横纹头赤白肉际处(图 44)。

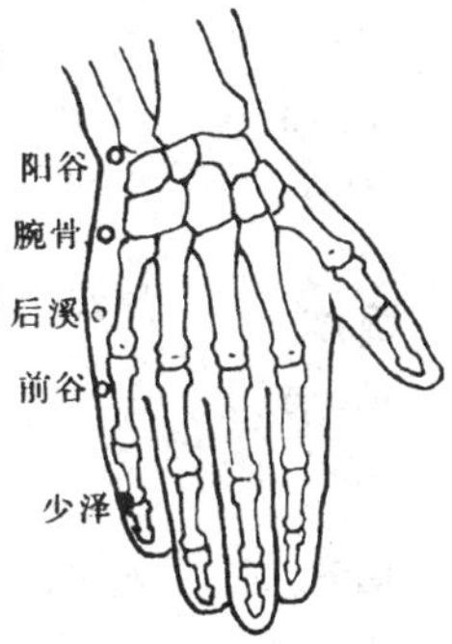

【主治】头项强痛,耳鸣耳聋,目赤肿痛,癫狂痫,疟疾,盗汗,肩背痛,肘臂及手指挛痛。

【刺灸法】直刺 0.5~0.8 寸;可灸。

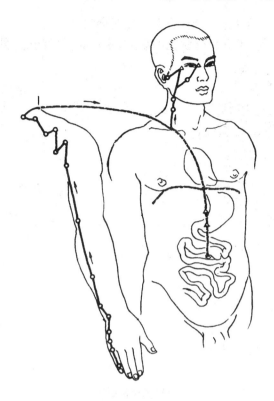

图 44

【按语】根据经脉所过,主治所及的规律,本穴是治疗头项强痛、肩背痛、目赤肿痛的常用穴。与申脉相配,为八脉交会穴中的一对,治疗上述病证,疗效更佳。穴通督脉,杨上善说三阳为"外门",故常与大椎穴相伍治疗疟疾、发热。

天宗 Tiānzōng(SI11)

【定位】在肩胛部,当冈下窝中央凹陷处,与第 4 胸椎相平(图 45)。

【主治】肩胛疼痛,肘臂外后侧痛,气喘,乳痈。

【刺灸法】直刺或斜刺 0.5~1 寸;可灸。

【按语】本穴主要用于治疗局部病证,根据腧穴具有的对应治疗作用,又常用于治疗乳痈、气喘。

听宫 Tīnggōng(SI19)　手足少阳经、手太阳经交会穴。

【定位】在面部,耳屏前,下颌骨髁状突的后方,张口时呈凹陷处(图46)。

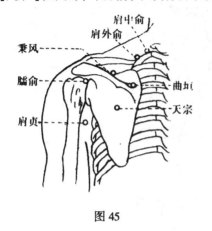

图45

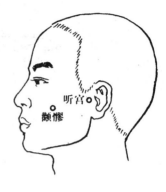

图46

【主治】耳聋,耳鸣,聤耳,齿痛,癫狂痫。

【刺灸法】张口,直刺0.5~1寸。

【按语】本穴主要用于治疗耳病。

2.备用经穴

表16　　　　　　　　　　　　　　小肠经备用经穴

穴名	类属	定位	主治	刺灸法
前谷 Qiángǔ (SI2)	荥穴	在手尺侧,微握拳,当小指本节(第5掌指关节)前的掌指横纹头赤白肉际处(图44)	热病,头痛,耳鸣,目痛,咽喉肿痛,癫狂,疟疾,乳少,手指麻木	直刺0.3~0.5寸;可灸
腕骨 Wàngǔ (SI4)	原穴	在手掌尺侧,当第5掌骨基底与钩骨之间的凹陷处,赤白肉际(图44)	头痛,项强,耳鸣,目翳,黄疸,热病,指掌腕痛	直刺0.3~0.5寸;可灸
阳谷 Yánggǔ (SI5)	经穴	在手腕尺侧,当尺骨茎突与三角骨之间的凹陷处(图44)	头痛,项强,目眩,耳鸣,耳聋,颈颌肿,腕部疼痛	直刺0.3~0.5寸;可灸
养老 Yǎnglǎo (SI6)	郄穴	在前臂背面尺侧,当尺骨小头近端桡侧凹陷中(图47)	目视不明,肩臂腰部疼痛	掌心向胸,直刺0.5~0.8寸;可灸
支正 Zhīzhèng (SI7)	络穴	在前臂背面尺侧,当阳谷与小海的连线上,腕背横纹上5寸(图47)	项强,肘挛,手指痛,头痛,目眩,热病,癫狂	直刺或斜刺0.5~0.8寸;可灸

穴名	类属	定位	主治	刺灸法
小海 Xiǎohǎi (SI8)	合穴	在肘内侧,当尺骨鹰嘴与肱骨内上髁之间凹陷处(图47)	肘臂挛痛,颌肿,癫狂痫	直刺0.3~0.5寸;可灸
肩贞 Jiānzhēn (SI9)		在肩关节后下方,臂内收时,腋后纹头上1寸(指寸)(图45)	肩臂疼痛,瘰疬,耳鸣	直刺0.8~1.2寸;可灸
臑俞 Nàoshū (SI10)	手足太阳经、阳维脉、阳跷脉交会穴	在肩部,当腋后纹头直上,肩胛冈下缘凹陷中(图45)	肩臂酸痛无力,瘰疬	直刺0.5~1寸;可灸
秉风 Bǐngfēng (SI12)	手三阳经、足少阳经交会穴	在肩胛部,冈上窝中央,天宗直上,举臂有凹陷处(图45)	肩胛疼痛不举,上肢酸麻	直刺0.3~0.5寸;可灸
曲垣 qūyuán (SI13)		在肩胛部,冈上窝内侧端,当臑俞与第2胸椎棘突连线的中点处(图45)	肩胛拘挛疼痛	直刺0.3~0.5寸;可灸
肩外俞 Jiānwàishū (SI14)		在背部,当第1胸椎棘突下,旁开3寸(图45)	肩背酸痛,颈项强急,上肢冷痛	斜刺0.5~0.8寸;可灸
肩中俞 Jiānzhōngshū (SI15)		在背部,当第7颈椎棘突下,旁开2寸(图45)	咳嗽,气喘,肩背疼痛,寒热	斜刺0.5~0.8寸;可灸
天窗 Tiānchuāng (SI16)		在颈外侧部,胸锁乳突肌的后缘,扶突后,与喉结相平(图48)	耳聋,耳鸣,咽喉肿痛,颈项强痛,暴喑	直刺0.5~0.8寸;可灸
天容 Tiānróng (SI17)		在颈外侧部,当下颌角的后方,胸锁乳突肌的前缘凹陷中(图48)	耳聋,耳鸣,咽喉肿痛,颊肿,瘿气	直刺0.5~0.8寸;可灸
颧髎 Quánliáo (SI18)	手少阳、手太阳经交会穴	在面部,当目外眦直下,颧骨下缘凹陷处(图46)	口眼㖞斜,眼睑瞤动,齿痛,颊肿	直刺0.3~0.5寸

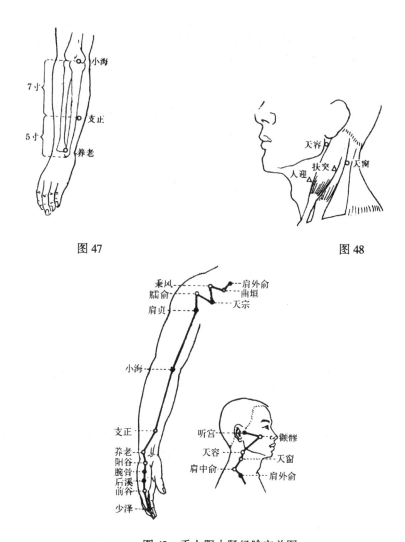

图 49 手太阳小肠经腧穴总图

七、足太阳膀胱经

(一)经脉

1. 循行

起于内眼角,上额交会于巅顶。它的支脉,从巅顶至耳上角。它直行的支脉,从头顶入络于脑,复出而下行通过项部,从脊旁肌肉进入体腔联络于肾,属于膀胱。它的旁行支脉,从腰部沿脊柱两侧,向下通过臀部,进入腘窝中。它的另一旁行支脉,从肩胛内上方分为左右两支下行,通过肩胛下,夹脊柱两旁,经过股骨大转子,沿着大腿外侧后缘下行,与直行的支脉会合于腘窝中,再向下通过小腿肚处,出于外踝的后面,沿着第5跖骨粗隆到小趾的外侧,与足少阴肾经相接(图50)。

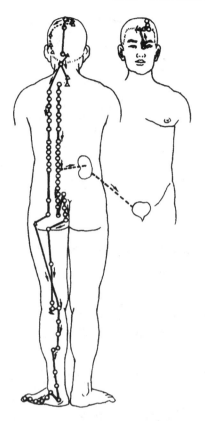

图50 足太阳膀胱经循行示意图

2.联系脏腑器官

属膀胱,络肾,与脑、眼、鼻有联系。

3.脏腑经络病候举要

头痛,目痛,见风流泪,鼻塞流涕,鼻衄,癫狂,疟疾,小便不通,遗尿,项、背、腰、臀部以及下肢后侧本经循行部位的疼痛。

(二)经穴

本经共67穴,左右共134穴。依次是:睛明、攒竹、眉冲、曲差、五处、承光、通天、络却、玉枕、天柱、大杼、风门、肺俞、厥阴俞、心俞、督俞、膈俞、肝俞、胆俞、脾俞、胃俞、三焦俞、肾俞、气海俞、大肠俞、关元俞、小肠俞、膀胱俞、中膂俞、白环俞、上髎、次髎、中髎、下髎、会阳、承扶、殷门、浮郄、委阳、委中、附分、魄户、膏肓、神堂、譩譆、膈关、魂门、阳纲、意舍、胃仓、肓门、志室、胞肓、秩边、合阳、承筋、承山、飞扬、跗阳、昆仑、仆参、申脉、金门、京骨、束骨、足通谷、至阴。

1.常用经穴

睛明 Jīngmíng(BL1) 手足太阳经、足阳明经、阴阳跷脉交会穴。

【定位】在面部,目内眦角稍上方凹陷处(图51)。

【主治】目赤肿痛,流泪,视物不明,目翳,近视,夜盲,眼睑闭合不全。

【刺灸法】嘱患者闭目,医者左手轻推眼球向外侧固定,针沿眼眶边缘缓缓直刺0.5~0.8

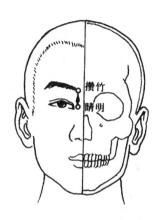

图51

寸,只宜轻微捻转。出针后用消毒棉球按压针孔片刻,以防出血。

【按语】本穴主要用于治疗各种目疾。

攒竹 Cuánzhú(BL2)

【定位】在面部,当眉头陷中,眶上切迹处(图51)。

【主治】头痛目眩,眉棱骨痛,目视不明,目赤肿痛,流泪,眼睑瞤动,眼睑下垂,面瘫,腿痛。

【刺灸法】治疗眼病可向下斜刺0.3~0.5寸,治疗头痛面瘫,可向上平刺或透鱼腰;禁灸。

【按语】本穴主要用于治疗局部病证,亦可用于治疗坐骨神经痛。

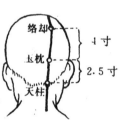

图52

天柱 Tiānzhù(BL10)

【定位】在项部,大筋(斜方肌)外缘之后发际凹陷中,约当后发际正中旁开1.3寸(图52)。

【主治】后头痛,项强,咽喉肿痛,眩晕,鼻塞,癫狂痫,肩背痛。

【刺灸法】直刺0.5~1寸;可灸。

【按语】根据腧穴具有局部和远端作用,本穴常用于治疗后头、项背、腰部疼痛。太阳为人身之藩篱,故又常用于由外感所致的咽喉肿痛、鼻塞。

肺俞 Fèishū(BL13) 肺之背俞穴。

【定位】在背部,当第3胸椎棘突下,旁开1.5寸(图53)。

【主治】咳嗽,气喘,胸满,骨蒸潮热,盗汗,咯血,鼻塞。

【刺灸法】斜刺0.5~0.8寸;可灸。背部腧穴接近胸腔内的脏器,不宜直刺过深,下同。

【按语】本穴为治疗各种肺疾的常用穴。急性宜用毫针泻法,慢性宜用毫针补法或灸法。感冒咳嗽常配列缺、合谷等穴;肺痨、咯血、骨蒸潮热常配膏肓、阴郄等穴。

心俞 Xīnshū(BL15) 心之背俞穴。

【定位】在背部,当第5胸椎棘突下,旁开1.5寸(图53)。

【主治】心痛,心悸,失眠,健忘,癫狂痫,咳嗽,吐血,盗汗,梦遗。

【刺灸法】斜刺0.5~0.8寸;可灸。

【按语】心主血脉,主神明,凡心痛、心悸、癫狂痫、癔病、失眠、健忘等心神疾患,常以本穴为主穴之一。

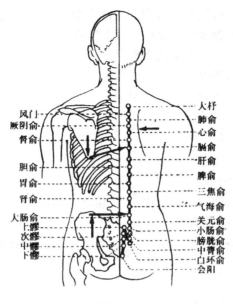

图 53

肝俞 Gānshū(BL18)　肝之背俞穴。

【定位】在背部,当第 9 胸椎棘突下,旁开 1.5 寸(图 53)。

【主治】黄疸,胁痛,眩晕,目赤,吐血,衄血,夜盲,癫狂痫,脊背痛。

【刺灸法】斜刺 0.5~0.8 寸;可灸。

【按语】本穴既可补肝之不足,又可泻肝之有余,凡黄疸、胆囊炎、目疾等肝胆疾患皆可选用本穴。

脾俞 Píshū(BL20)　脾之背俞穴。

【定位】在背部,当第 11 胸椎棘突下,旁开 1.5 寸(图 53)。

【主治】腹胀,呕吐,泄泻,痢疾,便血,黄疸,胁痛,水肿。

【刺灸法】斜刺 0.5~0.8 寸;可灸。

【按语】本穴是治疗脾胃疾患的常用穴。腹胀、胃脘疼痛、呕吐、泄泻、痢疾、黄疸等脾胃诸疾,针灸本穴可起到健脾温阳,清利湿热的功效。

胃俞 Wèishū(BL21)　胃之背俞穴。

【定位】在背部,当第 12 胸椎棘突下,旁开 1.5 寸(图 53)。

【主治】胃脘痛,胸胁痛,腹胀,呕吐,肠鸣,完谷不化。

【刺灸法】斜刺 0.5~0.8 寸;可灸。

【按语】本穴为治疗脾胃病的要穴之一,常与脾俞、足三里、中脘等穴合用,治疗各种脾胃病及由脾胃虚弱所致的其他病证。

肾俞 Shènshū(BL23)　肾之背俞穴。

【定位】在腰部,当第 2 腰椎棘突下,旁开 1.5 寸(图 53)。

【主治】腰膝酸痛,遗精,阳痿,遗尿,小便频数,月经不调,白带,水肿,目昏,耳鸣,耳聋,喘咳少气。

【刺灸法】直刺 0.8~1 寸;可灸。

【按语】肾为先天之本,主藏精,主生育,主水,开窍于耳。凡男女生育病证、水肿、小溲病证、耳鸣、耳聋、腰膝酸软、精神疲惫等属于肾气不足者,皆可以本穴为主穴之一。

大肠俞 Dàchángshū(BL25)　大肠之背俞穴。

【定位】在腰部,当第4腰椎棘突下,旁开1.5寸(图53)。

【主治】腰痛,腹痛腹胀,肠鸣,泄泻,便秘。

【刺灸法】直刺0.8~1.2寸;可灸。

【按语】穴当腰部,近大肠之分野,治疗腰痛及泄泻、便秘等大肠疾患。

膀胱俞 Pángguāngshū(BL28)　膀胱之背俞穴。

【定位】在骶部,当骶正中嵴旁开1.5寸,平第2骶后孔(图53)。

【主治】小便赤涩,尿闭,遗尿,泄泻,便秘,遗精,腰脊强痛。

【刺灸法】直刺1~1.5寸;可灸。

【按语】穴近膀胱之分野,膀胱与肾相表里。本穴以治疗小溲方面的疾病和男女生育病证为主。

次髎 Cìliáo(BL32)

【定位】在骶部,当髂后上棘内下方,当第2骶后孔处(图53)。

【主治】腰骶痛,月经不调,赤白带下,痛经,疝气,小便不利,遗精,下肢痿痹。

【刺灸法】直刺0.8~1.2寸;可灸。

【按语】本穴具有调下焦、强腰脊、通经络的作用,主治男女生育病证、小溲病证和腰腿痛。

委中 Wěizhōng(BL40)　合穴;膀胱的下合穴。

【定位】在腘横纹中点,当股二头肌腱与半腱肌肌腱的中间(图54)。

【主治】腰、背、腿、腘部疼痛,下肢不遂,腹痛,吐泻,小便不利,中暑,丹毒,疔疮。

【刺灸法】直刺0.8~1.2寸,或三棱针点刺出血;可灸。

【按语】《四总穴歌》:"腰背委中求"。本穴是治疗腰背及下肢疼痛、半身不遂的常用穴,以三棱针点刺出血,是治疗急性吐泻、络脉痹阻不通引起的下肢疼痛的常用之法。

膏肓 Gāohuāng(BL43)

【定位】在背部,当第4胸椎棘突下,旁开3寸(图55)。

【主治】肺痨,咳嗽,气喘,健忘,遗精盗汗,脾胃虚弱。

【刺灸法】斜刺0.5~0.8寸;可灸。

【按语】古有灸膏肓法,指常灸此穴能治疗肺痨、久嗽久喘等疾病,是治疗虚损证的常用穴。多与足三里、关元、志室等穴相配。

秩边 Zhìbiān(BL54)

【定位】在臀部,平第4骶后孔,骶正中嵴旁开3寸(图55)。

【主治】小便不利,大便困难,腰骶痛,痔疾,下肢痿痹。

【刺灸法】直刺1.5~3寸;可灸。

【按语】目前临床常以本穴治疗腰腿痛、下肢不遂、小便不利等。

承山 Chéngshān(BL56)

【定位】在小腿后面正中,委中与昆仑之间,当伸直小腿或足跟上提时,腓肠肌肌腹下出现尖角凹陷处(图56)。

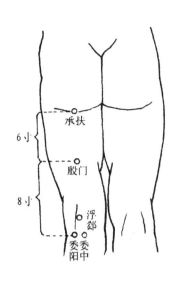
图 54

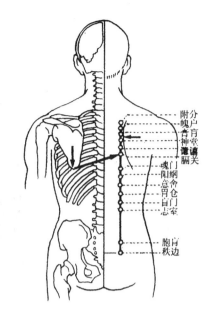
图 55

【主治】痔疾,脚气,腰痛,腿痛转筋,便秘脱肛。
【刺灸法】直刺 0.8~1.2 寸;可灸。
【按语】足太阳经别入于肛,故临床常以本穴配二白等穴治疗痔疾。

昆仑 Kūnlún(BL60)　经穴。
【定位】在足部外踝后方,当外踝尖与跟腱之间的凹陷处(图 57)。
【主治】头痛,项强,目眩,鼻衄,肩背拘急,腰骶疼痛,足跟痛,小儿痫证,难产,胞衣不下。
【刺灸法】直刺 0.5~0.8 寸;可灸。孕妇慎用。
【按语】六阳经手足部的腧穴以治疗头面五官疾病为主。故常以本穴治疗头痛、项强、目眩等。

申脉 Shēnmài(BL62)　八脉交会穴之一,通阳跷脉。
【定位】在足外侧部,外踝下缘中点之凹陷中(图 57)。
【主治】癫狂痫,头痛眩晕,失眠,目赤痛,腰腿痛。
【刺灸法】直刺 0.3~0.5 寸;可灸。
【按语】申脉与后溪为八脉交会穴中的一对,是治疗头项、肩背疼痛的有效配穴。申脉通阳跷脉,故常以本穴治疗昼发之痫证。

至阴 Zhìyīn(BL67)　井穴。
【定位】在足小趾末节外侧,距趾甲角 0.1 寸(指寸)(图 57)。
【主治】头痛,鼻塞,鼻衄,目痛,胎位不正,难产,胞衣不下。
【刺灸法】浅刺 0.1 寸;胎位不正常用灸法。
【按语】《素问·奇病论》:"胞脉者系于肾。"肾与膀胱相表里,故常以本穴治疗胎位不正、难产和胞衣不下,亦用于治疗头顶痛而不欲睁眼者。

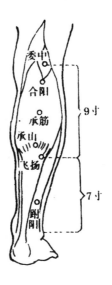

图56

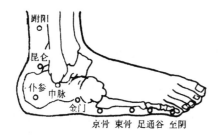

图57　　　　　　　　　　　　图58

2. 备用经穴

表17　　　　　　　膀胱经备用经穴
（头项部）

穴名	类属	定位	主治	刺灸法
眉冲 Méichōng (BL3)		在头部,当攒竹直上入发际0.5寸,神庭与曲差连线之间(图58)	头痛,目眩,目视不明,鼻塞,痫证	平刺0.3~0.5寸;禁灸
曲差 Qūchā (BL4)		在头部,当前发际正中线直上0.5寸,旁开1.5寸,即神庭与头维连线的内1/3与中1/3交点上(图58)	头痛,目眩,目痛,目视不明,鼻塞,鼻衄	平刺0.3~0.5寸;可灸

穴名	类属	定位	主治	刺灸法
五处 Wǔchù (BL5)		在头部,当前发际正中直上1寸,旁开1.5寸(图58)	头痛,目眩,癫痫	平刺0.3~0.5寸;可灸
承光 Chéngguāng (BL6)		在头部,当前发际正中直上2.5寸,旁开1.5寸(图58)	头痛,目眩,鼻塞,热病	平刺0.3~0.5寸;可灸
通天 Tōngtiān (BL7)		在头部,当前发际正中直上4寸,旁开1.5寸(图58)	头痛,头重,眩晕,鼻塞,鼻衄,鼻渊	平刺0.3~0.5寸;可灸
络却 Luòquè (BL8)		在头部,当前发际正中直上5.5寸,旁开1.5寸(图58)	眩晕,耳鸣,癫痫,目视不明	平刺0.3~0.5寸;可灸
玉枕 Yùzhěn (BL9)		在后头部,当后发际正中直上2.5寸,旁开1.3寸,平枕外隆凸上缘的凹陷处(图59)	头项痛,目痛,鼻塞	平刺0.3~0.5寸;可灸

(躯干下肢部)

穴名	类属	定位	主治	刺灸法
大杼 Dàzhù (BL11)	八会穴之骨会;手足太阳经交会穴	在背部,当第1胸椎棘突下旁开1.5寸(图59)	头项强痛,咳嗽,发热,鼻塞,肩背痛	斜刺0.5~0.8寸;可灸
风门 Fēngmén (BL12)	足太阳经、督脉交会穴	在背部,当第2胸椎棘突下旁开1.5寸(图59)	伤风,咳嗽,发热,头痛,鼻塞,项强,胸背疼痛	斜刺0.5~0.8寸;可灸
厥阴俞 Juéyīnshū (BL14)	心包之背俞穴	在背部,当第4胸椎棘突下旁开1.5寸(图59)	心痛,心悸,咳嗽,胸闷	斜刺0.5~0.8寸;可灸
督俞 Dūshū (BL16)		在背部,当第6胸椎棘突下旁开1.5寸(图59)	心痛,胸闷,腹胀痛,呃逆	斜刺0.5~0.8寸;可灸
膈俞 Géshū (BL17)	八会穴之血会	在背部,当第7胸椎棘突下旁开1.5寸(图59)	呕吐,呃逆,胃脘胀痛,饮食不下,咳嗽气喘,吐血,潮热,盗汗	斜刺0.5~0.8寸;可灸
胆俞 Dǎnshū (BL19)	胆之背俞穴	在背部,当第10胸椎棘突下旁开1.5寸(图59)	黄疸,口苦,胁痛,呕吐,肺痨,潮热	斜刺0.5~0.8寸;可灸

穴名 类属	定位	主治	刺灸法
三焦俞 Sānjiāoshū (BL22)	在腰部,当第1腰椎棘突下旁开1.5寸(图59)	腹胀,肠鸣,泄泻,痢疾,呕吐,水肿,小便不利,腰脊强痛	直刺0.5~0.8寸;可灸
气海俞 Qìhǎishū (BL24)	在腰部,当第3腰椎棘突下旁开1.5寸(图59)	腰痛,腹胀,肠鸣,痛经,痔漏	直刺0.5~1寸;可灸
关元俞 Guānyuánshū (BL26)	在腰部,当第5腰椎棘突下旁开1.5寸(图59)	腹胀,腹泻,小便不利,腰痛	直刺0.8~1.2寸;可灸
小肠俞 Xiǎochángshū (BL27)	在骶部,当骶正中嵴旁1.5寸,平第1骶后孔(图59)	小腹胀痛,泄泻,痢疾,遗精,遗尿,白带,腰痛	直刺0.8~1寸;可灸
中膂俞 Zhōnglǚshū (BL29)	在骶部,当骶正中嵴旁1.5寸,平第3骶后孔(图59)	泄泻,疝气,腰脊强痛,消渴	直刺0.8~1寸;可灸
白环俞 Báihuánshū (BL30)	在骶部,当骶正中嵴旁1.5寸,平第4骶后孔(图59)	遗尿,疝气,腰脊强痛,白带,月经不调,遗精	直刺0.8~1寸;可灸
上髎 Shàngliáo (BL31)	在骶部,当髂后上棘与后正中线之间,适对第1骶后孔处(图59)	腰骶痛,大小便不利,月经不调,阴挺,带下,遗精,阳痿	直刺0.8~1.2寸;可灸
中髎 Zhōngliáo (BL33)	在骶部,当次髎下内方,适对第3骶后孔处(图59)	月经不调,赤白带下,腰骶痛,便秘,泄泻,小便不利	直刺0.8~1.2寸;可灸
下髎 Xiàliáo (BL34)	在骶部,当中髎下内方,适对第4骶后孔处(图59)	腹痛,肠鸣,泄泻,便秘,小便不利,腰骶痛	直刺0.8~1.2寸;可灸
会阳 Huìyáng (BL35)	在骶部,尾骨端旁开0.5寸(图59)	便秘,痔疮,泄泻,阳痿,带下	直刺0.8~1寸;可灸
承扶 Chéngfú (BL36)	在大腿后面,臀下横纹的中点(图59)	腰、骶、臀、股部疼痛,痔疾	直刺1.5~2.5寸;可灸
殷门 Yīnmén (BL37)	在大腿后面,当承扶与委中的连线上,承扶下6寸(图59)	腰脊强痛,下肢痿痹	直刺1.5~2.5寸;可灸

穴名	类属	定位	主治	刺灸法
浮郄 Fúxì (BL38)		在腘横纹外侧端,委阳上1寸,股二头肌腱的内侧(图59)	臀股麻木,腘筋挛急	直刺0.8~1寸;可灸
委阳 Wěiyáng (BL39)	三焦之下合穴	在腘横纹外侧端,当股二头肌腱的内侧(图59)	小腹胀满,小便不利,腰脊强痛,腿足挛痛	直刺0.8~1寸;可灸
附分 Fùfēn (BL41)	手足太阳经交会穴	在背部,当第2胸椎棘突下旁开3寸(图59)	肩背拘急,颈项强痛	斜刺0.5~0.8寸;可灸
魄户 Pòhù(BL42)		在背部,当第3胸椎棘突下旁开3寸(图59)	咳嗽,气喘,肺痨,项强,肩背痛	斜刺0.5~0.8寸;可灸
神堂 Shéntáng (BL44)		在背部,当第5胸椎棘突下旁开3寸(图59)	咳嗽,气喘,胸闷,脊背强痛	斜刺0.5~0.8寸;可灸
譩譆 Yìxǐ (BL45)		在背部,当第6胸椎棘突下旁开3寸(图59)	咳嗽,气喘,疟疾,肩背痛	斜刺0.5~0.8寸;可灸
膈关 Géguān (BL46)		在背部,当第7胸椎棘突下旁开3寸(图59)	呕吐,饮食不下,嗳气,胸闷,脊背强痛	斜刺0.5~0.8寸;可灸
魂门 Húnmén (BL47)		在背部,当第9胸椎棘突下旁开3寸(图59)	胸胁胀痛,呕吐,背痛	斜刺0.5~0.8寸;可灸
阳纲 Yánggāng (BL48)		在背部,当第10胸椎棘突下旁开3寸(图59)	肠鸣,腹痛,泄泻,黄疸,消渴	斜刺0.5~0.8寸;可灸
意舍 Yìshè (BL49)		在背部,当第11胸椎棘突下,旁开3寸(图59)	腹胀,肠鸣,泄泻,呕吐	斜刺0.5~0.8寸;可灸
胃仓 Wèicāng (BL50)		在背部,当第12胸椎棘突下,旁开3寸(图59)	胃脘痛,腹胀,水肿,小儿食积,背脊痛	斜刺0.5~0.8寸;可灸
肓门 Huāngmén (BL51)		在腰部,当第1腰椎棘突下旁开3寸(图59)	上腹痛,痞块,便秘	直刺0.5~0.8寸;可灸

穴名	类属	定位	主治	刺灸法
志室 Zhìshì (BL52)		在腰部,当第2腰椎棘突下旁开3寸(图59)	遗精,阳痿,小便不利,水肿,腰脊强痛	直刺0.5~0.8寸;可灸
胞肓 Bāohuāng (BL53)		在臀部,平第2骶后孔,骶正中嵴旁开3寸(图59)	肠鸣,腹胀,大小便不利,腰脊痛	直刺0.8~1寸;可灸

(下肢部)

穴名	类属	定位	主治	刺灸法
合阳 Héyáng (BL55)		在小腿后面,当委中与承山连线上,委中下2寸(图59)	腰脊强痛,下肢痿痹,疝气,崩漏	直刺0.8~1.2寸;可灸
承筋 Chéngjīn (BL56)		在小腿后面,当委中与承山连线上,腓肠肌肌腹中央,委中下5寸(图59)	痔疾,腰腿拘急疼痛	直刺0.8~1.2寸;可灸
飞扬 Fēiyáng (BL58)	络穴	在小腿后面,当外踝后,昆仑穴直上7寸,承山穴外下方1寸(图59)	头痛,目眩,鼽衄,腰背疼痛,下肢痿痹	直刺0.8~1.2寸;可灸
跗阳 Fūyáng (BL59)	阳跷脉郄穴	在小腿后面,外踝后,昆仑穴直上3寸(图59)	头重头痛,腰骶痛,下肢痿痹,外踝红肿	直刺0.8~1寸;可灸
仆参 Púcān (BL61)		在足外侧部,外踝后下方,昆仑直下,跟骨外侧,赤白肉际处(图59)	下肢痿痹,足跟痛,癫痫	直刺0.3~0.5寸;可灸
金门 Jīnmén (BL63)	郄穴	在足外侧,当外踝前缘直下,骰骨下缘处(图59)	癫痫,小儿惊风,腰痛,小便淋涩,外踝痛	直刺0.3~0.5寸;可灸
京骨 Jīnggǔ (BL64)	原穴	在足外侧,第5跖骨粗隆下方,赤白肉际处(图59)	头痛,项强,目眩,癫狂,腰腿痛	直刺0.3~0.5寸;可灸
束骨 Shùgǔ (BL65)	输穴	在足外侧,足小趾本节(第5跖趾关节)的前方,赤白肉际处(图59)	癫狂,头痛,项强,目眩,腰背痛,下肢后侧痛	直刺0.3~0.5寸;可灸
足通谷 Zútōnggǔ (BL66)	荥穴	在足外侧,足小趾本节(第5跖趾关节)的前方,赤白肉际处(图59)	头痛项强,目眩,癫狂,鼻衄	直刺0.2~0.3寸;可灸

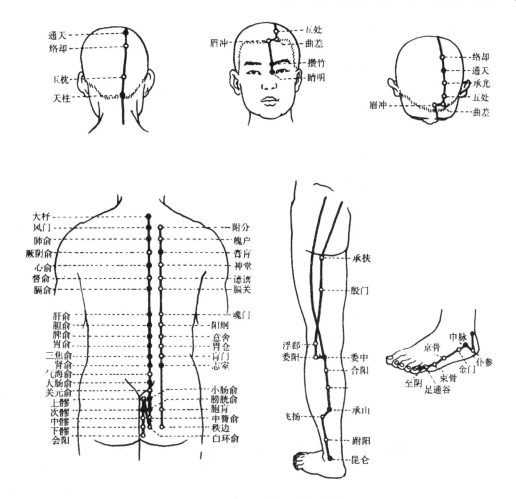

图59 足太阳膀胱经腧穴总图

八、足少阴肾经

(一)经脉

1. 循行

起于足小趾之下,斜向足心,出于舟骨粗隆下,沿着内踝后,别而下行入足跟,再向上行于小腿肚内侧,出于腘窝的内缘,向上经大腿内侧后缘,通向脊柱,入属肾脏,络于膀胱。它的直行经脉,从肾向上通过肝和横膈,进入肺中,沿着气管、喉咙,夹于舌根。它的支脉,从肺出,络于心,注于胸中,与手厥阴心包经相接(图60)。

2. 联系脏腑器官

属肾,络膀胱,与肝、肺、心、脊髓、舌、喉咙有联系。

3. 脏腑经络病候举要

气喘,咯血,舌干,咽喉肿痛,水肿,泄泻,大便秘结,眩晕,烦心,心悸,腰痛,膝股内后侧痛,痿弱无力,足心热。

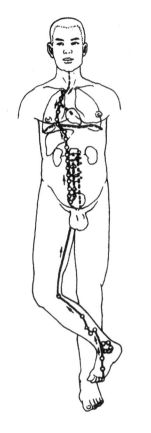
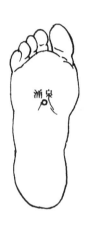

图60 足少阴肾经循行示意图　　　　图61

(二)经穴

本经共27穴,左右共54穴。依次是:涌泉、然谷、太溪、大钟、水泉、照海、复溜、交信、筑宾、阴谷、横骨、大赫、气穴、四满、中注、肓俞、商曲、石关、阴都、腹通谷、幽门、步廊、神封、灵墟、神藏、彧中、俞府。

1. 常用经穴

涌泉 Yǒngquán(KI1)　井穴。

【定位】在足底部,蜷足时足前部凹陷处,约当足底2、3趾趾缝纹头端与足跟连线的前1/3与后2/3交点处(图61)。

【主治】头顶痛,眩晕,失眠,咽喉痛,舌干,失音,大便秘结,小便不利,癫狂,小儿惊风,昏厥。

【刺灸法】直刺0.5~0.8寸;可灸。

【按语】涌泉的位置最低,根据上病下取的原则,又据乙癸同源的关系,温灸此穴可治疗肝阳上亢的头痛、眩晕。"脏病取井",故本穴又是治疗昏迷、休克、小儿惊风、中暑诸疾的效穴。

太溪 Tàixī(KI3)　输穴;原穴。

【定位】在足内侧,内踝后方,当内踝尖与跟腱之间的凹陷处(图62)。

【主治】月经不调,阳痿遗精,小便频数,便秘,头晕,耳鸣,耳聋,齿痛,咽痛,失眠,健忘,消渴,气喘,腰痛,内踝肿痛。

【刺灸法】直刺0.5~0.8寸;可灸。

【按语】本穴为补肾要穴。但凡各种肾虚之证,无不以本穴为主穴。配关元、次髎、志室,治遗精、阳痿;配肺俞、气海,治肾不纳气之虚喘;配神门、三阴交,治失眠健忘;配太冲,治疗阴虚阳亢之耳鸣、耳聋、眩晕。

照海 Zhàohǎi(KI6)　八脉交会穴之一,通于阴跷脉。

【定位】在足内侧,内踝尖下方凹陷处(图62)。

【主治】咽喉干燥,痫证,失眠,月经不调,带下,阴挺,小便频数,癃闭,便秘。

【刺灸法】直刺0.3~0.5寸;可灸。

【按语】足少阴肾经入肺中,循喉咙,夹舌本。本穴为八脉交会穴之一,与列缺为一组。《八脉歌》说:"列缺任脉行肺系,阴跷照海膈喉咙。"故列缺、照海两穴相配治疗咽喉肿痛、哮喘、咳嗽、咯血等。阴跷的病候是阴急阳缓,故又治疗痫证夜发,下肢瘫痪有足内翻者。

复溜 Fùliū(KI7)　经穴。

【定位】在小腿内侧,太溪直上2寸,跟腱的前方(图63)。

【主治】腹胀,泄泻,水肿,盗汗,身热无汗,足痿。

【刺灸法】直刺0.8~1寸;可灸。

【按语】肾脉入肺中,肺主皮毛。本穴为经穴,主喘咳寒热,故本穴主治外感疾病的自汗或无汗,以及阴虚盗汗。肾主水,故又治水肿、泄泻等。

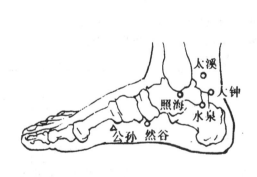

图62

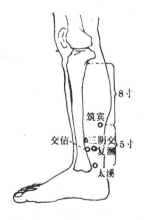

图63

2. 备用经穴

表18　　　　　　　　　　　　　肾经备用经穴

(下肢部)

穴名	类属	定位	主治	刺灸法
然谷 Rángǔ (KI2)	荥穴	在足内侧缘,足舟骨粗隆下方,赤白肉际处(图62)	月经不调,阴挺,带下,遗精,小便不利,消渴,足跗痛	直刺0.5~0.8寸;可灸
大钟 Dàzhōng (KI4)	络穴	在足内侧,内踝后下方,当跟腱附着部的内侧前方凹陷处(图62)	癃闭,遗尿,便秘,咯血,气喘,痴呆,足跟痛	直刺0.3~0.5寸;可灸
水泉 Shuǐquán (KI5)	郄穴	在足内侧,内踝后下方,当太溪直下1寸(指寸),跟骨结节的内侧凹陷处(图62)	痛经,月经不调,阴挺,小便不利,目昏花	直刺0.3~0.5寸;可灸
交信 Jiāoxìn (KI8)	阴跷脉之郄穴	在小腿内侧,当太溪直上2寸,复溜前0.5寸,胫骨内侧缘的后方(图63)	月经不调,崩漏,阴挺,泄泻,大便难,睾丸肿痛,疝气	直刺0.8~1寸;可灸
筑宾 Zhùbīn (KI9)	阴维脉之郄穴	在小腿内侧,当太溪与阴谷的连线上,太溪上5寸,腓肠肌肌腹的内下方(图63)	癫狂痫,呕吐,疝气,小腿内侧痛	直刺0.8~1寸;可灸
阴谷 Yīngǔ (KI10)	合穴	在腘窝内侧,屈膝时,当半腱肌肌腱与半膜肌肌腱之间(图64)	阳痿,疝痛,月经不调,崩漏,小便不利,膝股内侧痛	直刺0.8~1.2寸;可灸

(躯干部)

穴名	类属	定位	主治	刺灸法
横骨 Hénggǔ (KI11)	足少阴肾经、冲脉交会穴	在下腹部,当脐中下5寸,前正中线旁开0.5寸(图65)	少腹痛,小便不利,遗尿,阳痿,遗精,疝气	直刺0.8~1.2寸;可灸
大赫 Dàhè (KI12)	足少阴肾经、冲脉交会穴	在下腹部,当脐中下4寸,前正中线旁开0.5寸(图65)	阴部痛,遗精,阳痿,带下,阴挺,泄泻	直刺0.8~1寸;可灸
气穴 Qìxué (KI13)	足少阴肾经、冲脉交会穴	在下腹部,当脐中下3寸,前正中线旁开0.5寸(图65)	月经不调,带下,崩漏,腹痛,遗尿,遗精,疝气,水肿	直刺0.8~1.2寸;可灸

穴名	类属	定位	主治	刺灸法
四满 Sìmǎn (KI14)	足少阴肾经、冲脉交会穴	在下腹部,当脐中下2寸,前正中线旁开0.5寸(图65)	月经不调,带下崩漏,腹痛,遗尿遗精,疝气,水肿	直刺0.8~1.2寸;可灸
中注 Zhōngzhù (KI15)	足少阴肾经、冲脉交会穴	在下腹部,当脐中下1寸,前正中线旁开0.5寸(图65)	腹痛,泄泻,便秘,月经不调	直刺0.8~1.2寸;可灸
肓俞 Huāngshū (KI16)	足少阴肾经、冲脉交会穴	在中腹部,当脐中旁开0.5寸(图65)	腹痛绕脐,呕吐腹胀,泄泻便秘,月经不调	直刺0.8~1.2寸;可灸
商曲 Shāngqū (KI17)	足少阴肾经、冲脉交会穴	在上腹部,当脐中上2寸,前正中线旁开0.5寸(图65)	腹痛,腹胀,泄泻,便秘	直刺0.8~1.2寸;可灸
石关 Shíguān (KI18)	足少阴肾经、冲脉交会穴	在上腹部,当脐中上3寸,前正中线旁开0.5寸(图65)	呕吐,腹痛,便秘,产后腹痛,不孕	直刺0.8~1.2寸;可灸
阴都 Yīndū (KI19)	足少阴肾经、冲脉交会穴	在上腹部,当脐中上4寸,前正中线旁开0.5寸(图65)	腹胀,腹痛,泄泻,便秘,不孕	直刺0.5~0.8寸;可灸
腹通谷 Fùtōnggǔ (KI20)	足少阴肾经、冲脉交会穴	在上腹部,当脐中上5寸,前正中线旁开0.5寸(图65)	腹胀,腹痛,呕吐,胸痛	直刺或斜刺0.5~0.8寸;可灸
幽门 Yōumén (KI21)	足少阴肾经、冲脉交会穴	在上腹部,当脐中上6寸,前正中线旁开0.5寸(图65)	腹痛腹胀,呕吐,泄泻,消化不良,心烦	直刺或斜刺0.5~0.8寸,不可深刺以免伤及内脏;可灸
步廊 Bùláng (KI22)		在胸部,当第5肋间隙,前正中线旁开2寸(图66)	胸胁胀满,咳嗽,气喘,呕吐	斜刺或平刺0.5~0.8寸,可灸。本经胸部穴不可深刺以免伤及内脏。下同
神封 Shénfēng (KI23)		在胸部,当第4肋间隙,前正中线旁开2寸(图66)	咳嗽气喘,乳痈,呕吐,胸胁支满,不嗜食	斜刺或平刺0.5~0.8寸
灵墟 Língxū (KI24)		在胸部,当第3肋间隙,前正中线旁开2寸(图66)	咳嗽气喘,胸胁支满,呕吐,乳痈	斜刺或平刺0.5~0.8寸
神藏 Shéncáng (KI25)		在胸部,当第2肋间隙,前正中线旁开2寸(图66)	咳嗽气喘,胸痛,呕吐,烦满,不嗜食	斜刺或平刺0.5~0.8寸

穴 名	类 属	定 位	主 治	刺灸法
彧中 Yùzhōng (KI26)		在胸部,当第1肋间隙,前正中线旁开2寸(图66)	咳嗽气喘,痰壅,胸胁支满	斜刺或平刺 0.5~0.8 寸
俞府 Shūfǔ (KI27)		在胸部,当锁骨下缘,前正中线旁开2寸(图66)	咳嗽,气喘,胸痛,呕吐	斜刺或平刺 0.5~0.8 寸

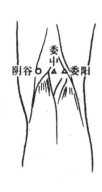

图 64

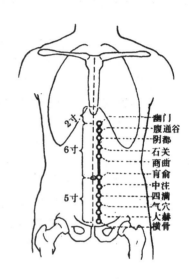

图 65

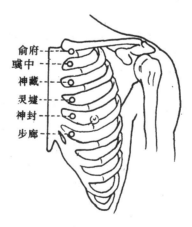

图 66

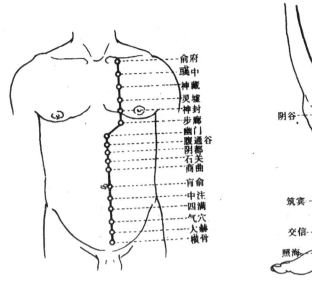
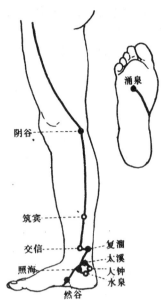

图 67　足少阴肾经腧穴总图

九、手厥阴心包经

(一)经脉

1. 循行

起于胸中,属于心包络,向下通过横膈,依次络于上、中、下三焦。它的一支脉沿着胸中出于胁部至腋下 3 寸处,向上到腋窝,沿着上臂内侧,行于手太阴肺经和手少阴心经的中间,进入肘窝中,向下至前臂,行于掌长肌腱与桡侧腕屈肌腱之间,进入手掌中,沿着中指止于指端。它的支脉,从掌中分出,沿着无名指直达指端,与手少阳三焦经相接(图 68)。

2. 联系脏腑器官

属心包,络三焦。

3. 脏腑经络病候举要

心痛,心悸,心烦,胸闷,癫狂,胃痛,呕吐,胁痛,腋肿,肘臂拘急,掌心发热。

(二)经穴

本经共 9 穴,左右共 18 穴。依次是:天池、天泉、曲泽、郄门、间使、内关、大陵、劳宫、中冲。

1. 常用经穴

曲泽 Qūzé(PC3)　合穴。

【定位】在肘横纹中,当肱二头肌腱的尺侧缘(图 70)。

【主治】心痛,心悸,善惊,胃痛,呕吐,热病,烦躁,肘臂痛。

【刺灸法】直刺 0.8~1.2 寸,或用三棱针刺血;可灸。

【按语】根据经脉所过、主治所及的规律,本穴治疗心痛、心悸等病,与委中、尺泽相伍,三棱针点刺放血,治疗急性吐泻、中暑等热病。

间使 jiānshǐ(PC5) 经穴。

【定位】在前臂掌侧,当曲泽与大陵的连线上,腕横纹上3寸。掌长肌腱与桡侧腕屈肌腱之间(图70)。

【主治】心痛,心悸,胃痛,呕吐,热病,烦躁,疟疾,癫狂痫。

【刺灸法】直刺0.5~1寸;可灸。

【按语】心主神明,心为君主之官,心包为臣使之官,喜乐出焉,故治疗痫证、癫狂、心痛、心悸等;手厥阴经脉络三焦,故常以本穴治疗胃痛、呕吐等脾胃病证;厥阴与少阳相表里,本穴由里达表,驱邪外出,故常与大椎、后溪相伍治疗疟疾、热病。

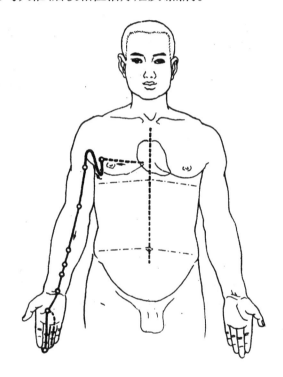

图68　手厥阴心包经循行示意图

内关 Nèiguān(PC6)　络穴;八脉交会穴之一,通于阴维脉。

【定位】在前臂掌侧,当曲泽与大陵的连线上,腕横纹上2寸,掌长肌腱与桡侧腕屈肌腱之间(图70)。

【主治】心痛,心悸,胸痛,胸闷,胃痛,呕吐,呃逆,失眠,眩晕,偏头痛,癫狂痫,上肢痹痛,偏瘫,中风昏迷。

【刺灸法】直刺0.5~1寸;可灸。

【按语】内关是治疗心痛、心悸、胸闷、胸痛的主穴,"心胸内关谋"即属此义。内关与公孙为八脉交会穴中的一对,治疗胃痛、呕吐、呃逆等症。为加强疗效,常配中脘、足三里。心主神明,主血脉,故又为治疗中风昏迷、休克的常用效穴之一,常配水沟等穴。

劳宫 Láogōng(PC8)　荥穴。

【定位】在手掌心,约当第2、3掌骨之间,偏于第3掌骨,握拳屈指时,中指指尖处(图71)。
【主治】中风昏迷,中暑,心痛,癫狂痫,口疮,口臭。
【刺灸法】直刺0.3~0.5寸;可灸。
【按语】本穴具有心包经的主治共性。因其具有清泻心肝之火的功用,故其特点是治疗口疮、口臭。

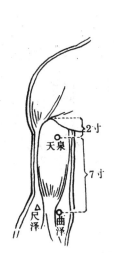

图69

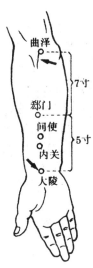

图70

2.备用经穴

表19　　　　　　　　　　　　心包经备用经穴

穴　名	类　属	定　位	主　治	刺灸法
天池 Tiānchí (PC1)	手厥阴、足少阳交会穴	在胸部,当第4肋间隙,乳头外1寸,前正中线旁开5寸(图72)	胸闷心烦,咳嗽气喘,胁肋痛,乳痈,瘰疬	斜刺或平刺0.5~0.8寸;可灸
天泉 Tiānquán (PC2)		在臂内侧,当腋前纹头下2寸,肱二头肌的长、短头之间(图69)	心痛,胸胁胀满,肘臂痛,咳嗽	斜刺或平刺0.5~0.8寸;可灸
郄门 Xìmén (PC4)	郄穴	在前臂掌侧,当曲泽与大陵的连线上,腕横纹上5寸(图70)	心痛,心悸,呕血,咯血,衄血,疔疮,癫痫	直刺0.5~1寸;可灸
大陵 Dàlíng (PC7)	输穴;原穴	在腕掌横纹的中点处,当掌长肌腱与桡侧腕屈肌腱之间(图70)	心痛,心悸,胃痛,呕吐,癫狂,疮疡,胸胁痛	直刺0.3~0.5寸;可灸

穴 名	类 属	定 位	主 治	刺灸法
中冲 Zhōngchōng (PC9)	井穴	在手中指末节尖端中央(图71)	中风昏迷,舌强肿痛,中暑昏厥,小儿惊风,心痛	浅刺0.1寸,或用三棱针点刺出血

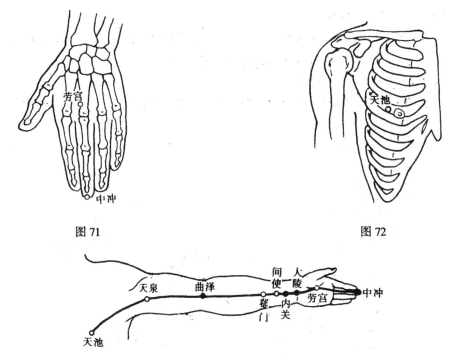

图71　　　　　　　　　　图72

图73　手厥阴心包经腧穴总图

十、手少阳三焦经

(一)经脉

1. 循行

起于无名指尺侧端,向上出于第4、5掌骨之间,沿着手背至手腕,出于前臂外侧桡骨和尺骨之间,向上通过肘尖,沿着上臂外侧上肩部,交出足少阳胆经之后,向前进入锁骨上窝,散布于两乳之间的膻中,络于心包,向下通过横膈,依次入属于上、中、下三焦。它的一条支脉,从膻中向上出于锁骨上窝,沿着颈侧部上连于耳后,再直达耳上角,从此又向下经过面颊到眼眶下。它的另一条支脉,从耳后进入耳中,再从耳前出走,经过上关穴前方,与另一支脉交叉于颊的后部,向上至外眼角,与足少阳胆经相接(图74)。

2. 联系脏腑器官

属三焦,络心包,与耳、眼有联系。

3. 脏腑经络病候举要

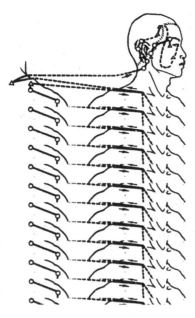

图 74 手少阳三焦经循行示意图

耳聋,耳鸣,咽喉肿痛,目赤肿痛,颊肿,腹胀,水肿,遗尿,小便不利,耳后、肩臂、肘部外侧疼痛。

(二)经穴

本经共 23 穴,左右共 46 穴。依次是:关冲、液门、中渚、阳池、外关、支沟、会宗、三阳络、四渎、天井、清冷渊、消泺、臑会、天髎、肩髎、天牖、翳风、瘈脉、颅息、角孙、耳门、和髎、丝竹空。

1. 常用经穴

中渚 Zhōngzhǔ(SJ3) 输穴。

【定位】在手背部,当环指本节(掌指关节)的后方,第4、5掌骨间凹陷处(图75)。

【主治】头痛,目赤,耳鸣,耳聋,喉痹,肩、背、肘、臂、指疼痛。

【刺灸法】直刺 0.3~0.5 寸;可灸。

【按语】基于经脉所过、主治所及的规律,常与外关、曲池、合谷、后溪等穴相伍治疗上述诸证。

外关 Wàiguān(SJ5) 络穴;八脉交会穴之一,通于阳维脉。

【定位】在前臂背侧,当阳池与肘尖的连线上,腕背横纹上 2 寸,尺骨与桡骨之间(图76)。

【主治】热病,偏头痛,耳鸣,耳聋,目赤肿痛,胁痛,肩背痛,肘臂屈伸不利。

【刺灸法】直刺 0.5~1 寸;可灸。

【按语】外关通阳维脉,与足临泣为八脉交会穴中的一组。单用本穴即可治疗侧头、耳、目诸病,与足临泣相配,疗效更佳。阳维主表,故本穴为治疗表证、热病、疟疾的常用穴,配以合谷、曲池、大椎、风池等穴,效果更好;配阳陵泉,治胁肋疼痛。

支沟 Zhīgōu(SJ6) 经穴。

【定位】在前臂背侧,当阳池与肘尖的连线上,腕背横纹上 3 寸,尺骨与桡骨之间(图76)。

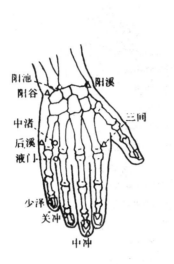
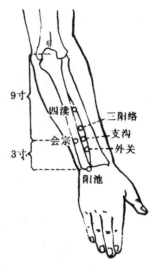

图 75　　　　　　　　图 76

【主治】胁肋痛,便秘,耳鸣,耳聋,暴喑,热病。

【刺灸法】直刺 0.8～1.2 寸;可灸。

【按语】本穴与丘墟相伍,治疗各种原因引起的胁肋疼痛;与丰隆相伍,治疗便秘。均为临床常用配方。

肩髎 Jiānliáo(SJ14)

【定位】在肩部,肩髃后方,当臂外展时,于肩峰后下方呈凹陷处(图77)。

【主治】肩臂疼痛不举,上肢瘫痪。

【刺灸法】直刺 0.8～1.2 寸;可灸。

【按语】本穴主要用于治疗局部病证,常配肩髃、外关、曲池、天宗等穴。

翳风 Yìfēng(SJ17)　手足少阳经交会穴。

【定位】在耳垂后方,当乳突与下颌角之间的凹陷处(图78)。

【主治】耳鸣,耳聋,口眼㖞斜,颊肿,瘰疬。

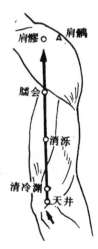

图 77

【按语】风寒或风热之邪导致的面瘫,本穴为首选穴之一。常配听宫、合谷、地仓透颊车等穴。

耳门 Ěrmén(SJ21)

【定位】在面部,当耳屏上切迹的前方,下颌骨髁状突后缘,张口有凹陷处(图78)。

【主治】耳鸣,耳聋,聤耳,齿痛。

【刺灸法】微张口,直刺 0.5～1 寸;可灸。

【按语】本穴主要治疗局部病证。

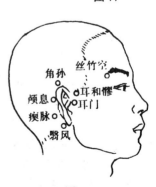

图 78

丝竹空 Sīzhúkōng(SJ23)

【定位】在面部,当眉梢凹陷处(图78)。

【主治】头痛,目赤肿痛,眩晕,眼睑瞤动,癫痫。

【刺灸法】平刺0.5~1寸。

【按语】本穴以治目疾为主。治疗偏头痛,多用丝竹空透率谷,或丝竹空透头维。

2. 备用经穴

表20　　　　　　　　　　　　三焦经备用经穴

穴名	类属	定位	主治	刺灸法
关冲 Guānchōng (SJ1)	井穴	在手环指末节尺侧,距指甲角0.1寸(指寸)(图75)	头痛,目赤,耳鸣,耳聋,咽喉肿痛,热病,昏厥	浅刺0.1寸,或用三棱针点刺出血;可灸
液门 Yèmén (SJ2)	荥穴	在手背部,当第4、5指间,指蹼缘后方赤白肉际处(图75)	头痛,目赤,耳聋,疟疾,指节疼痛	直刺0.3~0.5寸;可灸
阳池 Yángchí (SJ4)	原穴	在腕背横纹中,当指伸肌腱的尺侧缘凹陷处(图76)	耳聋,疟疾,消渴,目赤肿痛,咽喉肿痛,腕背痛	直刺0.3~0.5寸;可灸
会宗 Huìzōng (SJ7)	郄穴	在前臂背侧,当腕背横纹上3寸,支沟尺侧,尺骨的桡侧缘(图76)	耳鸣,耳聋,癫痫,臂痛	直刺0.5~1寸;可灸
三阳络 Sānyángluò (SJ8)		在前臂背侧,腕背横纹上4寸,尺骨与桡骨之间(图76)	暴喑,耳聋,齿痛,手臂痛	直刺0.5~1寸;可灸
四渎 Sìdú (SJ9)		在前臂背侧,当阳池与肘尖的连线上,肘尖下5寸,尺骨与桡骨之间(图76)	暴喑,耳聋,齿痛,咽喉肿痛,臂痛	直刺0.5~1寸;可灸
天井 Tiānjǐng (SJ10)	合穴	在臂外侧,屈肘时,当肘尖直上1寸凹陷处(图77)	偏头痛,耳聋,瘰疬,胁肋、颈项、肩臂痛	直刺0.5~1寸;可灸
清冷渊 Qīnglěngyuān (SJ11)		在臂外侧,屈肘,当肘尖直上2寸,即天井上1寸(图77)	头痛,目黄,肩背痛	直刺0.5~1寸;可灸
消泺 Xiāoluò (SJ12)		在臂外侧,当清冷渊与臑会连线的中点处(图77)	头痛,项强,齿痛,臂痛	直刺0.8~1.2寸;可灸

穴 名	类 属	定 位	主 治	刺灸法
臑会 Nàohuì (SJ13)		在臂外侧,当肘尖与肩髎的连线上,肩髎下3寸,三角肌的后下缘(图77)	肩臂痛,瘿气,瘰疬	直刺0.8~1.2寸;可灸
天髎 Tiānliáo (SJ15)	手少阳、阳维脉交会穴	在肩胛部,肩井与曲垣的中间,当肩胛骨上角处(图79)	肩臂痛,项背强痛	直刺0.5~0.8寸;可灸
天牖 Tiānyǒu (SJ16)		在颈侧部,当乳突的后方直上,平下颌角胸锁乳突肌的后缘(图80)	头痛,项强,耳聋,眩晕	直刺0.5~1寸;可灸
瘈脉 Chìmài (SJ18)		在头部,耳后乳突中央,当角孙与翳风之间,沿耳轮连线的中、下1/3的交点处(图78)	头痛,耳鸣,耳聋,小儿惊痫	平刺0.3~0.5寸;或点刺出血
颅息 Lúxī (SJ19)		在头部,当角孙至翳风之间,沿耳轮连线的上、中1/3的交点处(图78)	头痛,耳鸣,耳痛,小儿惊痫	平刺0.3~0.5寸;可灸
角孙 Jiǎosūn (SJ20)	手足少阳、手阳明交会穴	在头部,折耳廓向前,当耳尖直上入发际处(图78)	耳部肿痛,目赤肿痛,齿痛,项强	平刺0.3~0.5寸;可灸
耳和髎 Ěrhéliáo (SJ22)	手足少阳、手太阳交会穴	在头侧部,当鬓发后缘,平耳根之前方,颞浅动脉的后缘(图78)	头重痛,耳鸣,牙关拘急,口㖞	斜刺0.3~0.5寸

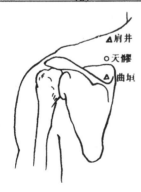

图79

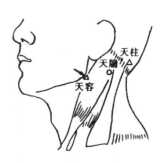

图80

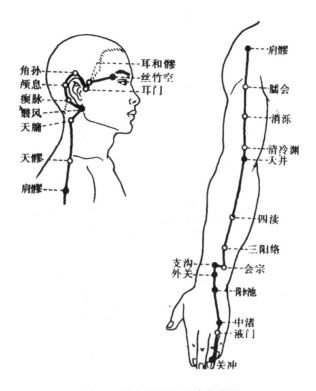

图81 手少阳三焦经腧穴总图

十一、足少阳胆经

(一)经脉

1. 循行

起于外眼角,向上达额角部,向下行至耳后,经过头颈时行于手少阳三焦经的前面,到肩上又交出于手少阳三焦经的后面,向下进入锁骨上窝。它的一条支脉,从耳后进入耳中,再从耳前出走,到外眼角后面;它的另一条支脉,从外眼角分出,向下行至大迎,会合于手少阳三焦经到达眼眶下,斜向后下方经颊车,由颈部向下与前入锁骨上窝之脉相会,再向下进入胸中,通过横膈,络于肝脏,入属于胆,继续沿着胁肋内,出于少腹两侧腹股沟动脉部,绕过毛际,再向外横行进入髋关节部;它的直行的经脉,从锁骨上窝下循腋下,沿着侧胸,经过季胁,向下会合前一条支脉于髋关节部,从此再向下,沿大腿外侧出于膝外,行于腓骨前面,一直向下到达腓骨下段,出于外踝前,沿足背部进入足第4趾外侧端;再有一条支脉,从足背上分出,沿着第1、2跖骨之间,出于大趾端,穿过趾甲,回过来到趾甲后毫毛处,与足厥阴肝经相接(图82)。

2. 联系脏腑器官

属胆,络肝,与眼、耳有联系。

3. 脏腑经络病候举要

口苦,目眩,疟疾,偏头痛,颔痛,目外眦痛,缺盆部肿痛,腋下肿,胸、胁、股及下肢外侧痛,足外侧发热。

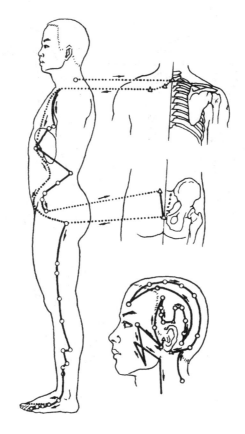

图 82　足少阳胆经循行示意图

(二)经穴

本经共 44 穴,左右共 88 穴。依次是:**瞳子髎、听会、上关、颔厌、悬颅、悬厘、曲鬓、率谷、天冲、浮白、头窍阴、完骨、本神、阳白、头临泣、目窗、正营、承灵、脑空、风池、肩井、渊腋、辄筋、日月、京门、带脉、五枢、维道、居髎、环跳、风市、中渎、膝阳关、阳陵泉、阳交、外丘、光明、阳辅、悬钟、丘墟、足临泣、地五会、侠溪、足窍阴**。

1. 常用经穴

瞳子髎 Tóngzǐliáo(GB1)　手太阳、手足少阳交会穴。
【定位】在面部,目外眦旁,当眶外侧缘处(图 83)。
【主治】头痛,目赤,目痛,目翳,青盲。
【刺灸法】向后平刺或斜刺 0.3~0.5 寸;或用三棱针点刺出血。
【按语】本穴通过腧穴的局部治疗作用,治疗偏头痛和目疾。

听会 Tīnghuì(GB2)
【定位】在面部,当耳屏间切迹的前方,下颌骨髁状突的后

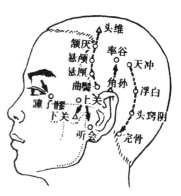

图 83

缘,张口有凹陷处(图83)。

【主治】耳鸣,耳聋,齿痛,口眼㖞斜。

【刺灸法】微张口,直刺0.5～0.8寸;可灸。

【按语】本穴为治疗耳鸣、耳聋的常用穴。

阳白 Yángbái(GB14)　足少阳、阳维脉交会穴。

【定位】在前额部,当瞳孔直上,眉上1寸(图84)。

【主治】前额痛,目眩,目痛,眼睑瞤动,口眼㖞斜。

【刺灸法】平刺0.3～0.5寸;可灸。

【按语】阳白是治疗口眼㖞斜中眼睑下垂的常用穴。还常用于偏正头痛。

风池 Fēngchí(GB20)　足少阳、阳维脉交会穴。

【定位】在颈部,当枕骨之下与风府相平,胸锁乳突肌与斜方肌上端之间的凹陷处(图84)。

【主治】头痛,眩晕,感冒,目赤肿痛,耳鸣,鼻渊,衄衊,中风,口眼㖞斜,癫痫,热病,颈项强痛。

【刺灸法】针尖微向下,向鼻尖方向斜刺0.8～1.2寸;或平刺透风府穴,因深部中间为延髓,必须严格掌握针刺的角度与深度;可灸。

【按语】风池为阳维脉的交会穴。阳维主阳主表,故本穴具有散风解表的作用,既治内风又治外风。风为百病之长,风寒、风热引起的头痛、鼻塞、恶寒、发热等,皆可使用本穴,可配大椎、外关、风府、曲池等穴。由风引起的头痛、眩晕、中风舌强不语,亦常以本穴为主穴之一,可配太冲、水沟等穴。足少阳经别系目系,本穴又为治疗目疾的主穴之一。

肩井 Jiānjǐng(GB21)　手足少阳、阳维脉交会穴。

【定位】在肩上,前直对乳中,当大椎与肩峰端连线的中点上(图85)。

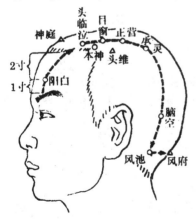

图84

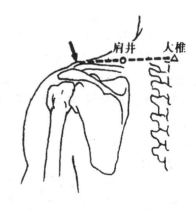

图85

【主治】肩背疼痛,上肢不遂,头项强痛乳痈,难产,中风痰涎上涌,瘰疬。

【刺灸法】直刺0.5～0.8寸,深部为肺尖,不可深刺。

【按语】本穴位置在躯干部最高点,据今临床经验,有"降"的作用,有降逆化痰,催产通乳的作用。治疗下肢不遂针尖宜向后,治疗肩背疼痛针尖宜向外,治疗乳少、乳痈,针尖宜向前,这种操作,既安全又有效。用右指在左侧肩井揉按,左掌在胃脘部轻揉,对胃脘痛有及时镇痛的效果。

环跳 Huántiào(GB30)　足少阳、足太阳交会穴。

【定位】在股外侧部,侧卧屈股,当股骨大转子最凸点与骶管裂孔连线的外 1/3 与中 1/3 交点处(图86)。

【主治】腰胯疼痛,半身不遂,下肢痿痹。

【刺灸法】直刺 2～3 寸;可灸。

【按语】本穴为治疗下肢不遂及疼痛的常用主穴之一。下肢前外侧疾患常配风市、阴陵泉、丘墟、足三里,下肢后侧疾患常配殷门、委中、昆仑。

风市 Fēngshì(GB31)

【定位】在大腿外侧部的中线上,当腘横纹上 7 寸。或直立垂手时,中指尖处(图87)。

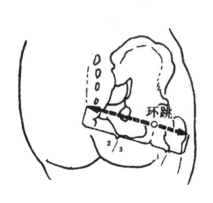

图86

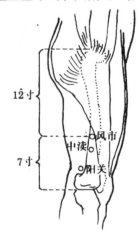

图87

【主治】下肢痿痹,遍身瘙痒,脚气。

【刺灸法】直刺 1～2 寸;可灸。

【按语】本穴为治疗风证的常用穴。大凡中风偏瘫,风寒、风热、风湿引起的下肢痹痛,风邪遏于肌表引起的风疹,皆可以本穴施治。

阳陵泉 Yánglíngquán(GB34)　合穴;胆的下合穴;八会穴之筋会。

【定位】在小腿外侧,当腓骨小头前下方凹陷处(图88)。

【主治】胁痛,口苦,黄疸,呕吐,半身不遂,下肢痿痹、麻木,膝肿痛,小儿惊风。

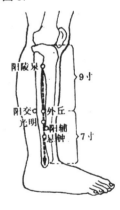

图88

【刺灸法】直刺或斜向下刺 1～1.5 寸;可灸。

【按语】本穴为胆的下合穴,胆经布胁肋,与肝相表里。凡肝胆气郁或肝胆湿热所致的胁肋疼痛、黄疸、胆绞痛等,皆以本穴为主穴之一,常配太冲、外关、期门、日月、肝俞、胆俞等。本穴又为筋会,故下肢诸疾亦常以本穴为主穴之一。

光明 Guāngmíng(GB37)　络穴。

【定位】在小腿外侧,当外踝尖上5寸,腓骨前缘(图88)。
【主治】目痛,视物模糊,夜盲,乳房胀痛,下肢痿痹。
【刺灸法】直刺0.5~1寸;可灸。
【按语】本穴为络穴,通肝胆二经,胆经经别系目系,肝经连目系,故本穴是治疗各种目疾的常用穴。对于乳房胀痛、胁肋疼痛,有舒肝解郁止痛的作用。

悬钟 Xuánzhōng(GB39) 八会穴之髓会。
【定位】在小腿外侧,当外踝尖上3寸,腓骨前缘(图88)。
【主治】半身不遂,颈项强痛,胸腹胀满,胁肋疼痛,膝腿痛,脚气。
【刺灸法】直刺0.5~1寸;可灸。
【按语】本穴主要用于落枕、颈项强痛等症。落枕者,边做捻转手法,边令患者活动颈项,常获良效。

足临泣 Zúlínqì(GB41) 输穴;八脉交会穴之一,通于带脉。
【定位】在足背外侧,当足四趾本节(第4跖趾关节)的后方,小趾伸肌腱的外侧凹陷处(图89)。
【主治】偏头痛,目痛,目眩,胸胁痛,乳痈,瘰疬,月经不调,足跗肿痛。
【刺灸法】直刺0.3~0.5寸;可灸。
【按语】本穴与外关为八脉交会穴中的一组,共同治疗偏头痛,目疾。胸胁痛、乳痈因于肝郁者,本穴可起舒肝解郁的作用。

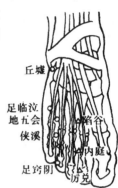
图89

2. 备用经穴

表21　　　　　　　　　胆经备用经穴
(头项部)

穴名	类属	定位	主治	刺灸法
上关 Shàngguān (GB3)	手足少阳、足阳明交会穴	在耳前,下关直上,当颧弓的上缘凹陷处(图83)	头痛,耳鸣耳聋,齿痛,口眼㖞斜,面痛	直刺0.5~0.8寸
颔厌 Hànyàn (GB4)	手足少阳、足阳明交会穴	在头部鬓发上,当头维与曲鬓弧形连线的上1/4与下3/4交点处(图83)	头痛,目眩,耳鸣,齿痛	平刺0.3~0.5寸;可灸
悬颅 Xuánlú (GB5)		在头部鬓发上,当头维与曲鬓弧形连线的中点(图83)	偏头痛,目赤肿痛,齿痛	平刺0.5~0.8寸;可灸
悬厘 Xuánlí (GB6)	手足少阳、足阳明交会穴	在头部鬓发上,当头维与曲鬓弧形连线的上3/4与下1/4交点处(图83)	偏头痛,目赤肿痛,耳鸣	平刺0.5~0.8寸;可灸

穴 名	类 属	定 位	主 治	刺灸法
曲鬓 Qūbìn (GB7)	足少阳、足太阳交会穴	在头部,当耳前鬓角发际后缘的垂线与耳尖水平线交点处(图83)	偏头痛,颔颊肿,牙关紧闭,目赤肿痛	平刺0.5~0.8寸;可灸
率谷 Shuàigǔ (GB8)	足少阳、足太阳交会穴	在头部,当耳尖直上入发际1.5寸,角孙直上方(图83)	偏头痛,眩晕,小儿惊风	平刺0.5~0.8寸;可灸
天冲 Tiānchōng (GB9)	足少阳、足太阳交会穴	在头部,当耳根后缘直上入发际2寸,率谷后0.5寸处(图83)	头痛,癫痫	平刺0.5~0.8寸;可灸
浮白 Fúbái (GB10)	足少阳、足太阳交会穴	在头部,当耳后乳突的后上方,天冲与完骨弧形连线的中1/3与上1/3交点处(图83)	头痛,耳鸣,耳聋,颈项强痛	平刺0.5~0.8寸;可灸
头窍阴 Tóuqiàoyīn (GB11)	足少阳、足太阳交会穴	在头部,当耳后乳突的后上方,天冲与完骨的中1/3与下1/3交点处(图83)	头痛,眩晕,耳鸣,耳聋	平刺0.5~0.8寸;可灸
完骨 Wángǔ (GB12)	足少阳、足太阳交会穴	在头部,当耳后乳突的后下方凹陷处(图83)	头痛,颈项强痛,颊肿,口眼㖞斜	斜刺0.5~0.8寸;可灸
本神 Běnshén (GB13)	足少阳、阳维脉交会穴	在头部,当前发际上0.5寸,神庭旁开3寸,神庭与头维连线的内2/3与外1/3的交点处(图84)	头痛,目眩,癫痫,小儿惊风	平刺0.5~0.8寸;可灸
头临泣 Tóulínqì (GB15)	足少阳、足太阳、阳维脉交会穴	在头部,当瞳孔直上入前发际0.5寸,神庭与头维连线的中点处(图84)	头痛,目眩,目赤痛,鼻塞,鼻渊,小儿惊痫	平刺0.5~0.8寸;可灸
目窗 Mùchuāng (GB16)	足少阳、阳维脉交会穴	在头部,当前发际上1.5寸,头正中线旁开2.25寸(图84)	头痛,目眩,目赤痛,青盲,面浮肿	平刺0.5~0.8寸;可灸

穴 名	类 属	定 位	主 治	刺灸法
正营 Zhèngyíng (GB17)	足少阳、阳维脉交会穴	在头部,当前发际上2.5寸,头正中线旁开2.25寸(图84)	头痛,头晕,目眩,齿痛	平刺0.5~0.8寸;可灸
承灵 Chénglíng (GB18)	足少阳、阳维脉交会穴	在头部,当前发际上4.0寸,头正中线旁开2.25寸(图84)	头痛,眩晕,目痛,鼻渊,鼽衄	平刺0.5~0.8寸;可灸
脑空 Nǎokōng (GB19)	足少阳、阳维脉交会穴	在头部,当枕外隆凸的上缘外侧,头正中线旁开2.25寸,平脑户(图84)	头痛,颈项强痛,目眩,目赤肿痛,癫痫	平刺0.5~0.8寸;可灸

(躯干下肢部)

穴 名	类 属	定 位	主 治	刺灸法
渊腋 Yuānyè (GB22)		在侧胸部,举臂,当腋中线上,腋下3寸,第4肋间隙中(图90)	胸满,胁痛,腋下肿,臂痛不举	斜刺或平刺0.5~0.8寸;可灸
辄筋 Zhéjīn (GB23)		在侧胸部,渊腋前1寸,平乳头,第4肋间隙中(图90)	胸胁痛,喘息,腋下肿	斜刺或平刺0.5~0.8寸;可灸
日月 Rìyuè (GB24)	胆之募穴;足少阳、足太阴交会穴	在上腹部,当乳头直下,第7肋间隙,前正中线旁开4寸(图91)	黄疸,呕吐,吞酸,胁肋疼痛,胀满	斜刺或平刺0.5~0.8寸;可灸
京门 Jīngmén (GB25)	肾之募穴	在侧腰部,章门后1.8寸,当第12肋骨游离端下方(图90)	肠鸣,泄泻,腹胀,腰胁痛,小便不利	斜刺0.5~0.8寸;可灸
带脉 Dàimài (GB26)	足少阳、带脉交会穴	在侧腹部,章门下1.8寸,当第11肋骨游离端下方垂线与脐水平线的交点上(图90)	月经不调,闭经,赤白带下,疝气,腰胁痛	直刺0.5~1寸;可灸

穴 名	类 属	定 位	主 治	刺灸法
五枢 Wǔshū (GB27)	足少阳、带脉交会穴	在侧腹部,当髂前上棘的前方,横平脐下3寸处(图92)	阴挺,赤白带下,疝气,少腹痛	直刺0.5~1.5寸;可灸
维道 Wéidào (GB28)	足少阳、带脉交会穴	在侧腹部,当髂前上棘的前上方,五枢前下0.5寸(图92)	少腹痛,阴挺,疝气,带下	直刺0.8~1.5寸;可灸
居髎 Jūliáo (GB29)	足少阳、阳跷脉交会穴	在髋部,当髂前上棘与股骨大转子最凸点连线的中点处(图92)	腰痛,下肢痿痹,疝气	直刺1.5~2寸;可灸
中渎 Zhōngdú (GB32)		在大腿外侧,当风市下2寸,或在腘横纹上5寸,股外侧肌与股二头肌之间(图87)	下肢痿痹、麻木	直刺1~1.5寸;可灸
膝阳关 Xīyángguān (GB33)		在膝外侧,当阳陵泉上3寸,股骨外上髁上方的凹陷处(图87)	膝髌肿痛,腘筋挛急,小腿麻木	直刺0.8~1寸;可灸
阳交 Yángjiāo (GB35)	阳维脉之郄穴	在小腿外侧,当外踝尖上7寸,腓骨后缘(图88)	胸胁胀满、疼痛,癫狂,下肢痿痹	直刺0.5~0.8寸;可灸
外丘 Wàiqiū (GB36)	郄穴	在小腿外侧,当外踝尖上7寸,腓骨前缘,平阳交(图88)	胸胁胀满、疼痛,颈项强痛,下肢痿痹,癫疾	直刺0.5~0.8寸;可灸
阳辅 Yángfǔ (GB38)	经穴	在小腿外侧,当外踝尖上4寸,腓骨前缘稍前方(图88)	偏头痛,目外眦痛,瘰疬,胸胁下肢外侧痛,半身不遂	直刺0.5~0.8寸;可灸
丘墟 Qiūxū (GB40)	原穴	在足外踝的前下方,当趾长伸肌腱的外侧凹陷处(图89)	颈项痛,腋下肿,胸胁痛,下肢痿痹,疟疾,目赤肿痛	直刺0.5~0.8寸;可灸
地五会 Dìwǔhuì (GB42)		在足背外侧,当足四趾本节(第4跖趾关节)的后方,第4、5跖骨之间,小趾伸肌腱的内侧缘(图89)	头痛,目赤痛,耳鸣,耳聋,胸胁胀痛,乳痛,足背肿痛	直刺0.3~0.5寸;可灸

穴 名	类属	定 位	主 治	刺灸法
侠溪 Xiáxī (GB43)	荥穴	在足背外侧,当第4、5趾间,趾蹼缘后方赤白肉际处(图89)	头痛,眩晕,耳鸣,耳聋,目赤肿痛,胸胁痛,热病	直刺0.3~0.5寸;可灸
足窍阴 Zúqiàoyīn (GB44)	井穴	在足第4趾末节外侧,距趾甲角0.1寸(指寸)(图89)	头痛,目眩,目赤肿痛,耳鸣,耳聋,胸胁痛,热病	浅刺0.1寸,或用三棱针点刺出血;可灸

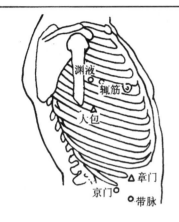

图 90

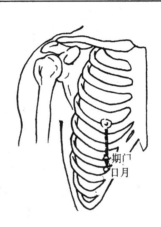

图 91

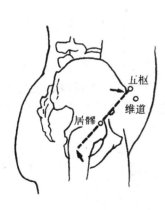

图 92

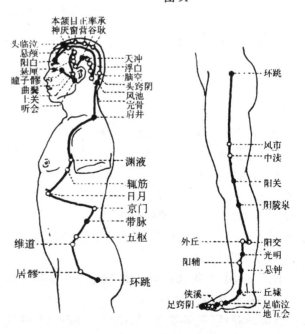

图 93 足少阳胆经腧穴总图

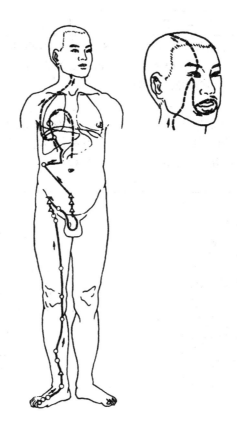

图94 足厥阴肝经循行示意图

十二、足厥阴肝经

(一)经脉

1. 循行

起于足大趾背毫毛的边际。沿着足跗部向上,经过内踝前1寸,向上至内踝上8寸处,交叉到足太阴脾经之后,上抵腘窝内侧,沿着大腿内侧进入阴毛中,绕过阴器,到达小腹,夹行于胃的两旁,入属于肝脏,络于胆,向上通过横膈,分布于胁肋,再沿着气管、喉咙之后,向上进入鼻咽部,连系于目系(眼球连系于脑的部位),再向上出于前额,与督脉交会于巅顶。它的一条支脉,从眼球连系于脑的部位分出,向下行于面颊中,环绕口唇之内;它的另一条支脉,复从肝分出,通过横膈,向上流注于肺,与手太阴肺经相接(图94)。

2. 联系脏腑器官

属肝,络胆,与胃、肺、生殖器、喉咙、目、口唇有联系。

3. 脏腑经络病候举要

腰痛,胸胁胀满疼痛,呃逆,遗尿,小便不利,疝气,少腹肿,咽干。

(二)经穴

本经共 14 穴,左右共 28 穴。依次是:大敦、行间、太冲、中封、蠡沟、中都、膝关、曲泉、阴包、足五里、阴廉、急脉、章门、期门。

1. 常用经穴

大敦 Dàdūn(LR1)　井穴。

【定位】在足拇趾本节外侧,距趾甲角 0.1 寸(指寸)(图 95)。

【主治】疝气,遗尿,癃闭,月经不调,崩漏,阴挺,癫痫。

【刺灸法】斜刺 0.1~0.2 寸,或用三棱针点刺出血;可灸。

【按语】肝主藏血,其脉过阴器,故常以本穴配隐白、三阴交等治疗崩漏、便血、尿血、疝气、阴挺等证。

行间 Xíngjiān(LR2)　荥穴。

【定位】在足背侧,当第 1、2 趾间,趾蹼缘后方赤白肉际处(图 95)。

【主治】头痛,眩晕,目赤肿痛,口㖞,月经不调,闭经,痛经,崩漏,遗尿,疝气,胸胁胀满,中风,癫痫,瘈疭,小儿惊风。

【刺灸法】斜刺 0.5~0.8 寸;可灸。

【按语】临床常以本穴治疗肝阳上亢的头痛、眩晕,肝火所致的目赤肿痛,及月经过多等妇科病证。有疏肝泄火的功用,可与太冲互参。

太冲 Tàichōng(LR3)　输穴;原穴。

【定位】在足背侧,当第 1 跖骨间隙的后方凹陷处(图 95)。

【主治】头痛,眩晕,目赤肿痛,胁痛,呃逆,疝气,月经不调,崩漏,癫痫,小儿惊风,下肢痿痹。

【刺灸法】直刺 0.5~0.8 寸;可灸。

【按语】肝主藏血,主疏泄。本穴为肝经原穴。其脉过阴器,布胁肋,环唇内,系目系,上达巅顶,故男女生育,泌尿疾病,胸胁胀满,脾胃诸疾,口眼㖞斜,头痛,目眩,目疾,诸情志病中,凡因肝经失调所致者,皆以本穴为主穴之一。它有疏肝理气、行气活血、清利湿热的功用,与合谷相配名曰"四关",治疗以上病证,疗效更著。

期门 Qīmén(LR14)　肝之募穴;足厥阴、足太阴、阴维脉交会穴。

【定位】在胸部,当乳头直下,第 6 肋间隙,前正中线旁开 4 寸(图 96)。

【主治】胸胁胀满疼痛,腹胀,泄泻,呃逆,呕吐。

【刺灸法】斜刺或平刺 0.5~0.8 寸;可灸。

【按语】穴当胁肋部,为肝胆之分野。既可疏通局部气血,又可理肝胆之气,故为上述诸症的常用穴。临床常配太冲、日月等。

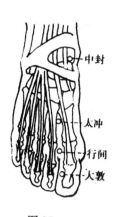

图95

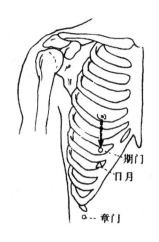

图96

2. 备用经穴

表22　　　　　　　　　　　　　肝经备用经穴

穴 名	类 属	定 位	主 治	刺灸法
中封 Zhōngfēng (LR4)	经穴	在足背侧,当足内踝前,商丘与解溪连线之间,胫骨前肌腱的内侧凹陷处(图95)	疝气,阴茎痛,遗精,小便不利,黄疸	直刺0.5~0.8寸;可灸
蠡沟 Lígōu (LR5)	络穴	在小腿内侧,当足内踝尖上5寸,胫骨内侧面的中央(图97)	月经不调,赤白带下,小便不利,阴痒,疝气,睾丸肿痛	平刺0.5~0.8寸;可灸
中都 Zhōngdū (LR6)	郄穴	在小腿内侧,当足内踝尖上7寸,胫骨内侧面的中央(图97)	疝气,崩漏,胁痛,腹胀泄泻	平刺0.5~0.8寸;可灸
膝关 Xīguān (LR7)		在小腿内侧,当胫骨内上髁的后下方,阴陵泉后1寸,腓肠肌内侧头的上部(图97)	膝髌肿痛,下肢痿痹	直刺0.8~1寸;可灸
曲泉 Qūquán (LR8)	合穴	在膝内侧,屈膝,当膝关节内侧面横纹内侧端,股骨内侧髁的后缘,半腱肌、半膜肌止端的前缘凹陷处(图98)	月经不调,痛经,白带,阴挺,腹痛,遗精,阳痿,疝气,小便不利	直刺1~1.5寸;可灸

穴 名	类 属	定 位	主 治	刺灸法
阴包 Yīnbāo (LR9)		在大腿内侧,当股骨内上髁上4寸,股内肌与缝匠肌之间(图98)	月经不调,小便不利,遗尿,腹痛	直刺0.8~1.5寸;可灸
足五里 Zúwǔlǐ (LR10)		在大腿内侧,当气冲直下3寸,大腿根部耻骨结节的下方,长收肌的外缘(图99)	小腹胀痛,小便不通,阴挺,睾丸肿痛	直刺0.8~1.2寸;可灸
阴廉 Yīnlián (LR11)		在大腿内侧,当气冲直下2寸,大腿根部耻骨结节的下方,长收肌的外缘(图99)	月经不调,赤白带下,少腹疼痛,股内侧痛	直刺0.8~1寸;可灸
急脉 Jímài (LR12)		在耻骨结节的外侧,当气冲外下方腹股沟动脉搏动处,前正中线旁开2.5寸(图99)	疝气,阴挺,阴茎痛,少腹痛	直刺0.5~0.8寸;可灸
章门 Zhāngmén (LR13)	脾之募穴;八会穴之脏会;足厥阴、足少阳交会穴	在侧腹部,当第11肋游离端的下方(图96)	腹痛,腹胀,泄泻,呕吐,胸胁痛,黄疸,痞块,小儿疳积	斜刺0.5~0.8寸;可灸

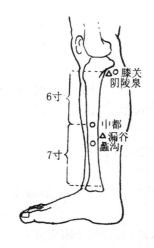

图 97

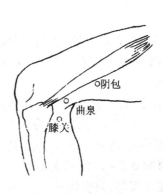

图 98

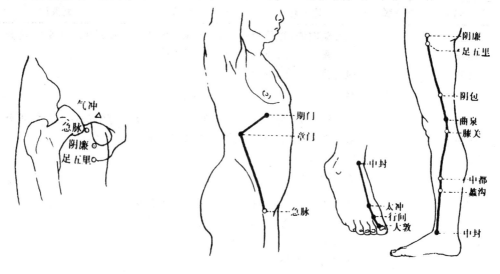

图 99　　　　　　　　图 100　足厥阴肝经腧穴总图

十三、任脉

(一)经脉

1. 循行

起于小腹内,下出会阴部,向上行于阴毛部,沿着腹内,向上经过关元等穴,到达咽喉部,再上行环绕口唇,经过面部,进入目眶下(图101)。

2. 联系脏腑器官

与胞宫、咽喉、口唇、目有联系。

3. 脏腑经络病候举要

疝气,带下,腹中结块。

(二)经穴

本经共24穴,依次是:会阴、曲骨、中极、关元、石门、气海、阴交、神阙、水分、下脘、建里、中脘、上脘、巨阙、鸠尾、中庭、膻中、玉堂、紫宫、华盖、璇玑、天突、廉泉、承浆。

1. 常用经穴

中极 Zhōngjí(RN3)　膀胱之募穴;任脉与足三阴交会穴。

【定位】在下腹部,前正中线,当脐中下4寸(图102)。

【主治】小便不利,遗尿,水肿,阳痿,遗精,早泄,疝气,痛经,带下,崩漏,阴挺。

【刺灸法】直刺0.5~1寸;可灸。

【按语】穴在小腹部,为膀胱募,为胞宫、膀胱分野处,又为足三阴交会穴。肝脾肾三脏与生殖泌尿功能关系密切,故此穴为治疗男女生育病证、小溲疾病的主穴之一。常与三阴交、次髎等穴相伍。

关元 Guānyuán(RN4)　小肠之募穴;任脉与足三阴交会穴。

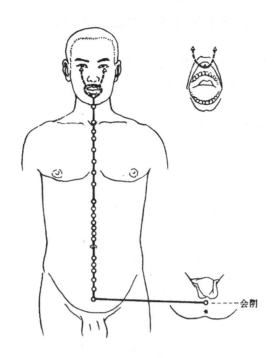

图 101 任脉循行示意图

【定位】在下腹部,前正中线上,当脐中下3寸(图102)。

【主治】中风脱证,虚劳羸瘦,小便频数,遗尿,少腹痛,泄泻,阳痿,遗精,疝气,月经不调,崩漏,带下,阴挺,不孕。

【刺灸法】直刺0.5～1寸;可灸。

【按语】本穴为元气出入之所,补元气是本穴的最大特点。如中风脱证,虚劳羸瘦,急性吐泻引起的元阴暴脱及生育、小溲方面的疾病中属于肾虚元气不足者,皆以本穴为主穴之一。腧穴都有双向调节作用,又为小肠募穴,故湿热所致的泄痢、带下、小便频数等,可选用本穴。

气海 Qìhǎi(RN6)

【定位】在下腹部,前正中线上,当脐中下1.5寸(图102)。

【主治】腹痛,腹胀,泄泻,便秘,遗尿,疝气,遗精,阳痿,月经不调,阴挺,中风脱证,虚劳体弱。

【刺灸法】直刺0.5～1寸;可灸。孕妇慎用。

【按语】本穴补元气,主治作用与关元基本相同。不同之处,有的医学家认为该穴有调气的作用。

神阙 Shénquè(RN8)

【定位】在腹中部,脐中央(图102)。

【主治】中风虚脱,四肢厥冷,绕脐腹痛,水肿鼓胀,泄痢,脱肛。

【刺灸法】因消毒不便,一般不针,多用灸法。

【按语】本穴为生命之根蒂,为真气所系之所,又因此穴可施用多种灸法,故中风脱证、急性吐泻导致的元阳暴脱、虚寒性泄痢、脱肛等常在本穴重灸,多与气海、关元、足三里等穴相伍。

中脘 Zhōngwǎn(RN12)　胃之募穴;八会穴之腑会;任脉、手太阳、手少阳、足阳明经交会穴。

【定位】在上腹部,前正中线上,当脐中上4寸(图102)。

【主治】胃痛,腹胀,呕吐,呃逆,泄泻,黄疸,脾胃虚弱。

【刺灸法】直刺0.5～1寸;可灸。

【按语】本穴为胃募、腑会,当胃之分野处,是治疗各种脾胃病及由脾胃不足所致的多种疾病的要穴。

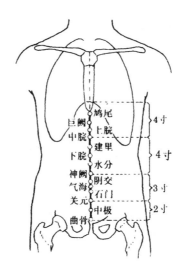

图102

膻中 Dànzhōng(RN17)　心包之募穴;八会穴之气会。

【定位】在胸部,当前正中线上,平第4肋间,两乳头连线的中点(图103)。

【主治】咳嗽,气喘,胸痹,心痛,心烦,乳少。

【刺灸法】平刺0.3～0.5寸;可灸。

【按语】本穴为气会、心包募,因此是治疗心肺疾患的主穴之一。治胸痹、心痛,常配内关、心俞;治实性咳喘,常配鱼际、尺泽;治疗虚性咳喘,常配气海、太溪。分别向两乳斜刺,再配以少泽、足三里等治疗乳少。

天突 Tiāntū(RN22)　任脉与阴维脉交会穴。

【定位】在颈部,当前正中线上,胸骨上窝中央(图104)。

【主治】咳嗽,哮喘,咽喉肿痛,暴喑,瘿气,梅核气,噎膈。

【刺灸法】先直刺0.2～0.3寸,然后将针尖转向下方,沿胸骨柄后缘、气管前缘缓慢向下刺入0.8～1.2寸,必须严格掌握针刺的角度和深度,以防刺伤肺和有关动静脉;可灸。

【按语】位当气管部,故为治疗咽喉气管诸疾之穴。

廉泉 Liánquán(RN23)　任脉与阴维脉交会穴。

【定位】在颈部,当前正中线上,结喉上方,舌骨上缘凹陷处(图104)。

【主治】舌下肿痛,舌缓流涎,舌强不语,暴喑,喉痹,吞咽困难。

【刺灸法】直刺或向舌根斜刺0.5～0.8寸,一般不留针;可灸。

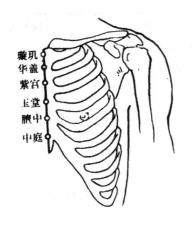
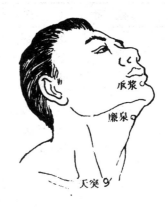

图103　　　　　　　　　　　　　　　　图104

【按语】依腧穴的近治作用,本穴以治疗咽喉和舌的疾病为主。

2. 备用经穴

表23　　　　　　　　　　　　　任脉备用经穴

穴 名	类 属	定 位	主 治	刺灸法
会阴 Huìyīn (RN1)	任脉、督脉、冲脉交会穴	在会阴部,男性当阴囊根部与肛门连线的中点,女性当大阴唇后联合与肛门连线的中点(图101)	溺水窒息,昏迷癫狂,小便不利,遗精脱肛,月经不调,痔疾	直刺0.5~1寸,孕妇慎用;可灸
曲骨 Qūgǔ (RN2)	任脉、足厥阴经交会穴	在下腹部,当前正中线上,耻骨联合上缘的中点处(图102)	小便不利,遗尿,疝气,遗精,阳痿,月经不调,带下	直刺0.5~1寸,内为膀胱,应在排尿后进行针刺,孕妇慎用;可灸
石门 Shímén (RN5)	三焦之募穴	在下腹部,前正中线上,当脐中下2寸(图102)	腹痛,泄泻,水肿,疝气,小便不利,遗精,阳痿,经闭,带下	直刺0.5~1寸,孕妇慎用;可灸
阴交 Yīnjiāo (RN7)	任脉、冲脉交会穴	在下腹部,前正中线上,当脐中下1寸(图102)	绕脐冷痛,腹满水肿,泄泻,疝气,月经不调,带下	直刺0.5~1寸,孕妇慎用;可灸
水分 Shuǐfēn (RN9)		在上腹部,前正中线上,当脐中上1寸(图102)	水肿,小便不通,腹满泄泻,反胃呕吐	直刺0.5~1寸;可灸
下脘 Xiàwǎn (RN10)	任脉、足太阴经交会穴	在上腹部,前正中线上,当脐中上2寸(图102)	腹痛,腹胀,泄泻,呕吐,食谷不化	直刺0.5~1寸;可灸

穴 名	类 属	定 位	主 治	刺灸法
建里 Jiànlǐ (RN11)		在上腹部,前正中线上,当脐中上3寸(图102)	胃痛,腹胀,呕吐,食欲不振,水肿	直刺0.5~1寸;可灸
上脘 Shàngwǎn (RN13)	任脉、足阳明、手太阳交会穴	在上腹部,前正中线上,当脐中上5寸(图102)	胃痛,腹胀,呕吐,癫痫	直刺0.5~1寸;可灸
巨阙 Jùquè (RN14)	心之募穴	在上腹部,前正中线上,当脐中上6寸(图102)	胸痛,心烦,心悸,呕吐,呃逆,癫狂痫	直刺0.5~1寸;可灸
鸠尾 Jiūwěi (RN15)	络穴	在上腹部,前正中线上,当胸剑结合部下1寸(图102)	胸痛,心悸,癫狂痫	向下斜刺0.5~1寸;可灸
中庭 Zhōngtíng (RN16)		在胸部,当前正中线上,平第5肋间,即胸剑结合部(图103)	胸胁胀满,噎膈,呕吐,心痛	平刺0.3~0.5寸;可灸
玉堂 Yùtáng (RN18)		在胸部,当前正中线上,平第3肋间(图103)	咳嗽气喘,胸胁胀痛	平刺0.3~0.5寸;可灸
紫宫 Zǐgōng (RN19)		在胸部,当前正中线上,平第2肋间(图103)	咳嗽气喘,胸胁胀痛,呕吐	平刺0.3~0.5寸;可灸
华盖 Huágài (RN20)		在胸部,当前正中线上,平第1肋间(图103)	咳嗽气喘,胸痛,咽喉肿痛	平刺0.3~0.5寸;可灸
璇玑 Xuánjī (RN21)		在胸部,当前正中线上,天突下1寸(图103)	咳嗽气喘,咽喉肿痛	平刺0.3~0.5寸;可灸
承浆 Chéngjiāng (RN24)	任脉、足阳明交会穴	在面部,当颏唇沟的正中凹陷处(图104)	口眼㖞斜,齿龈肿痛,暴喑,流涎,面肿,癫狂	斜刺0.3~0.5寸

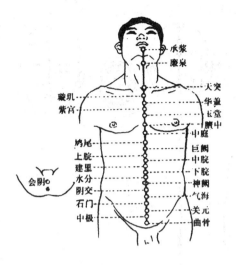

图105 任脉腧穴总图

十四、督脉

(一)经脉

1. 循行

起于小腹内,下出会阴部,向后行于脊柱的内部,上达项后的风府,进入脑内,上循巅顶,沿前额下行鼻柱(图106)。

2. 联系脏腑器官

与胞宫、肾、脊髓、脑、鼻、眼、口唇有联系。

3. 脏腑经络病候举要

脊柱强痛,角弓反张。

(二)经穴

本经共28穴。依次是:长强、腰俞、腰阳关、命门、悬枢、脊中、中枢、筋缩、至阳、灵台、神道、身柱、陶道、大椎、哑门、风府、脑户、强间、后顶、百会、前顶、囟会、上星、神庭、素髎、水沟、兑端、龈交。

1. 常用经穴

长强 Chángqiáng(DU1)　络穴;督脉、足少阴经交会穴。

【定位】在尾骨端下,当尾骨端与肛门连线的中点处(图107)。

【主治】痔疾,脱肛,癫狂痫,脊强反折,泄泻,痢疾,便秘,便血。

【刺灸法】针尖向上,紧靠尾骨前面斜刺入0.8~1寸。不得刺穿直肠,以防感染;不灸。

【按语】穴当肛门处,故治疗痔疾、便血、泄痢等大肠疾患。督脉并于脊里,入属于脑,脑为元神之府,故又常以本穴治疗癫狂痫、脊强反折等。

腰阳关 Yāoyángguān(DU3)

【定位】在腰部,当后正中线上,第4腰椎棘突下凹陷处(图107)。

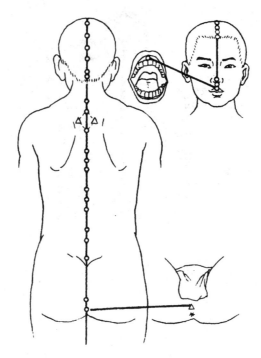

图 106　督脉循行总图

【主治】阳痿,遗精,月经不调,腰骶痛,下肢痿痹。

【刺灸法】向上斜刺 0.5~1 寸;可灸。

【按语】穴当腰部,故以治疗腰骶疼痛为主,穴近小腹部,故又治疗阳痿、月经不调等。

命门 Mìngmén(DU4)

【定位】在腰部,当后正中线上,第 2 腰椎棘突下凹陷处(图 107)。

【主治】阳痿,遗精,月经不调,带下,遗尿,尿频,泄泻,虚损腰痛。

【刺灸法】直刺 0.5~1 寸;可灸。

【按语】穴当两肾俞之间,属督脉,故本穴有壮命门之火的作用。若属肾阳不足者,温灸尤为相宜。

至阳 Zhìyáng(DU9)

【定位】在背部,当后正中线上,第 7 胸椎棘突下凹陷中(图 107)。

【主治】胸胁胀满,黄疸,咳喘,脊强背痛。

【刺灸法】向上斜刺 0.5~1 寸;可灸。

【按语】历代均用此穴治疗黄疸,并指出灸 7 壮,以黄汗出有效。

身柱 Shēnzhù(DU12)

【定位】在背部,当后正中线上,第 3 胸椎棘突下凹陷中(图 107)。

【主治】咳嗽,气喘,惊厥,癫狂,痫证,疔疮,腰脊强痛。

【刺灸法】向上斜刺 0.5~1 寸;可灸。

【按语】穴下为肺脏,故以治疗肺疾为主。

大椎 Dàzhuī(DU14)　手足三阳、督脉之会。

【定位】在后正中线上,第 7 颈椎棘突下凹陷中(图 107)。
【主治】热病,感冒,疟疾,咳嗽,气喘,骨蒸潮热,项强,肩背腰脊痛,癫痫,五劳虚损。
【刺灸法】向上斜刺 0.5~1 寸;可灸。
【按语】大椎为六阳经交会穴,纯阳主表,故为治疗表证、热证的主穴之一。又为治疗疟疾的首选穴。依据经脉所过、主治所及的原则,又为治疗腰背痛的常用穴。张景岳说:"善补阴者,必于阳中求阴。"故又可以本穴治骨蒸潮热。

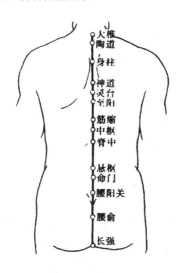

图 107

哑门 Yǎmén(DU15)　督脉、阳维脉交会穴。
【定位】在项部,当后发际正中直上 0.5 寸,第 1 颈椎下(图 108)。
【主治】舌缓不语,音哑,癫狂痫,颈项强急,头痛。
【刺灸法】患者取伏案正坐位,使头微前倾,项肌放松,向下颌方向缓慢刺入 0.5~1 寸。深部接近延髓,必须严格掌握针刺的角度和深度。
【按语】《甲乙经》说,哑门"入系舌本",故本穴治疗音哑、中风、舌强不语等。若哑门透风府,针体在棘突表面,既安全又有效。

风府 Fēngfǔ(DU16)　督脉、阳维脉交会穴。
【定位】在项部,当后发际正中直上 1 寸,枕外隆凸直下,两侧斜方肌之间凹陷中(图 108)。
【主治】癫狂痫,癔病,中风不语,半身不遂,发热,头痛,项强,眩晕,咽喉肿痛,鼻衄。
【刺灸法】患者取伏案正坐位,使头微前倾,项肌放松,向下颌方向缓慢刺入 0.5~1 寸,针尖不可向上,以免刺入枕骨大孔,误伤延髓;不灸。
【按语】风府既是风邪易侵之地,又是散风之所,穴属督脉,为阳维脉交会穴,督脉为阳脉之海,阳维网维诸阳,故本穴具散风清热、开窍醒神之功,所治诸证,无不与风热相关。临床用哑门透风府,风池透风府,或配大椎、合谷等穴。

百会 Bǎihuì(DU20)　督脉、足太阳、手足少阳、足厥阴经交会穴。
【定位】在头部,当前发际正中直上 5 寸,或两耳尖连线的中点处(图 108)。
【主治】头痛,眩晕,中风不语,癫狂痫,失眠,健忘,脱肛,阴挺,久泄。

【刺灸法】平刺 0.5~0.8 寸；可灸。

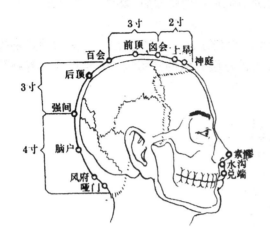
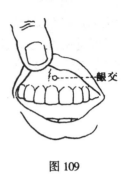

图 108

【按语】百会位置最高，为手足少阳、足太阳、足厥阴、督脉交会穴。久病虚弱，阳气下陷，灸百会有提升阳气的作用，常用于子宫脱垂、胃下垂、久泄久痢等。头为诸阳之会，各种原因导致的头痛眩晕，在本穴针灸皆可获效。耳源性眩晕直接灸百会 10~15 壮，尤为有效。

水沟 Shuǐgōu（DU26） 督脉、手足阳明经交会穴。
【定位】在面部，当人中沟的上 1/3 与中 1/3 交点处（图 108）。
【主治】昏迷，晕厥，癫狂痫，急慢惊风，口㖞，面肿，脊膂强痛，挫闪腰疼。
【刺灸法】向上斜刺 0.3~0.5 寸，或用指甲按掐；不灸。
【按语】本穴为急救要穴之一。常配十二井或十宣治疗昏迷；配内关、关元、足三里治疗休克。对于窍闭神匿、神不导气的中风，既适用于中脏腑，又适用于中经络。即是说，中风证从始至终，皆可以本穴为主穴。针刺时用雀啄法，以流眼泪或眼球湿润为度。常配内关、三阴交、委中、风池、完骨等穴。

2. 备用经穴

表 24　　　　　　　　　　　　　督脉备用经穴

穴 名	类 属	定 位	主 治	刺灸法
腰俞 Yāoshū (DU2)		在骶部，当后正中线上，适对骶管裂孔（图107）	痔疾，月经不调，癫痫，腰脊强痛，下肢痿痹	向上斜刺 0.5~1 寸；可灸
悬枢 Xuánshū (DU5)		在腰部，当后正中线上，第 1 腰椎棘突下凹陷中（图107）	腹胀，腹痛，泄泻，腰脊强痛	直刺 0.5~1 寸；可灸

穴 名	类 属	定 位	主 治	刺灸法
脊中 Jǐzhōng (DU6)		在背部,当后正中线上,第11胸椎棘突下凹陷中(图107)	泄泻,黄疸,小儿疳积,痔疾,癫痫,腰脊强痛	向上斜刺0.5~1寸
中枢 Zhōngshū (DU7)		在背部,当后正中线上,第10胸椎棘突下凹陷中(图107)	黄疸,呕吐,腹胀满,胃痛,腰背痛	向上斜刺0.5~1寸;可灸
筋缩 Jīnsuō (DU8)		在背部,当后正中线上,第9胸椎棘突下凹陷中(图107)	癫狂,惊痫,脊强,胃痛	向上斜刺0.5~1寸;可灸
灵台 Língtái (DU10)		在背部,当后正中线上,第6胸椎棘突下凹陷中(图107)	咳嗽,气喘,疔疮,脊背强痛	向上斜刺0.5~1寸;可灸
神道 Shéndào (DU11)		在背部,当后正中线上,第5胸椎棘突下凹陷中(图107)	心痛,心悸,健忘,癫痫,咳嗽,脊背强痛	向上斜刺0.5~1寸;可灸
陶道 Táodào (DU13)	督脉、足太阳交会穴	在背部,当后正中线上,第1胸椎棘突下凹陷中(图107)	头痛项强,疟疾,热病,癫狂	向上斜刺0.5~1寸;可灸
脑户 Nǎohù (DU17)	督脉、阳维脉交会穴	在头部,后发际正中直上2.5寸,风府上1.5寸,枕外隆凸的上缘凹陷处(图108)	头痛,头重,眩晕,音哑,癫痫,项强	平刺0.5~0.8寸;可灸
强间 Qiángjiān (DU18)		在头部,当后发际正中直上4寸(脑户上1.5寸)(图108)	头痛,眩晕,项强,癫狂	平刺0.5~0.8寸;可灸
后顶 Hòudǐng (DU19)		在头部,当后发际正中直上5.5寸(脑户上3寸)(图108)	头痛,眩晕,癫狂痫	平刺0.5~0.8寸;可灸
前顶 Qiándǐng (DU21)		在头部,当前发际正中直上3.5寸(百会前1.5寸)(图108)	头顶痛,目眩,癫痫,鼻渊	平刺0.3~0.5寸;可灸
囟会 Xìnhuì (DU22)		在头部,当前发际正中直上2寸(百会前3寸)(图108)	头痛,目眩,癫痫,小儿惊痫,鼻渊	平刺0.3~0.5寸,小儿禁刺;可灸
上星 Shàngxīng (DU23)		在头部,当前发际正中直上1寸(图108)	头痛眩晕,目赤肿痛,鼻渊,鼻衄,癫狂,热病	平刺0.5~0.8寸;可灸

穴 名	类 属	定 位	主 治	刺灸法
神庭 Shéntíng (DU24)	督脉、足太阳、足阳明交会穴	在头部,当前发际正中直上0.5寸(图108)	头痛,眩晕,鼻渊,失眠,癫痫	平刺0.5~0.8寸;可灸
素髎 Sùliáo (DU25)		在面部,当鼻尖的正中央(图108)	**鼻渊**,鼻衄,喘息,昏迷惊厥	向上斜刺0.3~0.5寸;或点刺出血
兑端 Duìduān (DU27)		在面部,当上唇的尖端,人中沟下端的皮肤在唇下的移行部(图108)	癫狂,昏迷晕厥,齿龈肿痛	向上斜刺0.2~0.3寸
龈交 Yínjiāo (DU28)	督脉、任脉交会穴	在上唇内,唇系带与齿龈的相接处(图109)	齿龈肿痛,**鼻渊**,癫狂,口臭	向上斜刺0.2~0.3寸;或点刺出血;不灸

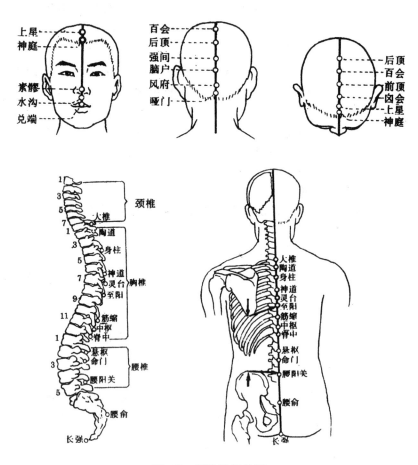

图110 督脉循行总图

第二节 经外穴

一、头颈部穴

表25　　　　　　　　　　　　头颈部经外穴

穴名	定位	主治	刺灸法
四神聪 Sìshéncōng	在头顶部，当百会前后左右各1寸，共4穴（图113）	头痛，眩晕，失眠，健忘，癫痫，大脑发育不全	平刺0.5~0.8寸；可灸
当阳 Dāngyáng	在头前部，当瞳孔直上，前发际上1寸（图111）	头痛眩晕，目赤肿痛，感冒鼻塞	平刺0.3~0.5寸；可灸
印堂 Yìntáng	在额部，当两眉头之中间（图111）	头痛眩晕，鼻渊鼻衄，失眠，小儿急慢惊风	平刺0.3~0.5寸；或用三棱针点刺出血
鱼腰 Yúyāo	在额部，瞳孔直上，眉毛中（图111）	眉棱骨痛，目赤肿痛，眼睑瞤动，眼睑下垂，目翳，口眼㖞斜	平刺0.3~0.5寸，禁灸
太阳 Tàiyáng	在颞部，当眉梢与目外眦之间，向后约1横指之凹陷处（图112）	偏正头痛，目赤肿痛，目眩，口眼㖞斜	直刺或斜刺0.3~0.5寸，或用三棱针点刺出血
耳尖 Ěrjiān	在耳廓的上方，当折耳向前，耳廓上方的尖端处（图112）	目赤肿痛，目翳，偏正头痛，喉痹，麦粒肿	直刺0.1~0.2寸，或用三棱针点刺出血；可灸
球后 Qiúhòu	在面部，当眶下缘外1/4与内3/4的交界处（图111）	视神经炎、视神经萎缩、视网膜色素变性、青光眼、早期白内障、近视等眼疾	沿眶下缘从外下向内上向视神经孔方向缓慢直刺0.5~1寸，不提插；不灸
上迎香 Shàngyíngxiāng	在面部，当鼻翼软骨与鼻甲的交界处，近鼻唇沟上端处（图111）	头痛，鼻塞，鼻中息肉，暴发火眼，迎风流泪	向内上方斜刺0.3~0.5寸
内迎香 Nèiyíngxiāng	在鼻孔内，当鼻翼软骨与鼻甲交界的粘膜处	目赤肿痛，鼻疾，喉痹，热病，中暑，眩晕	用三棱针点刺出血，有出血体质者禁用；不灸
聚泉 Jùquán	在口腔内，当舌背正中缝的中点处（图114）	舌强，舌缓，消渴，哮喘，咳嗽，味觉减退	直刺0.1~0.2寸，或用三棱针点刺出血；不灸
海泉 Hǎiquán	在口腔内，当舌下系带中点（图115）	消渴，呃逆，舌缓不收	直刺0.2~0.3寸，或点刺出血；不灸

穴 名	定 位	主 治	刺灸法
金津 Jīnjīn	在口腔内,当舌下系带左侧的静脉上(图115)	舌强,舌肿,口疮,喉闭,消渴,呕吐,失语	直刺0.2~0.3寸,或点刺出血;不灸
玉液 Yùyè	在口腔内,当舌下系带右侧的静脉上(图115)	舌强,舌肿,口疮,喉闭,消渴,呕吐,失语	直刺0.2~0.3寸,或点刺出血;不灸
翳明 Yìmíng	在颈部,当翳风后1寸(图112)	近视、远视、雀目、青盲、早期白内障等目疾,头痛眩晕,耳鸣,失眠	直刺0.5~0.8寸;可灸
颈百劳 Jǐngbǎiláo	在颈部,当大椎直上2寸,后正中线旁开1寸(图116)	骨蒸潮热,盗汗自汗,瘰疬,咳嗽,气喘,颈项强痛	直刺0.5~0.8寸;可灸

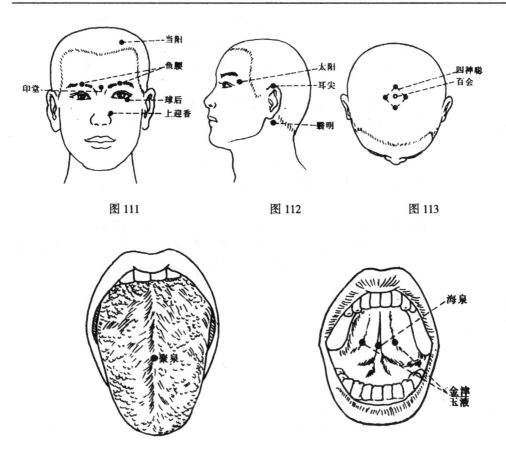

图 111　　　　　　　图 112　　　　　　　图 113

图 114　　　　　　　图 115

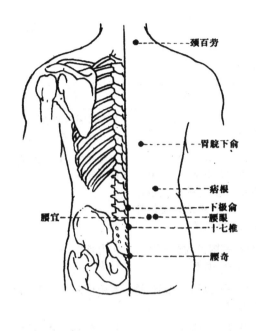
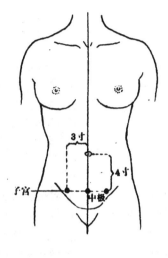

图 116   图 117

二、胸腹部穴

表 26　　　　　　　　　胸腹部经外穴

穴 名	定 位	主 治	刺灸法
子宫 Zǐgōng	在下腹部,当脐中下 4 寸,中极旁开 3 寸(图 117)	子宫脱垂,月经不调,痛经,崩漏,不孕,疝气,腰痛	直刺 0.8~1 寸;可灸

三、背部穴

表 27　　　　　　　　　背部经外穴

穴　名	定　位	主　治	刺灸法
定喘 Dìngchuǎn	在背部,当第7颈椎棘突下,旁开0.5寸(图118)	哮喘,咳嗽,落枕,肩背痛,上肢痛不举,荨麻疹	直刺或斜向内侧刺0.5~1寸;可灸
夹脊 Jiájǐ	在背腰部,当第1胸椎至第5腰椎棘突下两侧,后正中线旁开0.5寸,一侧17穴,左右共34穴(图118)	适应范围较广,其中上胸部的穴位治疗心肺上肢疾患,下胸部的穴位治疗胃肠疾患,腰部穴位治疗腰及下肢疾患	直刺0.3~0.5寸,或用梅花针叩刺;可灸
胃脘下俞 Wèiwǎnxiàshū	在背部,当第8胸椎棘突下,旁开0.5寸(图116)	胃痛,胰腺炎,胸胁痛,消渴,咳嗽,咽干	向内斜刺0.3~0.5寸;可灸
痞根 Pǐgēn	在腰部,当第1腰椎棘突下,旁开3.5寸(图116)	痞块,肝脾肿大,疝痛,腰痛,反胃	直刺0.5~0.6寸;可灸
下极俞 Xiàjíshū	在腰部,当后正中线上,第3腰椎棘突下(图116)	腰痛,腹痛,腹泻,小便不利,遗尿,下肢酸痛	直刺0.5~1寸;可灸
腰宜 Yāoyí	在腰部,当第4腰椎棘突下,旁开3寸(图116)	腰痛,崩漏	直刺0.5~1寸;可灸
腰眼 Yāoyǎn	在腰部,当第4腰椎棘突下,旁开3.5寸凹陷中(图116)	腰痛,尿频消渴,虚劳羸瘦,妇科疾患	直刺0.5~1寸;可灸
十七椎 Shíqīzhuī	在腰部,当后正中线,第5腰椎棘突下(图116)	腰骶痛,腿痛,痛经,崩漏,遗尿	直刺0.5~1寸;可灸
腰奇 Yāoqí	在骶部,当尾骨端直上2寸,骶角之间凹陷中(图116)	癫痫,头痛,失眠,便秘	向上平刺1~1.5寸;可灸

四、上肢穴

表 28　　　　　　　　　上肢经外穴

穴　名	定　位	主　治	刺灸法
肘尖 Zhǒujiān	肘后部,屈肘,当尺骨鹰嘴的尖端(图119)	瘰疬,痈疽,疔疮,肠痈,霍乱	灸;不针
二白 Èrbái	在前臂掌侧,腕横纹上4寸,桡侧腕屈肌腱的两侧,一侧各一穴,一臂两穴,左右共4穴(图120)	痔疮,脱肛,前臂痛,胸胁痛	直刺0.5~0.8寸;可灸

穴 名	定 位	主 治	刺灸法
中泉 Zhōngquán	在腕背侧横纹中,当指总伸肌腱桡侧的凹陷处(图121)	胸胁胀满,咳嗽气喘,胃脘疼痛,心痛,唾血,目翳,腹胀,腹痛	直刺0.3~0.5寸;可灸
中魁 Zhōngkuí	在中指背侧近侧指间关节的中点处(图121)	噎膈,反胃,呕吐,呃逆,牙痛,鼻出血,白癜风	灸;不针
大骨空 Dàgǔkōng	在拇指背侧指间关节的中点处(图121)	目痛,目翳,白内障,吐泻,衄血	灸;不针
小骨空 Xiǎogǔkōng	在小指背侧近侧指间关节的中点处(图121)	目赤肿痛,目翳,喉痛,指关节痛	灸;不针
腰痛点 Yāotòngdiǎn	在手背侧,当第2、3掌骨及第4、5掌骨之间,当腕横纹与掌指关节中点处,一侧两穴,左右共4穴(图122)	急性腰扭伤,头痛,痰壅气促,小儿急慢惊风,手背红肿疼痛	直刺0.3~0.5寸;可灸
外劳宫 Wàiláogōng	在手背侧,第2、3掌骨之间,掌指关节后0.5寸(指寸)(图122)	手背红肿,手指麻木不能屈伸,落枕,小儿消化不良,脐风,颈椎综合征	直刺0.5~0.7寸;可灸
八邪 Bāxié	在手背侧,微握拳,第1~5指间,指蹼缘后方赤白肉际处,左右共8穴(图121)	手背肿痛,手指麻木,头项强痛,咽痛,齿痛,目痛,烦热,毒蛇咬伤	向上斜刺0.5~0.8寸,或点刺出血;可灸
四缝 Sìfèng	在第2~5指掌侧端指间关节的中央,一手4穴,左右共8穴(图123)	疳积,百日咳,肠虫症,小儿腹泻,咳嗽气喘	点刺0.1~0.2寸,挤出少量黄白色透明样粘液或出血
十宣 Shíxuān	在手背十指尖端,距指甲游离缘0.1寸(指寸),左右各5穴,共10穴(图123)	昏迷,晕厥中暑,热病,小儿惊厥,咽喉肿痛,指端麻木	直刺0.1~0.2寸,或用三棱针点刺出血;不灸

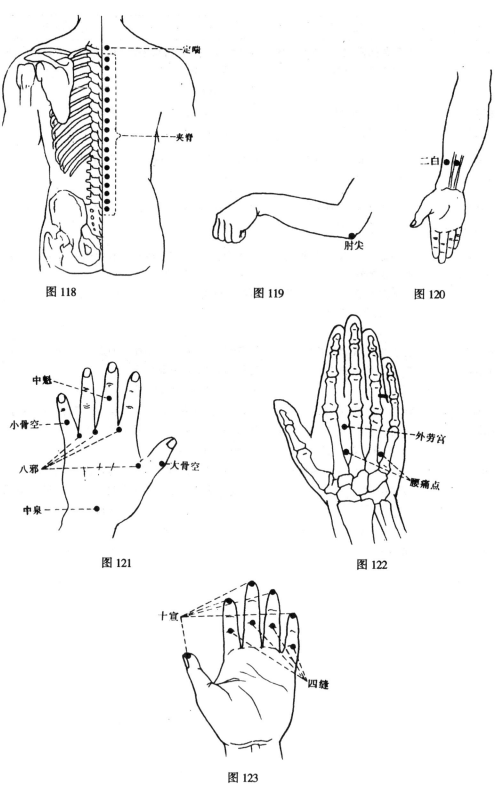

图 118　　　　图 119　　　　图 120

图 121　　　　　　　图 122

图 123

五、下肢穴

表29　　　　　　　　　　　　　下肢经外穴

穴　名	定　位	主　治	刺灸法
髋骨 Kuāngǔ	在大腿前面下部，当梁丘两旁各1.5寸，一侧两穴，左右共4穴（图124）	腿痛，脚肿，鹤膝风	直刺0.5~0.8寸；可灸
鹤顶 Hèdǐng	在膝上部，髌底的中点上方凹陷处（图124）	膝关节疼痛，腿足无力，鹤膝风，脚气	直刺0.5~0.8寸；可灸
百虫窝 Bǎichóngwō	屈膝，在大腿内侧，髌底内侧端上3寸，即血海上1寸（图125）	皮肤瘙痒，风疹块，下部生疮，蛔虫病	直刺0.5~0.1寸；可灸
内膝眼 Nèixīyǎn	屈膝，在髌韧带内侧凹陷处（图124）	膝冷痛，脚气，中风	直刺0.5~0.7寸；可灸
膝眼 Xīyǎn	屈膝，在髌韧带外侧凹陷中，在内侧的称内膝眼，在外侧的称外膝眼（图124）	膝冷痛，脚气，中风	直刺0.5~0.7寸；可灸
胆囊 Dǎnnáng	在小腿外侧上部，当腓骨小头前下方凹陷处（阳陵泉）直下2寸（图126）	急、慢性胆囊炎，胆石症，胆道蛔虫症，胆绞痛，胁痛	直刺0.8~1.2寸；可灸
阑尾 Lánwěi	在小腿前侧上部，当犊鼻穴下5寸，胫骨前缘旁开1横指（图124）	急、慢性阑尾炎，胃脘疼痛，消化不良，下肢痿痹	直刺0.8~1.2寸；可灸
内踝尖 Nèihuáijiān	在足内侧面，内踝的凸起处（图125）	下牙痛，喉痹，足内廉转筋	直刺0.2~0.3寸；可灸
外踝尖 Wàihuáijiān	在足外侧面，外踝的凸起处（图126）	足外廉转筋，寒热脚气	直刺0.2~0.3寸，或用三棱针点刺出血；可灸
八风 Bāfēng	在足背侧，第1~5趾间，趾蹼缘后方赤白肉际处（图127）	脚气，足跗红肿，疟风，毒蛇咬伤，头痛，牙痛	针刺0.5~0.8寸；或用三棱针点刺出血；可灸
独阴 Dúyīn	在足第2趾的跖侧远侧趾间关节的中点（图128）	卒心痛，胸胁痛，呕吐，死胎，胞衣不下，月经不调，疝气	直刺0.1~0.3寸；可灸
气端 Qìduān	在足十趾尖端，距趾甲游离缘0.1寸（指寸），左右共10穴（图127）	中风急救，足趾麻木，脚背红肿，脚疼痛	直刺0.1~0.3寸；可灸

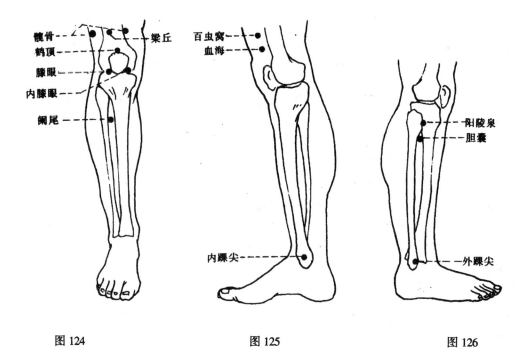

图 124　　　　　图 125　　　　　图 126

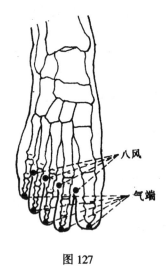

图 127

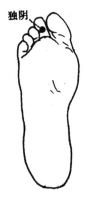

图 128

第四章 小儿推拿特定穴位

小儿推拿的特定穴位,是指具有特定的名称、特殊的治疗作用的穴位。这些穴位的分布及"特定穴"的含义与十四经中的特定穴不同。十四经中的特定穴是以经络系统为理论基础来分经和分布,而小儿推拿的特定穴不像十四经穴那样连成经络系统。由于推拿是用手法在人体的体表操作,所以特定穴位多数分布在头面、四肢的裸露部位,尤以两手为多,故有"小儿百脉汇于两掌"之说(图129、图130、图131)。特定穴位不仅有"点状",还有从某点至另一点成为"线状"(三关、六腑)和"面状"(腹部、脊柱),因此在手法操作时有注重穴位和注重部位之分。

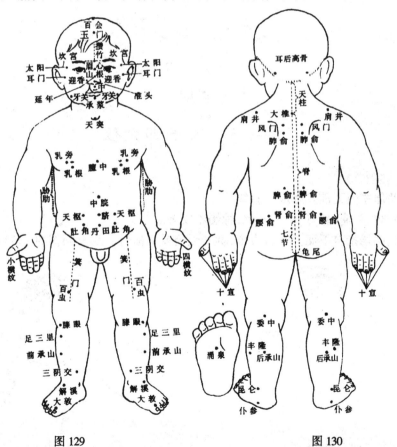

图129　　　　　　　　　图130

为了便于学习及临床参考,在本章中除了讲述小儿推拿特定穴位位置、操作方法、次数(时间)、主治(功用)及临床应用以外,还引录了一些有关著作原文。另根据小儿年龄大小、体质强弱与病情的轻重进行增减。推拿操作的顺序是先头面,次上肢,再胸腹、腰背,最后下肢。也可根据患儿病情轻重缓急以及操作治疗时体位的方便而灵活掌握。

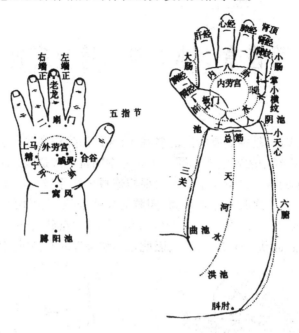

图 131

第一节 头面部穴位

天门（亦称攒竹）

【位置】两眉中间至前发际成一直线。

【主治】发热，头痛，感冒，精神萎靡，惊惕不安等。

【操作】用两拇指自下而上交替直推，称开天门或推攒竹。反复操作 30～50 次（图 132）。

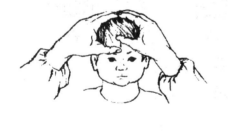
图 132

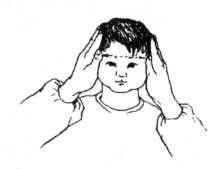
图 133

【临床应用】推攒竹可发汗解表，镇惊安神，清脑止痛。常用于外感发热、头痛等症，多与推坎宫、揉太阳等合用；若惊惕不安、烦躁不宁，多与清肝经、按揉百会等合用。

坎宫

【位置】自眉头起沿眉向眉梢成一横线。
【主治】外感发热,惊风,头痛,目赤痛。
【操作】用两拇指自眉心向眉梢作分推,称推坎宫。反复操作30~50次(图133)。
【临床应用】推坎宫有发汗解表、清脑明目止头痛的作用。用于外感发热、头痛,常与推攒竹、揉太阳等合用;治疗目赤肿痛,多与清肝经、掐揉小天心、清天河水等合用。

牙关
【位置】耳下1寸,下颌骨凹陷中。
【主治】牙关紧闭,口眼㖞斜,颞颌关节痛等症。
【操作】用拇指或中指按、揉牙关穴,或用指端掐揉牙关穴,称按牙关或揉牙关。反复操作10~20次;掐揉5~10次(图134)

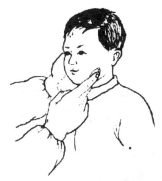

图134

【临床应用】按揉牙关有松解痉挛、滑利关节的作用。主要治疗牙关紧闭,口眼㖞斜,颞颌关节炎,关节韧带损伤,牙痛等病证。

囟门
【位置】前发际正中直上2寸,百会前骨之凹陷中。
【主治】惊风,头痛,抽搐,神昏,鼻塞,鼻衄等。
【操作】用拇指腹面轻揉之,称揉囟门;或用拇指腹面自前发际向该穴处反复推之,称推囟门。反复操作50~100次。
【临床应用】推揉囟门有镇惊、醒神、通窍的作用。多用于头痛,与掐精宁、威灵合用;治疗鼻塞不通,多与揉迎香合用。正常前囟门在生后12~18个月之间闭合,临床手法揉时注意不能用力按压。

山根
【位置】两目内眦之中点。
【主治】惊风,抽搐,目赤痛。
【操作】用拇指甲掐,称掐山根。反复操作3~5次。
【临床应用】掐山根有退热定惊、开关通窍、醒目安神的作用。治疗惊风、抽搐、昏迷等症,多与掐人中、掐老龙、掐十宣等合用。望山根还可用于诊断疾病,如见山根青筋暴露即为惊风或内寒的表现。

耳后高骨

【位置】耳后入发际高骨微下凹陷中。

【主治】头痛,惊风,烦躁不安。

【操作】用中指按于穴位上揉之,称揉耳后高骨。反复操作30～50次(图135)。

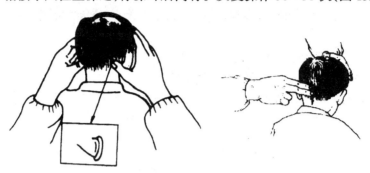

图135　　　　　　　　　　　　136

【临床应用】揉耳后高骨有疏风解表、安神除烦的作用。治疗感冒头痛,多与推攒竹、推坎宫、揉太阳等合用;治疗神昏烦躁、惊风抽搐等,多与清肝经、清心经、掐揉五指节等合用。

天柱骨

【位置】颈后发际正中至大椎穴成一直线。

【主治】呕恶,项强,发热,惊风,咽痛等症。

【操作】用拇指或食中二指自上向下直推,称推天柱骨。反复操作100～500次(图136)。或用汤匙边蘸水边自上向下刮,刮至皮下轻度瘀血即可。

【临床应用】推或刮天柱骨有降逆止呕、祛风散寒的作用。治疗呕恶,多与横纹推向板门、揉中脘等合用;治疗外感发热,颈项强痛,多与拿风池、掐揉二扇门等合用;用刮法多以酒盅边沾姜汁或凉水从上向下刮。

第二节　躯干部穴位

乳旁

【位置】乳头外旁开2寸。

【主治】胸闷,咳嗽,痰鸣,呕吐。

【操作】用中指或食指端揉之,称揉乳旁。反复操作20～50次。

【临床应用】揉乳旁有理气、化痰止咳的作用。若配合推揉腹中,揉肺俞、中府、云门,对治疗痰涎壅塞而致的肺不张有效。

胁肋

【位置】自腋下两胁至天枢穴处。

【主治】胁痛,胸闷,气急痰喘,疳积,肝脾肿大等。

【操作】用双手掌自两胁腋下搓摩至天枢穴处,称搓摩胁肋,又称按弦走搓摩,反复操作50～100次(图137)。

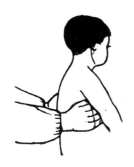 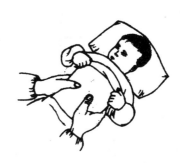

图 137　　　　　　　　　　　图 138

【临床应用】搓摩胁肋有顺气化痰、除胸闷、开积聚的作用。临床多用于治疗小儿食积、痰壅、气逆引起的胸闷、腹胀痛;久久搓摩主治肝脾肿大;若中气下陷,肾不纳气者慎用此穴。

腹

【位置】腹部。

【主治】腹痛,腹胀,呕吐,泄泻,便秘,消化不良。

【操作】沿肋弓角边缘或自中脘至脐,向两旁分推,称分推腹阴阳(图138),反复操作100~200次。掌或四指摩称摩腹(图139),摩5分钟。

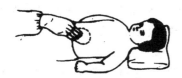 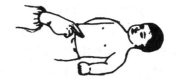

图 139　　　　　　　　　　　图 140

【临床应用】摩腹、分推腹阴阳有消食导滞、理气和胃的作用,为治疗消化系统疾病之要穴。摩腹、分推腹阴阳常与揉脐、捏脊、按揉足三里等穴合用,治疗小儿疳积、厌食。本穴又是小儿保健推拿穴位。用摩腹时,一般腹泻宜逆时针方向,便秘宜顺时针方向。

脐

【位置】肚脐。

【主治】腹胀,腹痛,食积,便秘,肠鸣,吐泻。

【操作】用中指端或掌根揉,称揉脐(图140)。指摩或掌摩,称摩脐;用拇指和食中两指抓住肚脐抖揉,亦称揉脐。反复揉100~300次;摩5分钟。

【临床应用】揉摩脐有温阳散寒、补益气血、健脾和胃、消食导滞的作用,为平补平泻之穴,多用于先天不足、后天失调,或寒湿凝聚、乳食停滞等证。临床上揉脐、摩腹、推上七节骨、揉龟尾多配合应用,简称"龟尾、七节、摩腹、揉脐",治疗腹泻效果较好。

肚角

【位置】脐下2寸(石门)旁开2寸大筋。

【主治】腹胀,腹痛,泻痢。

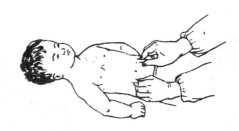

图 141

【操作】用拇食中三指作拿法,称拿肚角(图141);或用中指端按,称按肚角。

【临床应用】拿、按肚角有止腹痛、除腹胀的作用,为治疗腹痛的要穴。对各种原因引起的腹痛均可应用,特别是对寒凉腹痛、伤食腹痛效果更佳。本法刺激性强,一般拿3~5次即可。拿时快速,亦可在诸手法行毕时,再拿此穴。

脊柱

【位置】大椎直下至长强成一直线。

【主治】伤食,腹泻,腹痛,恶心,呕吐,疳积,便秘,发热,惊风,夜啼,脱肛,遗尿等。

【操作】先用掌揉法在背部自上向下揉至骶部,反复2~3遍,使肌肉放松,疏通经脉之经气;再用捏脊法自龟尾向上捏至大椎,称捏脊(图142)。一般捏3~5遍,每捏三下,向上提皮肉一下,称为捏三提一法。用食、中二指面自上而下作直推,称推脊,反复操作100~200次(图143)。

【临床应用】推捏脊有调合阴阳、补益气血、培补元气、强健脾胃、清热退烧的作用。脊柱属督脉,行走方向为由下而上,贯脊属脑络肾,督脉率阳气,统摄真元。顺经捏脊,有和脏腑、通经络、强身健体的功用。若用逆经推脊,能清热止惊,多与清天河水、退六腑、推涌泉合用,是小儿保健常用要穴之一。捏脊与补脾经、补肾经、推三关、摩腹、按揉足三里等合用,可治疗先后天不足的一些慢性疾病。

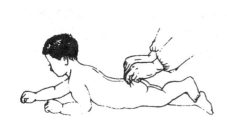 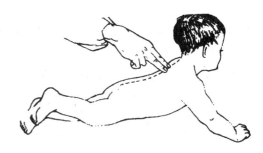

图 142 图 143

七节骨

【位置】第4腰椎至尾骨端成一直线。

【主治】泄泻,便秘,腹胀,脱肛。

【操作】用拇指桡侧面或食、中两指指面,自下向上或自上向下直推,分别称推上七节骨和推下七节骨(图144)。反复操作100~300次。

【临床应用】推七节骨有温阳止泻、益气通便的作用。推上七节骨可温阳止泻,多用于虚寒

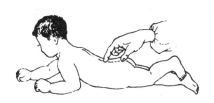 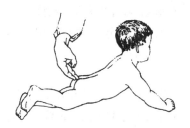

图 144　　　　　　　　　　　图 145

腹泻、久痢等症,临床上多与揉百会、揉丹田等合用治疗气虚下陷的脱肛、遗尿等症;推下七节骨可泻热通便,多用于肠热便秘,或痢疾等虚热证。

龟尾

【位置】尾椎骨端。

【主治】泄泻,痢疾,便秘,脱肛,遗尿。

【操作】用拇指端或中指端揉,称揉龟尾(图145)。反复操作100～300次。

【临床应用】揉龟尾有止泻、通便的作用。本穴为督脉之长强穴,揉之能通调督脉之经气,调理大肠之功能。穴性平和,多与揉脐、推七节骨合用,治疗腹泻、便秘等症。

第三节　四肢部穴位

脾经

【位置】脾经亦称脾土,拇指末节罗纹面。

【主治】伤食,腹泻,便秘,呕吐,痢疾,食欲不振,精神萎靡,黄疸。

【操作】旋推或将患儿拇指微屈,从拇指桡侧边缘推向掌根为补,称补脾经;拇指伸直,从指尖推向指根为清,称清脾经;自指尖到指根来回推为平补平泻,称清补脾经。补脾经、清脾经和清补脾经统称为推脾经(图146、图147)。反复操作100～500次。

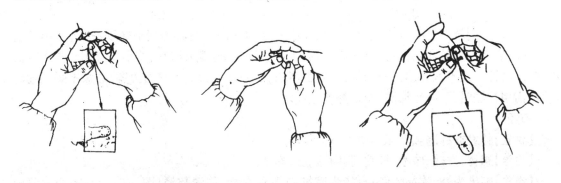

图 146　　　　　　　　　　　图 147

【临床应用】推脾经有健脾和胃、补益气血、清利湿热、消积导滞的作用。补脾经能健脾胃、补益气血,可用于脾胃虚弱、气血不足引起的食欲不振、营养不良等症,多与推三关、捏脊、运八卦、推大肠合用;清脾经能清热利湿、化痰止呕,用于湿热熏蒸、皮肤发黄、恶心呕吐、腹泻痢疾等症,多与运八卦、揉板门、分腹阴阳合用。小儿脾胃薄弱,一般用补脾经;体壮邪实者,用清脾经。

肝经

【位置】肝经亦称肝木。食指末端罗纹面。

【主治】烦躁不安,五心烦热,口苦咽干,头痛头晕,目赤,惊风。

【操作】从食指尖向指根方向直推为清,称清肝经;旋推为补,称补肝经(图148)。清肝经和补肝经统称推肝经。反复操作100~500次。

【临床应用】推肝经有平肝泻火、解郁除烦、和气生血的作用;清肝经可平肝泻火,多与清心经、掐揉小天心、补肾经、退六腑合用,治疗惊风、抽搐、烦躁不安、五心烦热等症。肝经宜清不宜补,故临床上多用清肝经。若肝虚需补时,则补后加清法,或以补肾经代之,称为滋阴养肝法,以防因补而动肝火。

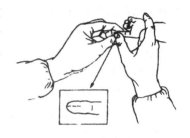

心经

【位置】心经亦称心火。中指末节罗纹面。

【主治】高热神昏,五心烦热,口舌生疮,小便赤涩,心血不足,惊惕不安。

图148

【操作】旋推为补,称补心经;自指尖直推向指根为清,称清心经(图149)。补心经和清心经统称为推心经。反复操作100~500次。

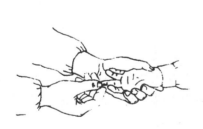
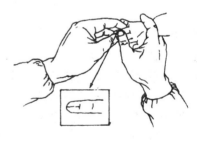

图149　　　　　　　　　　150

【临床应用】推心经有清心火、补气血、养心安神的作用。清心经能清热退心火,多用于治疗心火旺盛而引起的高热神昏、小便短赤、面赤口疮等症,与清天河水、清小肠合用。本穴宜清不宜补,故补心经不宜久用,需补时可补后加清法,以防动心火。若气血虚弱,心烦不眠或睡时露睛,需用补法时,可补后加清,或以补脾经代之。

肺经

【位置】肺经亦称肺金。无名指末节罗纹面。

【主治】感冒,发热,咳嗽,气喘,胸闷,脱肛,虚汗。

【操作】旋推为补,称补肺经;自指尖直推向指根为清,称清肺经(图150)。补肺经和清肺经统称推肺经。反复操作100~500次。

【临床应用】推肺经有清肺泻热、补益肺气、止咳化痰的作用。补肺经能补益肺气,可治疗肺气虚损、咳嗽、喘、虚汗、畏寒等症,多与推三关、揉上马合用;清肺经能宣肺清热,用于治疗肺热咳喘、痰鸣等症,多与清天河水、退六腑、推揉膻中、运八卦等合用。

肾经

【位置】肾经亦称肾水。小指末节罗纹面。

【主治】肾虚腹泻,遗尿,虚喘。膀胱湿热之小便淋沥刺痛。先天不足,久病体虚。

【操作】从指根向指尖方向直推为补,称补肾经;反之为清,称清肾经(图151)。补肾经和清肾经统称为推肾经。反复操作 100~500 次。

【临床应用】推肾经有温补下元、滋肾壮阳、清热利尿的作用。补肾经能补肾益脑,强筋健骨,可治疗肾虚久泄、先天不足等,多与补脾经、揉上马、推三关合用;清肾经可清利下焦湿热,治疗膀胱蕴热、小便赤涩、腹泻等症,多与清小肠、推箕门、掐揉小天心等合用。临床上肾经一般多用补法,需清时,多用清小肠代之。

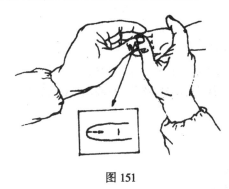

图 151　　　　　　　　　　图 152

大肠

【位置】食指桡侧缘,自食指尖至虎口成一直线。

【主治】泄泻,痢疾,便秘,脱肛,腹痛。

【操作】从食指尖向虎口直推为补,称补大肠(图152);反之为清,称清大肠。补大肠和清大肠统称推大肠。反复操作 100~300 次。

【临床应用】推大肠有固肠止泻、清利大肠湿热的作用。补大肠能调理肠腑、固脱、温中止泻,用于治疗虚寒腹泻、脱肛等症,多与补脾经、摩腹、揉脐、推上七节骨、分腹阴阳等合用;清大肠能除湿热、导积滞、清利肠腑,治疗身热、腹痛、便秘等症,多与清天河水、清脾经、清肝经、分腹阴阳合用。

小肠

【位置】小指尺侧边缘,自指尖到指根成一直线。

【主治】水泻,遗尿,小便赤涩,尿闭,口舌糜烂。

【操作】从指尖向指根方向直推为补,称补小肠(图153);反之为清,称清小肠。补小肠和清小肠统称为推小肠。反复操作 100~300 次。

【临床应用】推小肠有分泌清浊、清热利尿的作用。清小肠能清利下焦湿热,泌清别浊,治疗小便不利、尿闭、水泻等症,多与清天河水、清补脾经、清大肠、推箕门合用。如心经有热,移热于小肠,多配清心经、清天河水;若下焦虚寒、多尿、遗尿,则宜用补小肠。

肾顶

【位置】小指顶端处。

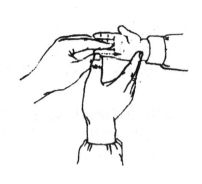
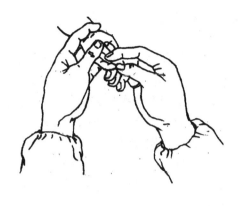

图 153　　　　　　　　　　　　图 154

【主治】盗汗,自汗,解颅。

【操作】用拇指端或中指端按揉,称揉肾顶(图 154)。反复操作 100~500 次。

【临床应用】按揉肾顶有固表止汗、收敛元气的作用。对自汗、盗汗或大汗淋漓不止等症均有一定的疗效;阴虚盗汗,加揉上马;阳虚自汗,加补脾经;治疗解颅、佝偻病,多与补脾经、补肾经、捏脊、揉足三里合用。

肾纹

【位置】手掌面,小指第 2 指间关节横纹处。

【主治】热毒内陷,瘀热不散,目赤肿痛,鹅口疮。

【操作】用食指、中指或拇指端按揉,称揉肾纹(图 155)。反复揉 100~500 次。

【临床应用】揉肾纹有祛风明目、清热散结的作用,主要治疗目赤肿痛、热毒内陷、痰结不散而致的高热、呼吸气凉、手足逆冷等症,多与揉小天心、退六腑、清天河水、分阴阳合用。

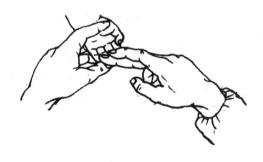

图 155

四横纹

【位置】手掌面,食、中、无名、小指的第 1 指间关节横纹处。

【主治】气血不和,腹胀痛,消化不良,惊风,疳积,气喘,口唇破裂。

【操作】用拇指甲依次掐揉,称掐四横纹;四指并拢,从食指横纹处推向小指横纹处,称推四横纹。反复推 100~300 次,掐 3~5 次。

【临床应用】掐推四横纹有调和气血、消肿散结、退热除烦的作用。掐四横纹能退热除烦、散结滞;推之能调和气血,消除胀满。临床上多用于治疗气血不和之胸闷气喘、腹胀、疳积、消化不良等症,并常与捏脊、推脾经、运板门合用。本穴也可用毫针或三棱针点刺,治疗疳积效果尤佳。

小横纹

【位置】手掌面,食、中、无名、小指掌指关节横纹处。

【主治】口疮,唇破,烦躁,腹胀。

【操作】用拇指甲依次掐之,称掐小横纹;以拇指侧推,称推小横纹。反复推100~300次,掐3~5次。

【临床应用】掐推小横纹有清热除烦、消肿散结的作用,主要治疗口疮、口唇破烂、腹胀等症。如口唇破裂、口舌生疮者,兼清脾经、清胃经、清天河水;如脾虚腹胀者,兼补脾经;如伤食者,兼揉脐、清脾经、运八卦。

推小横纹配合揉肺俞,治疗肺部干啰音有一定疗效。

掌小横纹

【位置】手掌面,小指根下,尺侧掌纹头。

【主治】口舌生疮,痰热喘咳,顿咳流涎。

【操作】用拇指或中指端按揉,称揉掌小横纹(图156)。反复操作100~500次。

【临床应用】揉掌小横纹有清热化痰、开胸散结的作用。本穴是治疗口舌生疮、百日咳、肺炎的要穴,常与按揉肺俞、膻中合用。临床对婴儿流口水者用之有效,对治疗肺部湿性啰音,有一定疗效。

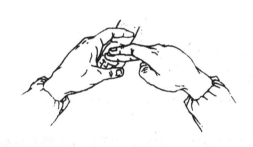

图 156

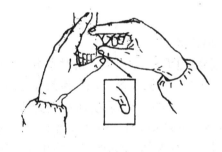

图 157

胃经

【位置】拇指掌面第2节近桡侧部。

【主治】烦渴善饥,食欲不振,呕恶嗳气,吐血衄血。

【操作】从指尖向指根方向直推为清,称清胃经(图157);旋推或左推为补,称补胃经。清胃经和补胃经统称推胃经。反复操作100~500次。

【临床应用】推胃经有降逆止呕、健脾和胃、消食化积、清中焦湿热的作用。清胃经能清脾胃湿热、和胃降逆泻火、除烦止渴,可单用本穴,亦可与其他穴合用。若胃失和降而引起的恶心、呕吐、呃逆、嗳气等症,多与清补脾经、按弦走搓摩、分腹阴阳合用;若胃肠湿热、脘腹胀满、发热、便秘等症,多与清大肠、退六腑、揉天枢、推下七节骨合用;补胃经能健脾胃、助运化,如脾胃虚弱、消化不良、纳呆腹胀等症,多与补脾经、揉中脘、摩腹、按揉足三里合用。

板门

【位置】手掌大鱼际平面。

【主治】食欲不振,食积,腹胀,呕吐,腹泻,气喘,嗳气。

【操作】用拇、食指端或指腹面揉之,称揉板门或运板门(图158);用推法从指根向腕横纹方向直推,称板门推向横纹(图159),反之称横纹推向板门。反复操作100~300次。

【临床应用】运推板门有健脾和胃、消食化滞、止呕吐、除腹胀的作用。运板门能运达上下之气,健脾和胃,消食化滞,多治疗乳食停滞、食欲不振、腹胀、嗳气、呕吐、腹泻等症,多与推脾经、运八卦、分腹阴阳合用。板门推向横纹,专功止泻,用于脾阳不振、乳食停滞而致的泄泻,多与推大肠、推脾经合用;横纹推向板门,专功止吐,用于胃气受伤,失于和降,推之能和胃降逆而止呕吐,多与推脾经、分腹阴阳、运八卦合用。

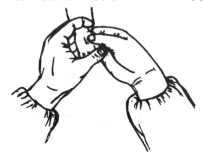
图158

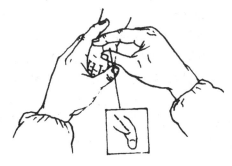
图159

内劳宫

【位置】手掌心中,当屈指时中指与无名指之间中点处。

【主治】发热,烦渴,口疮,齿龈糜烂,虚烦内热。

【操作】用中指端揉之,称揉内劳宫;自小指根掐运起,经掌小横纹、小天心至内劳宫,称运内劳宫。反复揉100~300次,运10~30次。

【临床应用】揉运内劳宫有熄风凉血的作用,为清热除烦之要穴。用于治疗心经有热而致的口舌生疮、发热、烦渴等症,多与清天河水、清心经、揉小天心合用;运掌小横纹、揉小天心、运内劳宫的复合手法,对心肾两经虚热效果更佳。

内八卦

【位置】手掌面以手心为圆心,以圆心至中指根横纹约2/3处为半径作圆周。

【主治】气喘,咳嗽,胸闷,呕吐,腹胀,腹泻。

【操作】以运法作顺时针方向掐运,称运内八卦或运八卦。反复操作100~300次。

【临床应用】运内八卦有宽胸利膈、理气化痰、行滞消食的作用。主要用于痰结喘咳、乳食内伤、胸闷、腹胀、呕吐、纳呆等症,多与推脾经、推肺经、揉板门、揉中脘合用。

小天心

【位置】手掌面大、小鱼际交接处凹陷中。

【主治】烦躁不安,夜啼,惊风,抽搐,目赤痛,小便赤涩。

【操作】用拇指甲掐,称掐小天心;用中指端揉之,称揉小天心;用中指尖或屈曲的指间关节捣,称捣小天心。反复揉100~300次,掐、捣5~20次。

【临床应用】掐揉捣小天心有清热、镇惊、利尿、明目的作用,为清心安神之要穴。主要用于心经有热而致的目赤肿痛、口舌生疮、惊惕不安、小便短赤等症,多与清天河水、揉上马、清小肠合用。若见惊风眼翻、斜视,可配掐老龙、掐人中、清肝经;眼上翻者,则向下捣、掐;左斜视者,则向右捣掐。内劳宫与本穴同属心包经,均能清心经之热,镇惊安神,而内劳宫清热力强;小天心安神效佳,并能利尿、透疹。

运水入土、运土入水

【位置】手掌面,拇指根至小指根,沿手掌边缘成一条弧形曲线。

【主治】小便赤涩,食欲不振,腹部胀痛,痢疾,吐泻,便秘。

【操作】从拇指根沿手掌边缘,经小天心推运至小指根,称运土入水;反之,称运水入土。反复操作100~300次。

【临床应用】本穴有清脾胃湿热、增强脾胃功能、利尿、止泻痢的作用。运土入水能清脾胃湿热、利尿止泻,常用于治疗新病、实证,如少腹胀满、小便赤涩、泄泻痢疾等症;运水入土能健脾助运、润肠通便,常用于治疗脾胃虚弱、完谷不化、腹泻痢疾、疳积、便秘等症。

总筋

【位置】手掌后腕横纹中点。

【主治】惊风,抽搐,夜啼,口舌生疮。

【操作】用拇指或中指按揉之,称揉总筋;用拇指甲掐之,称掐总筋(图160)。反复揉100~300次,掐3~5次。

【临床应用】揉掐总筋有通调气机、清热止痉的作用。掐总筋能清心经之热,散结止痉,通调周身气机,临床上多与清天河水、清心经合用,治疗口舌生疮、潮热、夜啼等实热证,惊风抽搐等多用掐法。

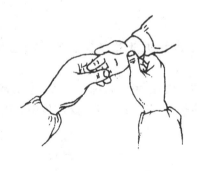

图160

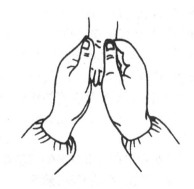

图161

大横纹

【位置】仰掌,掌后横纹,近拇指端称阳池,近小指端称阴池。

【主治】腹泻,腹胀,痢疾,寒热往来,呕吐,食积,烦躁不安,痰涎壅盛。

【操作】用双手拇指自掌后横纹中点向两侧分推,称分推大横纹,又称分阴阳(图161);自两旁向总筋处合推,称合阴阳。反复操作30~60次。

【临床应用】分阴阳有平衡阴阳、调和气血、行滞消食的作用。临床主要用于阴阳不调、气血不和、寒热往来、烦躁不安、乳食停滞、腹胀、腹泻、呕吐等症;合阴阳有化痰散结的作用。临床主要用于痰结喘咳、胸闷等症,常配揉肾纹、清天河水以加强疗效。

老龙

【位置】中指甲后1分处。

【主治】急惊风,高热抽搐以及昏迷不醒。

【操作】用拇指甲掐之,随而揉之,称掐老龙(图162)。反复掐3~5次,或醒后即止。

【临床应用】掐老龙有开窍醒神的作用,主要用于急救。若急惊风暴死或高热抽搐,掐之知痛有声音者可治,不知痛无声音者难治。

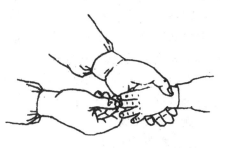

图162

端正

【位置】中指甲根两侧赤白肉际处。桡侧称左端正,尺侧称右端正。

【主治】呕吐,泄泻,痢疾,鼻衄,惊风。

【操作】用拇指甲掐或用拇指罗纹面揉之,称掐端正、揉端正。反复揉30~50次,掐3~5次。

【临床应用】掐揉端正有降逆、止呕吐、止泻痢、止血的作用。揉右端正能降逆止呕,主要用于治疗胃气上逆引起的恶心呕吐等症,多与运八卦、推脾经、横纹推向板门合用;揉左端正,功在升提中气、止泻痢,用于水泻、痢疾等症,多与推脾经、推大肠合用;掐端正多用治小儿惊风,多与掐老龙、清肝经等法合用。同时本穴对鼻衄有效。另若有左斜视,重掐右端正;有右斜视,重掐左端正。

五指节

【位置】掌背五指第1指间关节。

【主治】惊风,惊惕不安,吐涎,咳嗽,风痰。

【操作】用拇指指甲依次掐之,随而揉之,称掐揉五指节,用拇指端揉搓之,称揉五指节。反复掐3~5次,揉30~50次。

【临床应用】掐揉五指节有安神镇惊、祛风痰、开关窍的作用。若惊惕不安、惊风等症,常与推肝经、推心经、掐揉小天心合用;如胸闷、痰喘、咳嗽等症,多与运八卦、推揉膻中合用。

二扇门

【位置】手掌背中指根末节两侧凹陷处。

【主治】惊风抽搐,身热无汗,感冒。

【操作】用拇指甲掐,称掐二扇门;用拇指偏峰按揉,称揉二扇门(图163)。反复掐3~5次,揉100~500次。

【临床应用】掐揉二扇门有发汗解表、退热平喘的作用,为发汗效法。揉时要稍用力,速度宜快,多用治风寒外感,与揉肾顶、补脾经、补肾经合用,宜于治疗平素体虚外感者。

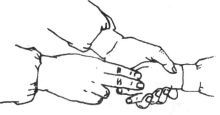

图163

上马

【位置】手背,无名指、小指掌指关节后陷中。

【主治】小便赤涩淋沥,消化不良,腹痛,体虚,喘咳,脱肛,遗尿。

【操作】用拇指或中指指甲掐揉之,称揉上马或掐上马。反复揉100~500次,掐3~5次。

【临床应用】揉掐上马有滋阴补肾、顺气散结、利水通淋的作用,为补肾滋阴的要法。阴虚阳亢、潮热烦躁、久病体虚、消化不良、小便赤涩、牙痛、脱肛、遗尿等症,多与补肝经、补肾经、补肺经合用。揉上马治小便闭涩疗效明显。对体虚弱、肺部有干啰音者,配揉小横纹;有湿啰音者,配揉掌小横纹,多揉效果好。

外劳宫

【位置】手掌背中,与内劳宫相对处。

【主治】风寒感冒,腹痛腹胀,肠鸣腹泻,痢疾,脱肛,遗尿,疝气。

【操作】用食、中指端揉之,称揉外劳宫;用指尖掐之,称掐外劳宫(图164)。反复揉100~300次,掐3~5次。

【临床应用】掐揉外劳宫有发汗解表的作用,性温,为温阳散寒、开阳举陷之佳穴。临床用揉法为多,主要治疗一切虚寒证,如外感风寒、鼻塞流涕、脏腑积寒、完谷不化、肠鸣腹泻、脱肛、遗尿等,多与补脾经、推三关、补肾经、揉丹田、揉上马合用。

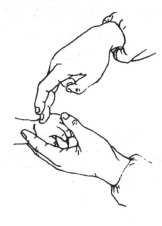
图164

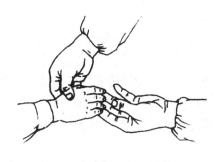
图165

威灵

【位置】手背外劳宫穴旁,第2、3掌骨歧缝间。

【主治】惊风,昏迷不醒,头痛。

【操作】用拇指甲之,称掐威灵(图165)。反复掐3~5次,或醒后即止。

【临床应用】掐威灵有醒神、开窍、镇惊的作用,主要用于惊风以及昏迷,为急救之常用穴。急惊暴死者掐本穴,有声者易治,无声者难治。

精宁

【位置】手背外劳宫旁,第4、5掌骨歧缝间。

【主治】疳积,痰喘,干呕,眼内胬肉。

【操作】用拇指甲之,称为掐精宁(图166)。反复掐5~10次。

【临床应用】掐精宁有行气、破结、化痰的作用。多用治痰食积聚、气吼痰喘、干呕、疳积等症,常与补脾经、补胃经、推三关、捏脊合用。掐精宁用于急救,多与掐威灵合用,可加强开窍醒神的疗效。

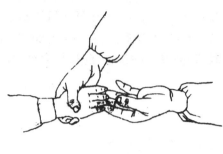
图166

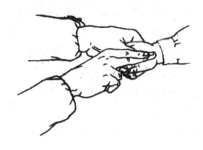
图167

一窝风

【位置】手背腕横纹正中凹陷处。

【主治】关节痹痛,腹痛肠鸣,伤风感冒。

【操作】用拇指或中指端揉之,称揉一窝风(图167)。反复操作100~300次。

【临床应用】揉一窝风有通经络、温中行气、止痹痛、利关节的作用。对因受风寒、食积所致腹痛,其效果更佳,能通经络而散寒;治风湿性关节炎有一定疗效,多与拿肚角、推三关、揉中脘合用;配揉外劳宫,治脏腑积寒、气虚下陷之证;配揉二扇门,治外感风寒无汗证。

膊阳池

【位置】在手背,一窝风后3寸处。

【主治】大便秘结,小便赤涩,感冒头痛。

【操作】用拇指甲掐或用指端揉,称掐膊阳池或揉膊阳池。反复操作50~100次。

【临床应用】掐、揉膊阳池有通大便、利小便、止头痛的作用,多用之有显效,但大便滑泻禁用。如用于感冒头痛、小便赤涩等症,多与其他利尿、解表、止痛穴合用。

三关

【位置】前臂桡侧,腕横纹至肘横纹成一直线。

【主治】病后体虚,气血虚弱,阳虚肢冷,腹痛,泄泻,风寒感冒,疹出不透等一切虚寒证。

【操作】食、中二指并拢,用指腹面自腕横纹起推至肘横纹,或用拇指桡侧推之,称推三关,亦称推上三关(图168)。屈患者拇指,从拇指外侧端推向肘,称大推三关,反复操作100~300次。

【临床应用】推三关有温阳散寒,益气活血,培补元气的作用,性温热,主治一切虚寒性病证。用于治疗气血虚弱、命门火衰、下元虚冷、阳气不足、身体虚弱、四肢厥冷、面色无华、食欲不振、疳积、吐泻等症,多与补脾经、补肾经、揉丹田、捏脊、摩腹、运八卦合用;如疹毒内陷、疹出不透、发热恶寒无汗、黄疸、阴疸等症,多与推脾经、清胃经、运八卦、掐揉二扇门合用。

天河水

【位置】前臂掌侧正中,自腕横纹至肘横纹(总筋穴至洪池穴)成一直线。

【主治】外感发热,潮热,内热,烦躁不安,口渴,弄舌,重舌,惊风等一切热证。

【操作】用食、中两指指腹面自腕横纹推至肘横纹,称清(推)天河水(图169)。用食、中两指沾水自总筋处,一起一落弹打,如弹琴状,直至洪池,同时一面用口吹气随之称打马过天河。

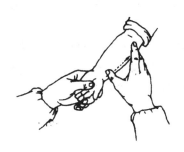
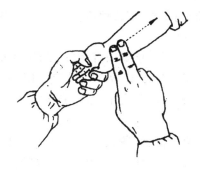

图 168　　　　　　　　　图 169

反复操作 100~300 次。

【临床应用】清天河水有清热解表、泻心火、除烦躁、化燥痰的作用。性微凉,用于感冒发热、头痛、恶风、微汗、咽痛等症,多与推攒竹、推坎宫、揉太阳合用;阴虚发热、五心烦热、烦躁不安、惊风、口燥咽干、口舌生疮等症,配清心经、清肝经;打马过天河清热之力大于清天河水,多用于实热、高热证。

六腑

【位置】前臂尺侧,从肘横纹至腕横纹成一直线。

【主治】一切实热病证,如高热,烦渴,惊风,鹅口疮,咽喉肿痛,热痢,大便干燥。

【操作】用拇、食、中指指腹罗纹面自肘推向腕,称退六腑、退下六腑或推六腑(图 170)。反复操作 100~300 次。

【临床应用】推六腑有解毒、清热、凉血的作用,性寒凉,对脏腑郁热、积滞、壮热苔黄、口渴、咽干而痛、痄腮、热痢等一切实热证均可用之。与补脾经同用,则止汗效果较好,但对脾虚腹泻者慎用。

退六腑与推三关为大凉大热要穴,可单用,亦可合用。培补元气,温煦阳气可用推三关;高热烦渴可用退六腑。两穴合用一凉一热,能平衡阴阳,但须防止大凉大热,伤其正气,可用"推三抑一法",如寒热夹杂,以热为主,则以退六腑三数,推三关一数之比推之;或以寒为主,则以推三关三数,退六腑一数之比推之。如两穴推数相等,则有调和之意。

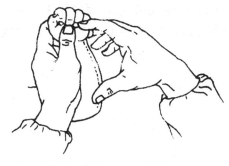

图 170

箕门

【位置】大腿内侧,从膝盖上缘至腹股沟成一直线。

【主治】小便赤涩不利,尿闭,水泻。

【操作】用食、中二指指腹面,从膝盖内侧上缘直上,推至腹股沟根部,称推箕门。反复操作100~300次。

【临床应用】推箕门有利尿、清热、通小便的作用。推箕门性平和,有较好的利尿作用,用于尿潴留,多与揉丹田、按揉三阴交合用;用于小便赤涩不利,多与清小肠合用;若水泻,多与补脾经、推大肠、清小肠合用,取其利尿之功效,即所谓"利小便实大便"之意。

百虫

【位置】膝上内侧肌肉丰厚处,即血海穴上2寸。

【主治】下肢瘫痪,惊风,抽搐,昏迷。

【操作】用拇指和食、中二指指腹或按或拿,称按百虫或拿百虫(图171)。按或拿3~5次。

【临床应用】按拿百虫有通经络、止抽搐的作用。百虫穴与按揉足三里、拿委中、揉膝眼合用,用于治疗下肢瘫痪、痹痛;若用于治惊风、抽搐,手法刺激宜重。

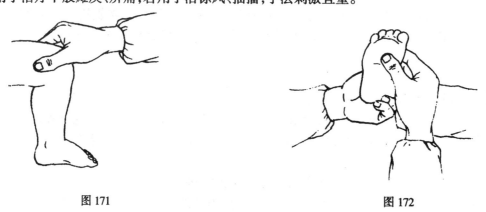

图171　　　　　　　　　　图172

涌泉

【位置】屈足趾,掌心前正中凹陷中。

【主治】发热,五心烦热,呕吐,腹泻。

【操作】用拇指面自足跟向足趾部推,称推涌泉,或用拇指端面揉之,称揉涌泉(图172)。反复操作50~100次。

【临床应用】推涌泉有引火归元、退虚热、止吐泻的作用。用于治疗五心烦热,夜寐不安以及发热等症,多与揉上马、运内劳宫合用,配合退六腑、清天河水能退实热。揉涌泉能够治吐泻,左揉止吐,右揉止泻。

中篇　针灸与推拿手法

第一章　刺灸方法

刺法和灸法，是两种不同的治疗方法。刺法亦称针法，是利用金属制成的各种针具，采用一定的手法，刺激人体腧穴的方法；灸法，主要是用艾叶，点燃后在人体皮肤上进行烧灼或熏烤。两者虽然所用器材和操作方法不同，但都是通过腧穴激发经络之气，调整脏腑机能，以调和阴阳、扶正祛邪、疏通经络、行气活血，从而达到防病治病的目的。针和灸在临床上常互相配合应用，故合称针灸。针是治病的主要工具，古有九针，其名称、形状、用途各不相同，目前所用针具，即是从九针的基础上发展而来的。临床常用的有毫针、三棱针、皮肤针和皮内针等多种。灸法的应用愈来愈受到重视，某些作用又是针法所不及的。

本章主要介绍常用针灸方法，内容有毫针刺法、灸法（附拔罐法）及其他针法（三棱针、皮肤针、头针、耳针等）。

第一节　毫针刺法

一、针具

毫针是临床应用最广泛的一种针具。大凡能刺灸的腧穴，均可使用毫针进行针刺。目前应用的毫针多采用不锈钢制成，但也有用金、银或其他合金制成的。其针身圆滑，针尖形如松针，系取法于古代的毫针。

（一）毫针的结构和规格

毫针的结构可分五个部分：以铜丝或铝丝紧密缠绕的一端称为针柄，针柄的末端用铜丝或铝丝缠绕呈圆筒状，称为针尾；针的尖端锋锐部分称为针尖；针尖与针柄之间的部分称为针身；针身与针柄的连接处称为针根（图173）。

毫针的规格主要以针身的长短和粗细来分，其长短原以寸计算，新规格以毫米计算；其粗细原以号数计，现改以直径的毫米数计算。毫针的长短、粗细规格分别如表30、表31：

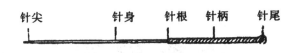

图 173 毫针的结构

表 30　　　　　　　　　　　　　　　毫针长短规格表

寸	0.5	1.0	1.5	2.0	2.5	3.0	3.5	4.0	4.5
毫米	15	25	40	50	65	75	90	100	115

表 31　　　　　　　　　　　　　　　毫针粗细规格表

号数	26	27	28	29	30	31	32	33
直径(毫米)	0.45	0.42	0.38	0.34	0.32	0.30	0.28	0.26

以上两表所列毫针的不同规格,其中以粗细 28～32 号,40～90mm 长的毫针较为常用。

(二)毫针的修理和保存

针具在使用过程中,应经常进行检查和修理,如发现针身弯曲,可用手指或竹片夹住针身,将其拐直。若属急弯,针身有锈蚀,应弃之不用。若针尖不正、有钩、过钝者,可用细砂纸或细磨石重新磨好,使针尖正直光滑,尖而不锐,圆而不钝,如松针状为宜。

针具在不使用时应妥善保存,防止针尖受损、针身弯曲或生锈、污染等。一般藏针的器具有针盒、针管和藏针夹等。若用针盒或藏针夹,可多垫几层消毒纱布,将消毒后的针具,根据针身的长短,一一分别置于或插在纱布上,再用消毒纱布敷盖,以免针具受损和污染,然后将针盒或针夹盖好备用。若用针管,针管应比针具稍长一点,置针尖的一端塞上干棉花,以防针身弯曲和针尖损坏。

二、针刺前准备

(一)针刺前练习

毫针的针身细软,如果没有一定的指力和熟练的手法,就很难随意进针和进行各种手法的操作。针刺练习是初学针刺的基础,是进针顺利、减少疼痛、提高疗效的基本保证。故在临证前必须进行指力和手法练习。

1. 纸垫练针法

用质料疏松的软纸,折叠成长约 8cm、宽约 5cm、厚约 2cm 的纸块,用线如"井"字形扎紧,做成纸垫。练针时左手平垫纸垫,右手拇、食、中三指执针柄,使针尖垂直抵触在纸垫上,然后捻动针柄,并渐加一定的压力,待针刺透纸垫后,将针拔出,另换一处,反复练习。此种方法主要是锻炼指力和捻转的基本手法(图 174)。

2. 棉团练针法

用棉花一团,以棉纱线绕扎,内松外紧,外包白布一层,用线封口,做成直径约 6～7cm 的圆球一个。练针时先用短毫针在棉团上练习进针、出针、上下提插、左右捻转等基本手法,待短针运用自如以后,再改用长针进行练习(图175)。

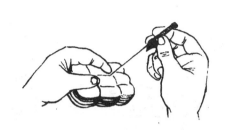

图174 纸垫练针

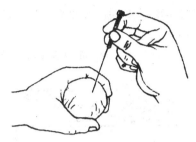

图175 棉团练针

通过以上各种方法的练习,要求达到进针出针顺利、提插幅度一致、捻转角度准确、频率快慢均匀,使之运用自如,得心应手。但为了更好地掌握针刺方法,体验针刺的各种感觉,还应进行自身试针或两人之间互相试针,以便临床针刺施术时,心中有数,提高针刺手法和操作水平。

(二)选择针具

在针刺之前,必须选择针身挺直光滑、坚韧而富有弹性的针具。凡针身有剥蚀、锈痕,针尖不正、有钩、过钝者不宜使用。以针尖正直光滑、尖而不锐、圆而不钝、端直无钩者为佳。针柄缠丝必须牢紧,否则捻转不易着力。针根要牢固。

在选择针具时,除应注意上述事项外,在临床上还应根据病人的性别、年龄的长幼、形体的肥瘦、体质的强弱、病性的虚实、病变部位的表里浅深和所取腧穴所在的具体部位,选择长短、粗细适宜的针具。《灵枢·官针》中说:"九针之宜,各有所为,长短大小,各有所施也。"如男性、体壮、形肥,且病变部位较深者,可选稍粗、稍长的毫针。反之若女性、体弱、形瘦,而病变部位较浅者,选择较短、较细的毫针。一般来说,皮薄肉少之处和针刺较浅的腧穴,宜选择较短较细的针具;皮肉肥厚而针刺宜深的腧穴,宜选用针身稍长、稍粗的毫针。临床上选针常以将针刺入腧穴应至之深度,而针身还应露在皮肤上稍许为宜。如应刺入15mm,可选25mm的针;应刺入25mm时,可选用40~50mm的针。

(三)选择体位

一般而言,选择体位应以医者正确取穴、操作方便、病人舒适、便于留针为原则。在可能的情况下,尽量采取一种体位。对于体弱或精神过度紧张者,应采用卧位施术。临床常用的体位主要有以下几种。

1. 仰卧位

适宜于取头、面、胸、腹部的腧穴及四肢的部分腧穴(图176)。

2. 侧卧位

适宜于取身体侧面的腧穴和上下肢部分腧穴(图177)。

3. 俯卧位

适宜于取头、项、背、腰、臀部及下肢后面的腧穴(图178)。

4. 仰靠坐位

适宜于取前头、颜面、颈前、胸部及上肢的部分腧穴(图179)。

5. 俯伏坐位

适宜于取后头、项、肩和背部的腧穴(图180)。

6. 侧伏坐位

适宜于取头部一侧、面颊及耳前后部位的腧穴(图181)。

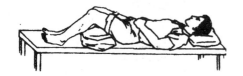

图176　仰卧位

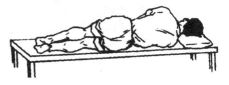

图177　侧卧位

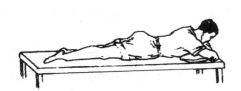

图178　俯卧位

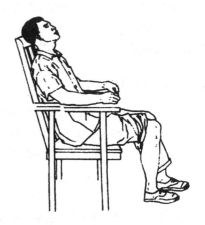

图179　仰靠坐位

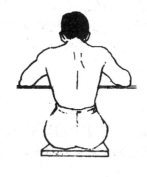

图180　俯伏坐位

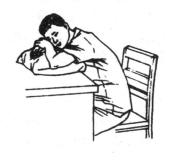

图181　侧伏坐位

(四)消毒

针刺前必须做好消毒工作,其中包括针具消毒、腧穴部位的消毒和医者手指的消毒。

针具消毒最好是用汽锅消毒,即将所用的针具,分别用纱布包扎,置于高压蒸汽锅内消毒,在1200kPa,120℃高温下15分钟,即可达到消毒的目的。若用煮沸消毒时,可将针具用纱布包扎,放入清水锅中煮沸,水沸后煮15～20分钟,亦可达消毒目的。现在最常用的是药物消毒,即将针具置于75%酒精内,浸泡30分钟,取出拭平就可使用。对某些传染病患者用过的针具,必须严格消毒后再用。对于普通病人,应做到一穴一针。有条件者采用一次性针。

患者的腧穴部位一般用75%的酒精棉球擦拭即可。若用三棱针点刺放血或皮肤针叩刺的部位,则先用2%碘酊擦拭,再以酒精棉球脱碘后进行针刺。

医者的手指应在施术前用肥皂水洗刷干净,再以酒精棉球擦拭后,方可持针操作。

三、操作方法

(一)进针法

毫针的进针方法有双手进针法、单手进针法和针管进针法。在进行针刺操作时,除单手进针法外,大都是双手协同操作,紧密配合。《难经·七十八难》说:"知为针者信其左,不知为针信其右。"《标幽赋》进一步指出"左手重而多按,欲令气散;右手轻而徐入,不痛之因。"临床上一般用右手持针操作,主要是以拇、食、中三指夹持针柄,其状如持毛笔(图182),故右手称为"刺手"。左手指端切按压所刺部位或辅助针身,故称左手为"押手"。

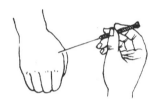

图182 持针姿势

刺手的作用,是掌握针具,施行手法操作。进针时,运指力于针尖,使针刺入皮肤,再行捻转,刺向深层,并施行提插、捻转、出针等各种手法。

押手的作用,主要是固定腧穴位置,夹持针身协助刺手进针,使针身有所依附,不致摇晃和弯曲,以利于进针,减少刺痛和调节、控制针感。具体的进针方法有以下几种:

1. 双手进针法

即左右手互相配合将针刺入腧穴,这是最基本的进针方法。双手进针法,根据针刺部位不同及针的长短而分为指切进针法、夹持进针法、提捏进针法和舒张进针法等4种。

(1)指切进针法:又称爪切进针法,以左手拇指或食指端切按在腧穴位置的旁边,右手持针,紧靠左手指甲面将针刺入腧穴(图183)。此法适宜于短针的进针。

(2)夹持进针法:或称骈指进针法,即用左手拇、食两指持捏消毒干棉球,夹住针身下端,露出针尖1~2分,将针尖对准所刺腧穴的皮肤表面,右手持针,捻动针柄,当右手指力下压时,左手拇、食指同时用力,双手协同,边捻边插,将针刺入腧穴(图184)。此法适宜于长针的进针。

(3)提捏进针法:用左手拇、食两指将针刺腧穴部位的皮肤捏起,右手持针,从捏起的上端将针刺入(图185)。此法适宜于皮肉浅薄部位的腧穴,特别是面部腧穴的进针,如印堂、攒竹、地仓等穴。

(4)舒张进针法:用左手拇、食两指将所刺腧穴部位的皮肤向两侧撑开,使皮肤绷紧,右手持针,使针从左手拇、食二指的中间刺入腧穴(图186)。此法适宜于皮肤松弛部位的腧穴。

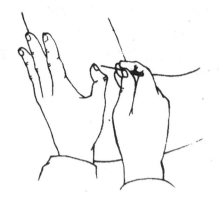
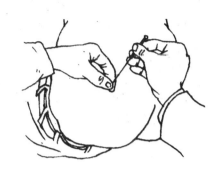

图 183　指切进针法　　　　　　　图 184　夹持进针法

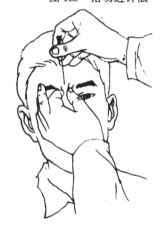
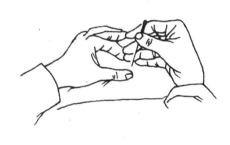

图 185　提捏进针法　　　　　　　图 186　舒张进针法

2. 单手进针法

右手拇、食指夹持针柄，中指指端靠近穴位，指腹抵住针身下端，当拇食指向下用力时，中指随之屈曲，紧靠持针身，将针刺入腧穴（图187）。此法多用于短针的进针。

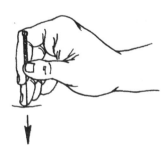

图 187　单手进针法

3. 针管进针法

选用玻璃或金属制成的针管,针管的长度约比毫针短 6~9mm,以便露出针柄,针管的直径,以能顺利通过针尾为宜。进针时,用左手将针管置于应刺的腧穴上,右手将针装入管内,然后用食指叩打或用中指弹击针管上端露出的针尾,即可使针刺入。取下针管后,即可运用行针手法。

(二)针刺的角度和深度

在针刺操作过程中,正确掌握针刺的角度、方向和深度,是增强针感、提高疗效、防止意外事故发生的重要环节。取穴的正确性,不仅是指体表的位置,还必须与正确的针刺角度、方向和深度结合起来,才能发挥其应有的效果。如针刺同一腧穴,由于针刺的角度和深度不同,所产生针感的强弱、传导的方向及治疗的效果都有明显的差异。临床上对所取腧穴的针刺角度、方向和深度,要根据施术部位、病情需要以及患者的体质强弱、胖瘦等具体情况而灵活掌握。

1. 针刺的角度

针刺的角度,是指进针时针身与皮肤表面所形成的夹角。其角度大小,主要根据腧穴所在的位置和治疗要达到的目的结合而定。一般分直刺、斜刺和平刺三种(图188)。

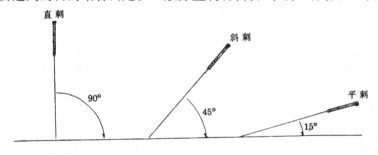

图 188 针刺角度

(1)直刺:针身与皮肤表面呈 90°角垂直刺入。适应于全身大多数腧穴,尤其是肌肉丰厚部位的腧穴。如四肢及腹部腧穴,多用直刺。

(2)斜刺:针身与皮肤表面呈 45°角左右倾斜刺入。适应于肌肉较浅薄处或内有重要脏器的部位。

(3)平刺:又称"沿皮刺"、"横刺"。针身与皮肤表面呈 15°角左右沿皮刺入,适应于皮薄肉少部位的腧穴。在施透穴刺法时,多采用这种针刺方法。

2. 针刺的深度

针刺的深度是指针身刺入人体内的深浅程度。每个腧穴的针刺深度,在腧穴各论中已有具体论述,在此仅根据下列情况作原则的介绍。

(1)体质:身体瘦弱者宜浅刺,身强体肥者宜深刺。

(2)年龄:年老体弱及小儿娇嫩之体,宜浅刺;中青年身强体壮者,宜深刺。

(3)病情:阳证、表证、新病宜浅刺;阴证、里证、久病宜深刺。

(4)部位:头面和胸背及皮薄肉少处的腧穴宜浅刺;四肢、臀、腹及肌肉丰满处的腧穴宜深刺。

针刺的角度和深度关系极为密切,一般而言,深刺多用直刺,浅刺多用斜刺或平刺。对天突、哑门、风府、风池等穴以及眼区、胸背和重要脏器部位的腧穴,尤其要注意掌握好针刺的角度和深度。至于不同季节,对针刺深浅也有影响,亦应予以重视。

(三)行针与得气

1. 行针

行针亦称运针,是指将针刺入腧穴后,为了使患者得气,调节针感以及进行补泻而实施的各种针刺手法。常用的行针手法有以下两种。

(1)提插法:是将针刺入腧穴一定深度后,施以上下进退的行针动作。使针从浅层向下刺入深层为插;由深层向上退到浅层为提(图189)。一般来说,提插幅度大、频率快,其刺激量就大;反之,刺激量则小。提插的幅度、频率以及操作时间,应根据病人的体质、病情和腧穴的部位、医者所要达到的目的等因素而定。

(2)捻转法:将针刺入腧穴的一定深度后,以右手拇指和中、食二指持住针柄,进行一前一后的来回旋转捻动的操作方法(图190)。捻转的角度大,频率快,刺激量就大,反之刺激量则小。因此,捻转的角度、频率以及操作时间,应根据病人的体质、病情和腧穴的特征、医者所要达到的目的等因素而定。

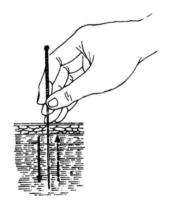

图189 提插法　　　　　　　　　　图190 捻转法

以上两种手法,既可单独应用,也可相互配合运用,临床上必须根据病人的具体情况,灵活掌握,才能达到治疗目的。

2. 得气

得气又称针感,是指将针刺入腧穴后所产生的经气感应。当这种经气感应产生时,医者会感到针下有沉紧的感觉;同时患者在针刺部位有酸、麻、胀、重等感觉,甚或沿着一定部位,向一定方向扩散传导的感觉。若无感应而不得气时,医者则感到针下空虚无物,患者亦无酸、麻、胀、重等感觉。正如窦汉卿在《标幽赋》中说:"轻滑慢而未来,沉涩紧而已至……气之至也,如鱼吞钩饵之浮沉;气未至也,如闲处幽堂之深邃。"这可以说是对得气与否所作的最形象的描述。

得气与否以及气至的迟速,既直接关系针刺治疗的效果,又可以借此窥测疾病的预后。《灵枢·九针十二原》载:"刺之而气不至,无问其数;刺之而气至,乃去之……刺之要,气至而有效。"这充分说明了得气与否的重要意义。临床上一般是得气迅速,疗效较好;得气较慢,效果稍差;若无得气,则可能无效。《金针赋》也说:"气速效速,气迟效迟。"因此,在针刺过程中若得气较慢,或不得气,就要分析其原因:如取穴定位不准,手法运用不当,或针刺的角度有误、深浅失度等,对此就要重新调整腧穴的针刺部位、角度、深度,运用必要的行针手法,这样再次行针时,一般即可得气。若病程较久,正气虚惫,以致经气不足;或因局部感觉迟钝、丧失而不易得气时,可采用行针催气或留针候气,或加艾灸以助经气的来复,而促使得气。或因治疗而随着疾病的向愈,经气可逐步得到恢复,针刺时则可迅速得气。若用上法仍不得气,多为脏腑经络之气虚衰已极,对此当考虑配合或改用其他治疗方法。

(四)针刺补泻

针刺补泻是根据《灵枢·经脉》:"盛则泻之,虚则补之"这一针灸治病的基本原则而确立的两种不同的治疗方法。《千金要方》提出:"凡用针之法,以补泻为先。"一般来说,凡是能鼓舞人体正气,使低下的功能恢复旺盛的叫"补法";凡是能疏泄病邪,使亢进的功能恢复正常的叫"泻法"。针刺补泻是通过针刺腧穴,激发经气以补益正气,疏泄病邪而调节人体脏腑经络功能,促使阴阳平衡而实现的。针刺补泻效果的产生,主要取决于以下三个方面:

1. 机体的功能状态

人体功能在不同的病理状态下,针刺可以产生不同的作用而有补和泻的不同效果。如机体处于虚脱状态时,针刺可以起到回阳、固脱、补虚的作用;当机体处于邪盛而见实热、闭证的情况下,针刺又可以泻邪,起到清热、启闭的泻实作用。如胃肠痉挛疼痛时,针刺可以解除痉挛而使疼痛缓解;胃肠蠕动弛缓时,针刺可以增强胃肠蠕动而使其功能恢复正常。这种针刺补虚泻实的调节作用和机体正气的盛衰有着密切的关系。如机体的正气充盛,则经气易于激发,针刺调节作用就显著;若机体的正气不足,经气则不易激发,针刺调节作用就较差。

2. 腧穴特性

腧穴的功能不仅具有它的普遍性,而且有些腧穴具有相对的特异性。如有些腧穴适宜于补虚,有些腧穴则适宜于泻实。譬如足三里、关元、膏肓、命门等穴,具有强壮作用,多用于补虚;而人中、十宣、少商等穴,则具有清热、启闭、祛邪的作用,多用于泻实。

3. 补泻手法

针刺手法是产生补泻作用,促使机体内在因素转化的重要手段之一。针刺补泻的手法很多,现将临床常用的几种介绍如下:

(1)捻转补泻:当针刺入腧穴得气后,捻转角度小、用力轻、频率慢、操作时间短者为补法;捻转角度大、用力重、频率快、操作时间长者为泻法。也有以左转时角度大,用力重者为补法;右转时角度大、用力重者为泻法。

(2)提插补泻:当针刺入腧穴得气后,先浅后深、重插轻提、提插幅度小、频率慢、操作时间短者为补法。先深后浅、轻插重提、提插幅度大、频率快、操作时间长者为泻法。

(3)其他补泻手法:除上述补泻手法之外,尚有多种补泻手法。现将常用的其他补泻手法见表32:

表32　　　　　　　　　　　　其他补泻手法表

名　称	补　法	泻　法
疾徐补泻	进针时徐徐刺入,少捻转,速出针	进针时速刺入,多捻转,徐徐出针
迎随补泻	针尖随着经脉循行去的方向刺入	针尖迎着经脉循行来的方向刺入
呼吸补泻	呼气时进针,吸气时出针	吸气时进针,呼气时出针
开阖补泻	出针后迅速揉按针孔	出针时摇大针孔,不加揉按
平补平泻	进针得气后,均匀地提插、捻转,即可出针	

(五)留针与出针

1. 留针

是指针刺入腧穴行针施术后,将针留置在穴内一定时间。留针是为了加强针刺的作用和便于继续行针施术。留针与否及留针时间的长短,主要依病情而定。一般病证,只要针下得气而施以适当的补泻手法后,即可出针或留针10~20分钟;但对某些特殊病证,如急性腹痛、破伤风、角弓反张、寒证、顽固性疼痛或痉挛性病证,即可适当延长留针时间,有时留针可达数小时或更长,以便在留针过程中作间歇行针,以增强、巩固疗效。若不得气时,留针还可以起到候气的作用。

2. 出针

在行针施术或留针后,即可出针。出针时,先以左手持消毒干棉球按压住针孔周围的皮肤,右手轻微捻转,慢慢将针提至皮下,然后将针拔出,左手顺势揉按针孔,以防出血。出针后应嘱患者休息片刻,不宜剧烈活动,并检查针数,以防遗漏。出针是治疗的最后环节,根据病情需要,可用阴性出针法和阳性出针法。阴性出针法是指出针时不做手法,不产生针感,适用于阴虚体弱之患者;阳性出针是指出针时仍做行针手法,产生针感,适用于痛证体实患者。

四、针刺意外情况的处理及预防

1. 晕针

【原因】患者精神紧张,体质虚弱,或疲劳、饥饿、大汗、大泻、大出血之后,或因体位不适以及医者针刺手法过重等,而致在针刺过程中发生此症。

【症状】病人突然出现精神疲倦、头晕目眩、心慌气短、面色苍白、恶心欲吐、多汗、四肢发冷、脉象微弱,严重者可见神志昏迷、仆倒在地、四肢厥逆、血压下降、二便失禁、脉微欲绝。

【处理】立即停止针刺,将针全部拔出,使患者平卧,头部稍低,注意保暖,轻者静卧片刻,给饮温开水或糖水后,即可恢复。重者可在上述处理基础上,指切或针刺人中、素髎、合谷、十宣、内关、足三里、涌泉等穴即可恢复。若仍昏迷不省,呼吸细微,可配合其他疗法或采取急救措施。

【预防】若初次接受针刺治疗或精神过度紧张,身体虚弱者,应先做好解释,消除对针刺的顾虑,同时选择舒适持久的体位,最好采用卧位,选穴宜少,手法宜轻。若饥饿、疲劳、大渴时,应令进食、休息、饮水后再予针刺。医生在针刺治疗过程中,要全神贯注,随时观察病人的神色,询问病人的感觉,一旦有不适等晕针先兆,可及早采取处理措施,以防晕针现象出现。

2. 滞针

【原因】患者精神紧张,当针刺入腧穴后,局部肌肉强烈收缩,或行针手法不当,向单一方向捻针太过,以致肌肉组织缠绕针身而成滞针。若留针时间过长,有时也可出现滞针。

【现象】在行针时或留针后,医者感到针下涩滞,捻转不动,提插、出针均感困难,若勉强捻转、提插时,则病人痛不能忍。

【处理】若病人精神紧张,局部肌肉过度收缩,可嘱患者消除紧张状态,使肌肉放松,稍延长留针时间;或用手指在滞针腧穴附近进行揉按和叩弹针柄;或在附近再刺一针,以宣散气血而缓解肌肉的紧张。若因手法不当,或单向捻针而致者,可向相反方向退转,将针捻回,用刮柄、弹柄法,使缠绕在针身的肌肉组织回释,即可消除滞针。

【预防】对精神紧张者,应先做好解释工作,消除不必要的恐惧心理。医者手法要熟练,减少针刺疼痛,行针时捻转角度不宜过大过快,避免单向连续捻针。

3. 弯针

【原因】医者进针手法不熟练,用力过猛过速,以致针下碰到坚硬组织,或因留针时患者移动体位,或因突然肌肉暂时痉挛,亦有因针柄受到外物的压迫和碰撞,或发生滞针而未能及时处理等造成。

【现象】针柄改变了进针或刺入留针时的方向和角度,提插、捻转及出针均感困难,患者感到针下疼痛。

【处理】发现弯针后,不可再行提插、捻转等手法。若针系轻微弯曲,应将针慢慢拔出。如果弯曲角度较大时,应顺着弯曲的方向顺势将针拔出。若针身弯曲不止一处,须视针柄扭转倾斜的方向,逐渐分段慢慢拔出。若由病人移动体位、肌肉痉挛所致者,应使患者慢慢恢复原来的体位,放松肌肉,再将针缓缓拔出,切忌强行拔针,以防折针。

【预防】医者施术手法要熟练,指力要均匀轻巧,进针不要过猛、过速。患者体位要舒适,不得随意改变体位,针刺部位和针柄不得受外物碰撞或压迫。如有滞针现象应及时处理。

4. 折针

【原因】针具质量较差,针根或针身有剥蚀伤痕,针刺前失于检查。行针时强力提插、捻转,使用电针时骤然加大强度,使肌肉猛烈收缩。留针时患者随意改变体位,或弯针、滞针未能及时正确地处理等,均可造成折针。

【现象】行针时或出针后发现针身折断,其断端部分针身尚露于皮肤外,或断端全部没入皮肤之下。

【处理】发现折针后,医生要沉着冷静,嘱患者不要移动体位,切勿惊慌乱动,以防断针向肌肉深层陷入。若断端部分尚在体外,可用手指或镊子将针起出。如断端与皮肤相平或稍凹陷于皮内者,可用左手拇、食二指垂直向下挤压针孔两旁,使断端暴露体外,用右手持镊子将断针取出。若断针完全深入皮下或肌肉深层时,应在 X 线下定位,施手术取出。

【预防】认真检查针具,对不符合要求的针具应弃之不用。针刺时不宜将针身全部刺入腧穴,应留部分针身在体外。在行针或留针时,应嘱患者不得随意更换体位。避免过猛、过强地行针。在针刺过程中,如发现弯针,应立即退针。对于滞针、弯针,应及时处理,不可强拉硬拔。电针器在使用前要注意输出旋钮先置于最低位,切不可突然加大输出强度。

5. 出血与血肿

【原因】针尖弯曲带钩,提插捻转幅度过大,腧穴下毛细血管丰富,刺伤皮下血管。

【现象】出针后针孔出血,或针刺部位肿胀疼痛,继则局部皮肤呈青紫色。

【处理】针孔出血者可用消毒干棉球按压针孔片刻,即可止血。若微量的皮下出血而局部稍有青紫时,一般不必处理,可自行消退。若局部青紫肿胀疼痛较重或活动不便者,可先作冷敷止血,再做热敷或在局部轻轻揉按,以促使局部瘀血吸收消散。

【预防】仔细检查针具,熟悉解剖部位,针刺时尽量避开血管,在血管丰富部位不宜采用提插法。出针时立即用消毒棉球按压针孔。

6. 气胸

【原因】医者对解剖部位不熟悉,针刺胸、背、腋、肋及缺盆等部腧穴时,因角度和深度不当使空气进入胸膜腔而致创伤性气胸。

【现象】一旦发生气胸,轻者可见胸痛、胸闷、心慌、呼吸不畅,严重者则出现呼吸困难、心跳加快、唇甲紫绀、出汗、血压下降、虚脱等休克现象。

【处理】轻者可给消炎、镇咳药物,休息5~7天,气体可自行吸收。严重者应立即采用急救措施,如胸腔抽气减压、输氧、抗休克等。

【预防】针刺胸、背、腋、肋及缺盆等部腧穴及肩井穴时,要严格掌握针刺的角度和深度,不宜直刺过深和大幅度提插。

五、针刺注意事项

1. 妇女怀孕3个月以内者,不宜针刺下腹部的腧穴。怀孕3个月以上者,腹部、腰骶部腧穴也不宜针刺,三阴交、合谷、昆仑、至阴等可引起子宫收缩的腧穴也应禁刺。如妇女行经时,若非为了调经,亦不应针刺。

2. 小儿囟门未合时,头顶部的腧穴也不宜针刺。

3. 有自发性出血或损伤后出血不止的患者,不宜针刺。

4. 皮肤有感染、溃疡、瘢痕或肿瘤的部位,不宜针刺。

5. 针刺眼区和项部的风府、哑门等穴以及脊椎部的腧穴,要注意掌握一定的角度,更不宜大幅度地提插、捻转和长时间地留针,以免伤及重要组织器官,产生严重的不良后果。

6. 针刺小腹部穴位时,应先排小便,对尿潴留患者在针刺小腹部腧穴时,应掌握适当的针刺方向、角度和深度,以免误伤膀胱等器官,出现意外事故。

第二节 灸法(附:拔罐法)

灸法是用艾绒或其他药物点燃后,在体表腧穴部位上进行熏、熨、烧、灼,给人体以温热性刺激,通过经络腧穴的作用,以达到治病和防病目的的一种方法。《医学入门》说:"药之不及,针之不到,必须灸之。"说明灸法可弥补针药之不足。

施灸的原料很多,但多以艾叶为主。艾叶气味芳香、易燃,可作灸料,具有温通经络、行气活血、祛湿逐寒、消肿散结、回阳救逆及防病保健的作用。《本草从新》说:"艾叶辛苦,生温熟热,纯阳之性,能回垂绝之元阳;通十二经,走三阴,理气血,逐寒湿,暖子宫……以之灸火,能透诸经而除百病。"艾灸是用干燥的艾叶,碾碎成绒,除去杂质,贮藏备用。以陈久者为佳。

一、常用灸法

(一)艾炷灸

是将纯净的艾绒置于平板上,用手搓捏成上尖下阔呈圆锥形的艾炷,常用的艾炷有如麦粒,或如苍耳子,或如莲子,或如半截橄榄等大小不一(图191)。灸时每燃完一个艾炷,叫做一壮。艾炷灸又分直接灸与间接灸两类:

1. 直接灸

将大小适宜的艾炷直接放在皮肤上施灸(图192)。若施灸时需将皮肤烧伤化脓,愈后留有瘢痕者,称瘢痕灸;若不使皮肤烧伤化脓,不留瘢痕者,称无瘢痕灸。

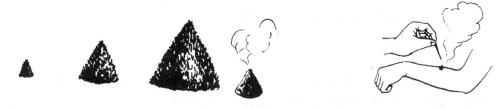

图191 艾炷　　　　　　　　　　图192 直接灸

(1)瘢痕灸:又称化脓灸。施灸时先将所灸腧穴部位涂以少量的大蒜汁,以增强粘附和刺激作用,然后将大小适宜的艾炷置于腧穴上,用火点燃艾炷施灸。每壮艾炷必须燃完,除去灰烬,再继续加炷施灸,待需灸壮数灸完为止。施灸时,由于艾火烧灼皮肤,因此可产生剧痛,此时可用手在施灸腧穴周围轻轻拍打,以缓解疼痛。一般1周左右,施灸部位化脓而形成灸疮,5~6周灸疮自行痊愈,结痂脱落,留下瘢痕。此法常用于顽固性痹证、哮喘、瘰疬、肺痨等慢性疾病。

(2)无瘢痕灸:施灸时先在所灸部位涂以少量的凡士林,使艾炷便于粘附,然后将大小适宜的(约如苍耳子大)艾炷置于腧穴上,点燃施灸,当艾炷燃到2/5左右,患者感到微有灼痛时,即可用镊子将艾炷夹去或压灭,然后继续易炷再灸,待规定壮数灸完为止。因其皮肤无灼伤,故灸后不化脓,也不留瘢痕。此法易为病人所接受,凡灸法之适应症均可采用。

2. 间接灸

又称隔物灸,是用药物将艾炷与施灸部位的皮肤隔开进行施灸的方法。所用间隔药物很多,如以生姜间隔者,称隔姜灸;用食盐间隔者,称隔盐灸。常用的有如下几种:

(1)隔姜灸:将鲜生姜切成直径约2~3cm,厚约0.2~0.3cm的薄片,中间用针刺数孔,置于应灸的腧穴部位或患处,将艾炷放在姜片上点燃施灸(图193),当艾炷燃尽后,换炷再灸。灸完所规定的壮数,以皮肤潮红湿润而不起泡为度。常用于虚寒腹痛、泄泻、呕吐以及风寒痹痛等。

(2)隔蒜灸:将鲜大蒜头切成厚约0.2~0.3cm的薄片,或捣蒜如泥,作间隔物,如上法施灸。多用于瘰疬、肺痨、痈疽疮毒未溃时、腹中积块及毒虫咬伤等证。

(3)隔盐灸:取纯净的食盐填敷于脐部,或于盐上再放置一薄姜片,上置大艾炷施灸(图194),可用于虚寒性腹痛、久泻、久痢、四肢厥冷、中风脱证、虚脱等证。

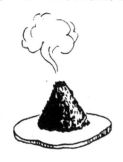
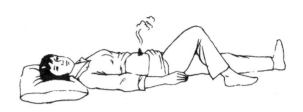

图193　隔姜灸　　　　　　　　　　图194　隔盐灸

(4)隔附子饼灸:将附子研成细末,用酒调和做成直径约3cm、厚约0.8cm的附子饼,中间以针刺数孔,放在应灸腧穴或患处,上面再放艾炷施灸,直到灸完所规定的壮数为止。多用于治疗命门火衰而致的阳痿、早泄或疮疡久溃不敛等证。

(二)艾条灸

取纯净细软的艾绒24克,平铺在26cm长、20cm宽的细草纸上,将其卷成直径约1.5cm的圆柱形艾卷,要求卷紧,外裹以质地柔软疏松而又坚韧的桑皮纸,用胶水或浆糊封口而成(图195)。也有在艾绒中掺入肉桂、干姜、丁香、独活、细辛、白芷、雄黄、苍术、乳香、没药、川椒各等分的细末6g,则称为"药条"。施灸的方法分温和灸和雀啄灸两种:

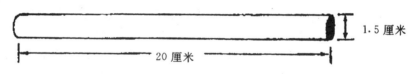

图195　艾条

1. 温和灸

将艾条的一端点燃,对准应灸腧穴的部位,约距皮肤2～3cm进行熏烤(图196),使患者局部有温热感而无灼痛为宜,一般每处灸5～7分钟,至皮肤稍起红晕为度。对昏厥、局部知觉迟钝的患者和小儿,医者可将食、中两指分开,置于施灸部位两侧,通过医生手指的感觉来测知患者局部的受热程度,以便随时调节施灸的距离,防止烫伤。

2. 雀啄灸

施灸时,将艾条点燃的一端与施灸部位的皮肤并不固定在一定距离,而是象鸟雀啄食一样,一上一下地施灸(图197)。另外也可均匀地上下或向左右方向移动或作反复的旋转施灸。以上两法对一般需灸的病证均可采用,但温和灸多用于慢性病,雀啄灸多用于急性病。

(三)温针灸

温针灸是针刺与艾灸结合应用的一种方法,适应于既需要留针又适宜艾灸的病证。操作方法是,将针刺入腧穴得气后,在留针时,将艾绒捏在针尾上,或用约2cm左右长的艾条插在针

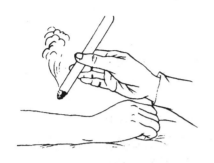
图 196　温和灸

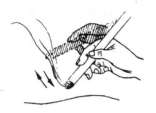
图 197　雀啄灸

柄上,点燃施灸(图 198),待艾绒或艾条烧完后除去灰烬,将针拔出。

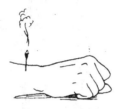

图 198　温针灸

二、适应范围

此灸法具有温通经络、行气活血、祛湿逐寒、消肿散结、回阳救逆及防病保健的作用。既适应于虚证、寒证,也可用于某些实证和热证,如中风脱证、风寒湿痹、呕吐、腹痛、泄泻、哮喘、腰痛、阳痿、早泄、瘰疬、肺痿、关节肿痛、痈疽初期或疮疡久溃不敛等症。

三、注意事项

1. 临床上一般是先灸上部、阳部,后灸下部、阴部,壮数是先少后多,艾炷是先小后大。但在特殊情况下,则可酌情而施。如治疗脱肛,即可先灸长强以收肛,后百会以举陷。

2. 颜面、五官和有大血管的部位,不宜采用瘢痕灸;孕妇的腹部和腰骶部也不宜施灸。

3. 施灸后如局部出现小水泡,注意不要擦破,可任其自然吸收。如水泡较大,可用消毒针穿针,放出水液,涂以龙胆紫,并以纱布包敷。如化脓灸者,在灸疮化脓期间,要注意适当休息,加强营养,保持局部清洁,并用敷料保护灸疮,以防感染,待其自然愈合。若灸疮脓液呈黄绿色,或有渗血现象者,可用消炎药膏或玉红膏外敷。

此外,施灸时要注意防止艾炷翻落,以防烧伤皮肤和衣物。

【附】拔罐法

拔罐法又称"吸筒疗法",古代称为"角法"。它是以罐为工具,利用燃烧排除罐内空气,造成负压,使之吸附于腧穴或应拔部位的体表,产生刺激,使被拔部位的皮肤充血、瘀血,以达到治疗疾病的目的。

一、罐的种类

罐的种类很多,临床上常用的有竹罐、陶罐和玻璃罐三种(图199)。

(一)竹罐

用粗细不等(细者直径不小于3cm,粗者5~7cm)的坚固无损的竹子,制成6~8cm或8~10cm长大小不同的竹管,一端留节做底,用刀刮去外皮及内膜,制成形如腰鼓状的圆筒,用砂纸磨光,使罐口光滑平正。竹罐的优点是取材较容易、经济易制、轻巧、不易摔碎。缺点是容易燥裂、漏气、吸附力不大。

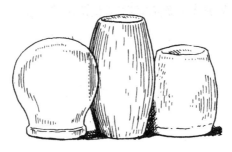

图199 玻璃罐、竹罐、陶罐

(二)陶罐

是用陶土烧制而成,有大有小,罐口光滑平正,肚大而圆,口、底较小,其形如腰鼓。其优点是吸附力强,缺点是容易摔碎、损坏。

(三)玻璃罐

是在陶罐的基础上,改用玻璃加工而成,形如球状,罐口平滑,较厚,有大、中、小三种型号。也可用广口罐头瓶代替。优点是质地透明,使用时可以观察所拔部位的皮肤充血、瘀血的程度,便于随时掌握情况。缺点是容易摔碎、损坏。

二、拔罐方法

(一)火罐

是用火在罐内燃烧排除空气,形成负压,使罐吸附在皮肤上。具体操作方法有以下几种:

1. 闪火法

是用长纸条或用镊子夹一酒精棉球,用火将其点燃,使火在罐内绕1~3圈(切勿将罐口烧热,以免烫伤皮肤),将火退出,迅速将罐扣在应拔部位,即可吸附在皮肤上。此法因罐内无火,比较安全,但吸附力较差(图200)。

2. 投火法

用酒精棉球或易燃纸片,点燃后投入罐内,然后迅速将罐扣在应拔部位,即可吸附在皮肤上(图201)。此法适应于侧面横拔,否则会因燃烧物落下而烧伤皮肤。

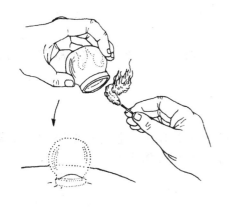
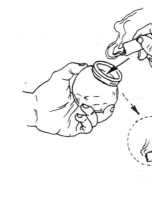

　　图 200　闪火法　　　　　　　　　　　　　　图 201　投火法

3. 滴酒法

用 95% 酒精或高度白酒,滴入罐内 1~3 滴(切勿多滴,以免拔罐时酒精下流烧伤皮肤),沿罐内壁摇匀,用火点燃后,迅速将罐扣在应拔部位。

4. 贴棉法

用大小适宜的酒精棉一块,贴在罐内壁的下 1/3 处,用火将酒精棉点燃后,迅速扣在应拔的部位。

(二)水煮法

水煮法适宜于竹罐。一般是根据施术部位,选择大小适宜的竹罐若干个,放在锅内加水煮沸后,用镊子将罐口朝下夹出,迅速用凉毛巾紧扪罐口,立即将罐扣在应拔部位,即能吸附在皮肤上。留罐约 3~5 分钟后,便可起罐。或在锅内放入适量的祛风活血药,如羌活、独活、当归、红花、麻黄、艾叶、川椒、木瓜、川乌、草乌等同时煮沸,称为药罐,多用于风寒湿痹等证。

以上诸法,一般留罐 10~15 分钟,待拔罐部位的皮肤充血、瘀血,将罐取下。若罐大而吸拔力强时,可适当缩短留罐时间,以免起泡。

此外,在临床上根据病情需要,在具体运用火罐时,除了一般常用的留罐以外,还有以下几种方法:

走罐:又称推罐,拔罐时,先在所拔部位的皮肤或罐口上,涂少许凡士林或润滑油,再将罐拔住,然后医者用右手握住罐子,稍加压力,慢慢地向上下或左右往返推动(图 202),至所拔部位的皮肤红润充血甚或瘀血时,将罐起下。此法适宜于面积较大、肌肉丰厚的部位,如脊背、臀及大腿等部位的疼痛、麻木、风寒湿痹等证。

闪罐:是将罐拔住后,立即起下,如此反复多次地拔住起下,起下拔住,直至皮肤潮红、充血,或瘀血为度。多用于局部皮肤麻木、疼痛或功能减退等疾患。

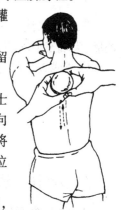

图 202　走罐

刺血拔罐:即在应拔部位的皮肤消毒后,用三棱针点刺出血或用皮肤针叩针后,再行拔罐,以加强刺血治疗的作用。多用于治疗丹毒、扭伤、乳痈、头痛、感冒等。

三、起罐法

起罐时,一手握住罐子,一手拇指或食指从罐口旁边按压一下,使气体进入罐内,即可将罐取下。切不可用力猛拔以免擦伤皮肤。

四、适应范围

拔罐法具有温经通络、祛湿逐寒、行气活血及消肿止痛的作用。适应于风寒湿痹、腰背痛、胃痛、腹痛、消化不良、慢性泄泻、头痛、感冒、哮喘、痛经、毒虫咬伤及丹毒等病证。

五、注意事项

1. 拔罐时要选择适当体位和肌肉丰满的部位。
2. 拔罐时要根据所拔部位的面积大小而选择大小适宜的罐。操作时必须迅速,才能使罐拔紧,吸附有力。
3. 用火罐时应注意勿灼伤或烫伤皮肤,若烫伤或留罐时间太长而皮肤起水泡时,小者毋须处理,仅敷以消毒纱布,防止擦破即可。水泡较大时,用消毒针将水放出,涂以龙胆紫药水,或用消毒纱布包敷,以防感染。
4. 皮肤有过敏、溃疡、水肿及大血管分布部位,不宜拔罐。高热抽搐者,以及孕妇的腹部、腰骶部,也不宜拔罐。

第三节 其他针法

一、三棱针

三棱针取法于古代的"锋针",由不锈钢制成,长约6～8cm,针柄稍粗呈圆柱形,针身呈三棱形,尖端三面有刃,针尖锋利(图203),是用于点刺放血的针具。用其刺破患者身体上的一定腧穴或浅表血络,放出少量血液以治疗疾病的方法,称刺络法,亦称放血疗法。

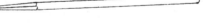

图203 三棱针

(一)操作方法

右手拇、食两指持住针柄,中指抵住针尖部,露出针尖3～5mm,以控制针刺深度,针刺时左手捏住指(趾)部,或夹持、舒张皮肤,右手持三棱针针刺(图204)。较常用的刺法有下列几种:

1. 腧穴点刺法

先在应刺腧穴部位的周围推捏,使血聚集穴部,常规消毒后,右手持针对准腧穴迅速刺入3mm左右,立即出针,双手轻轻挤捏针孔周围,使出血数滴,然后用消毒干棉球按压针孔止血。

此法多用于指(趾)末端腧穴,如十宣、十二井穴及耳尖穴等。

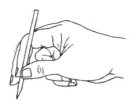

图204 三棱针持针式

2. 刺络法

先用带子或橡皮管,结扎在应刺部位上端(近心端),左手拇指压在应刺部位下端,常规消毒,右手持三棱针,对准针刺部位的浅静脉,缓慢刺入,稍加晃动,迅速将针拔出,使之出血。出血量由不足1毫升至几毫升,由于各临床医生的经验不同,差距甚大。然后用消毒干棉球按压止血。多用于肘窝、腘窝部浅静脉点刺出血。

3. 散刺法

又叫"豹文刺"。《灵枢·官针》说:"豹文刺者,左右前后刺之,中脉为故,以取经络之血者。"散刺法是在病变局部周围进行点刺的一种方法。根据病变部位大小不同,可刺10~20针左右,由病变外缘环形向中心点刺,以促使瘀血或热毒的消散,达到祛瘀生新、清热解毒的目的。多用于局部瘀血、顽癣、痈肿初起和丹毒等。

4. 挑刺法

以左手按压施术部位,或提捏应刺部位皮肤,使皮肤固定,右手持针,将已消毒过的腧穴或反应点的表皮挑破,然后深入皮内5毫米左右,将针身倾斜并使针尖轻轻挑起,挑断皮下部分纤维组织,最后局部消毒,覆盖敷料。适应于痔疾、麦粒肿、瘰疬等证。

所谓反应点类似丘疹,一般似针帽大小,多呈褐色,或粉红、灰白、棕褐色。在临床上应注意与痣、毛囊炎、色素斑相鉴别。反应点如果不明显,可用干毛巾或拇指掌面在皮肤上来回擦几下,一般即可显示。例如:痔疾,在腰骶部或八髎穴附近出现反应点;麦粒肿在耳尖、大椎、肩部有反应点;瘰疬(颈部),在两肩胛区内脊柱两侧有反应点等。

挑刺一般3~7天1次,3~5次为1疗程,10~14天后,可进行第2疗程。

(二)适应范围

三棱针刺法具有开窍泄热、活血祛瘀、疏通经络的作用。既适用于实证热证,也可用于寒实证,以及经络瘀滞、疼痛诸证。如昏厥、高热、中暑、中风闭证、急性吐泻、急性咽喉肿痛、目赤肿痛、顽癣、疖痈初起、扭挫伤、痔疾、疳疾、头痛、丹毒、顽固性痹证、手足麻木等急慢性疾患。

(三)注意事项

1. 由于三棱针刺后针孔较大,必须严格消毒,以防感染。
2. 针刺时不宜用力过猛、过深,切勿刺伤动脉,出血不宜过多,一般以数滴为宜。
3. 身体虚弱、气血两亏,或有出血性疾病及出血不易止住的患者,不宜使用。
4. 三棱针刺激较强,应注意预防晕针的发生。

二、皮肤针

皮肤针又叫"梅花针"、"七星针"。是用5~7枚不锈钢短针集成一束,或如莲蓬形固定在针柄的一端而成。皮肤针刺法,是以多针浅刺的一种治疗方法。《素问·皮部论》说:"凡十二经络脉者,皮之部也。是故百病之始生也,必先于皮毛。"十二皮部与经络脏腑联系密切,运用皮肤针叩刺皮部,激发调节脏腑经络功能,以达到治疗疾病的目的。

(一)操作方法

1. 持针法

右手握住针柄后部,食指压在针柄上面(图205)。

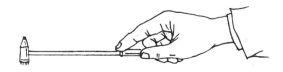

图205　皮肤针持针法

2. 叩刺方法

将针具及施术部位常规消毒后,右手持针,针尖对准应刺部位,使用手腕之力,将针尖垂直叩打在皮肤上,并立即提起,反复进行。

3. 叩刺强度

根据病人体质、年龄、病情及叩刺部位的不同,有强、弱、中三种刺激强度。

(1)弱刺激:即轻刺。用较轻的腕力进行叩刺,以局部皮肤稍有潮红,病人无疼痛感觉为度。适应于老、弱、妇、儿、虚证患者和头面、眼区、耳、口、鼻及肌肉浅薄处。

(2)强刺激:即重刺。用较重的腕力进行叩刺,局部皮肤可见隐隐出血,患者有疼痛感觉。适应于年壮体强、实证、麻痹性疾病和肩、背、腰、腿、臀等肌肉丰满处。

(3)中刺激:介于强弱两种刺激之间,局部皮肤潮红,但无渗血,患者稍觉疼痛。适应于一般疾病和多数患者,除头面及肌肉浅薄处外,大部分均可采用此法。

4. 叩刺部位

皮肤针叩刺部位一般可分循经、腧穴和局部叩刺三种。

(1)循经叩刺:是循经络路线进行叩刺的一种方法。最常用的是项背腰骶部的督脉和膀胱经。因督脉能调节一身之阳气,五脏六腑的背俞穴,皆分布在背腰部的膀胱经,所以其治疗范围颇广。其次是四肢肘膝以下的经络,因原、络、郄、五输穴多分布在肘膝以下,可治疗各相应脏腑经络的疾病。

(2)穴位叩刺:是根据穴位主治作用和病情需要进行叩刺的一种方法。临床上较常用的有各种特定穴、华佗夹脊穴、阿是穴等。

(3)局部叩刺:即在病灶部位进行叩刺的一种方法。如扭伤后局部瘀肿疼痛、顽癣等,均可在局部进行散刺或围刺。

(二)适应范围

皮肤针多用于小儿麻痹症,末梢神经炎,神经性皮炎,肌肤麻木,慢性胃肠病,消化不良,头痛,胁痛,脊背痛,高血压,失眠,痛经,斑秃,顽癣,近视和小儿遗尿等。

(三)注意事项

1. 皮肤针针尖必须平齐,无钩,针柄与针头联结必须牢固,以防叩刺时滑动。
2. 叩刺时针尖必须垂直而下,垂直而起,避免斜、钩、挑,以减少疼痛。
3. 针具和叩刺部位均应注意消毒,重叩后如有出血者,应进行处理,以防感染。局部皮肤有外伤或溃疡者,不宜使用。
4. 循经叩刺时,每隔1cm左右叩刺一下,一般可循经叩刺8~16次。

三、电针

电针是在针刺腧穴"得气"后,在针上通以接近人体生物电的微量电流以防治疾病的一种疗法。它的优点是:在针刺腧穴的基础上,加以脉冲电的治疗作用,针与电两种刺激相结合,故对某些疾病能提高疗效;能比较正确地掌握刺激参数;代替手法运针,节省人力。

(一)电针器的选择

电针器的种类较多,目前较常见的有蜂鸣式电针器、电子管电针器、半导体电针器等数种。它采用振荡发生器,输出接近人体生物电的低频脉冲电流,既可做电针,又可用点状电极或板状电极直接放在穴位或患部进行治疗。电针器以具有刺激量大、安全、可用干电池、不受电源限制、耗电少、体积小、携带方便、耐震、无噪声者为佳。

(二)操作方法

1. 配穴处方

与毫针刺法治疗大致相同。但须选取两个穴位以上,一般以取用同侧肢体1~3对穴位(即是用1~3对导线)为宜,不可过多,过多则会刺激太强,患者不易接受。

2. 电针方法

针刺穴位有了治疗所需的"得气"感应后(神志失常、知觉麻木、小儿患者除外),将输出电位器调至"0"度,负极接主穴,正极接配穴(也有不分正负极,将两根导线任接两支针柄),然后拨开电源开关,选好波型,慢慢调高至所需输出电流量。通电时间一般5~20分钟左右,针刺麻醉可持续更长时间。如感觉减低,可适当加大输出电流量,或暂时断电1~2分钟后再行通电。如果病情只需用一个穴位,可把一根导线接在针柄上,另一根导线接在一块约25cm大小的薄铝板上,外包几层湿纱布,平放在离针稍远的皮肤上,用带子固定。这样,针刺部位的电刺激感应很明显,作用较集中,而铝板部位因电流分散,感应微弱,作用很小。

3. 电流的刺激强度

当电流开到一定强度时,患者有麻刺感,这时的电流强度称为"感觉阈"。如电流强度再稍增加,患者会突然产生刺痛感,能引起疼痛感觉的电流强度称为电流的"痛阈"。脉冲电流的

"痛阈"强度因人而异,在各种病态情况下差异也较大。一般情况下,感觉阈和痛阈之间的电流强度,是治疗最适宜的刺激强度。但此区间范围较窄,须仔细调节。超过"痛阈"以上的电流强度,患者不易接受,应以病人能耐受的强度为宜。

(三)脉冲电流的作用和电针的适应症

1. 脉冲电流的作用

人体组织是由水分、无机盐和带电生物胶体组成的复杂的电解质导体。当一种波型、频率不断变换的脉冲电流作用于人体时,组织中的离子会发生定向运动,消除细胞膜极化状态,使离子浓度和分布发生显著变化,从而影响人体组织功能。离子浓度和分布的改变,是脉冲电流治疗作用最基本的电生理基础。低频脉冲电流通过毫针刺激腧穴,具有调整人体功能,加强止痛、镇静,促进气血循环,调整肌张力等作用。

低频脉冲电流的波形、频率不同,其作用亦不同。频率有每分钟几十次至每秒钟几百次不等。频率快的叫密波(或叫高频),一般在50~100次/秒,频率慢的叫疏波(或叫低频),一般是2~5次/秒。有的电针机有连续波(亦叫可调波),可用频率旋钮任意选择疏密波形。有的电针机分别装置密波、疏波、疏密波、断续波等数种波形,临床使用时应据病情选择适当波形,可以提高疗效。

密波:能降低神经应激功能。先对感觉神经起抑制作用,接着对运动神经也产生抑制作用。常用于止痛、镇静、缓解肌肉和血管痉挛、针刺麻醉等。

疏波:其刺激作用较强,能引起肌肉收缩,提高肌肉韧带的张力。对感觉和运动神经的抑制发生较迟。常用于治疗痿症,各种肌肉、关节、韧带、肌腱的损伤等。

疏密波:是疏波、密波自动交替出现的一种波形。疏、密交替持续的时间约各1.5秒,能克服单一波形易产生适应的缺点。动力作用较大,治疗时兴奋效应占优势。能促进代谢,促进气血循环,改善组织营养,消除炎性水肿。常用于扭挫伤、关节周围炎、气血运行障碍、坐骨神经痛、面瘫、肌无力、局部冻伤等。

断续波:是有节律地时断时续自动出现的一种疏波。断时,在1.5秒时间内无脉冲电输出,续时,是密波连续工作1.5秒。断续波形,机体不易产生适应,其动力作用颇强,能提高肌肉组织的兴奋性,对横纹肌有良好的刺激收缩作用。常用于治疗痿症、瘫痪。

锯齿波:是脉冲波幅按锯齿形自动改变的起伏波,每分钟16~20次或20~25次,其频率接近人体的呼吸规律,故可用于刺激膈神经(相当于天鼎穴部),作人工电动呼吸,抢救呼吸衰竭(心脏尚有微弱跳动者),故又称呼吸波。并有提高神经肌肉兴奋性、调整经络功能、改善气血循环等作用。

2. 电针的适应证

电针的适应证基本和毫针刺法相同,故其治疗范围较广。临床常用于各种痛证,痹证,痿证,心、胃、肠、胆、膀胱、子宫等器官的功能失调,癫狂,肌肉、韧带、关节的损伤性疾病,并可用于针刺麻醉。

(四)注意事项

1. 电针器在使用前须检查性能是否良好。如电流输出时断时续,须注意导线接触是否良好,应检修后再用。干电池使用过一段时间,如电流输出微弱,就须换新电池。

2. 电针器最大输出电压在 40V 以上者,最大输出电流应控制在 1mA 以内,避免发生触电事故。直流电或脉冲直流电有电解作用,容易引起断针和灼伤组织,不能作电针器的输出电流。

3. 调节电流量时,应逐渐从小到大,切勿突然增强,防止引起肌肉强烈收缩,患者不能忍受,或造成弯针、断针、晕针等意外。

4. 有心脏病者,避免电流回路通过心脏。近延髓、脊髓部位使用电针时,电流输出量宜小,切勿通电过大,以免发生意外。孕妇慎用。

5. 温针灸用过的毫针,针柄表面因氧化而不导电;有的毫针柄是用铝丝绕制而成,并经氧化处理镀成金黄色,氧化铝绝缘不导电。以上两种毫针应将电针器输出线夹持在针体上。

第四节 头针、耳针

一、头针

头针,是在头部特定的刺激区进行针刺,以治疗各种疾病的一种方法。临床上常用于脑源性疾患。

(一)刺激区的部位和主治

为了准确掌握刺激区的部位,首先在头部确定两条标准定位线。

前后正中线:是从两眉间中点(正中线前点)至枕外粗隆尖端下缘(正中线后点)经过头顶的连线(图206)。

眉枕线:是从眉中点上缘和枕外粗隆尖端的头侧面连线(图206)。

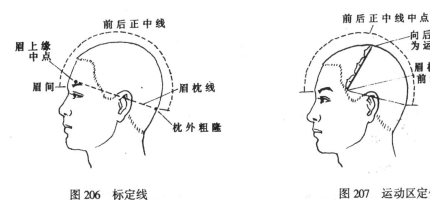

图206 标定线　　　　图207 运动区定位

1. 运动区

(1)部位:上点在前后正中线中点向后移 0.5cm 处,下点在眉枕线和鬓角发际前缘相交处。如果鬓角不明显,可以从颧弓中点向上引垂直线,此线与眉枕线交叉处向前移 0.5cm 为运动区下点,上下两点连线即为运动区(图207)。运动区可划分为上、中、下三部五等分。上部是运动区的上 1/5,为下肢、躯干运动区。中部是运动区的中 2/5,为上肢运动区。下部是运动区的下 2/5,为面运动区,亦称语言一区。

(2)主治

上部:治疗对侧下肢、躯干部瘫痪。

中部:治疗对侧上肢瘫痪。

下部:治疗对侧中枢性面瘫、运动性失语(病人丧失语言能力,但基本上保留理解语言的能力)、流口水、发音障碍。

2. 感觉区

(1)部位:在运动区向后移 1.5cm 的平行线,即为感觉区(图 208)。感觉区可划分为上、中、下三部五等分。上部是感觉区的上 1/5,为下肢、头、躯干感觉区。中部是感觉区的中 2/5,为上肢感觉区。下部是感觉区的下 2/5,为面感觉区。

(2)主治

上部:治疗对侧腰腿痛、麻木、感觉异常、头痛、头晕、耳鸣、颈项疼痛。

中部:治疗对侧上肢疼痛、麻木、感觉异常。

下部:治疗对侧面部麻木、偏头痛、三叉神经痛、颞颌关切炎等。

3. 舞蹈震颤控制区

(1)部位:在运动区向前移 1.5cm 的平行线(图 208)。

(2)主治:舞蹈病、震颤麻痹和震颤麻痹综合征。

4. 晕听区

(1)部位:从耳尖直上 1.5cm 处,向前及向后各引 2cm 的水平线(图 208)。

(2)主治:眩晕、耳鸣、听力下降。

5. 语言二区

(1)部位:从顶骨结节后下方 2cm 处为起点,向后引一平行于前后正中线的 3cm 长的直线,即为该区(图 208)。

(2)主治:命名性失语。

6. 语言三区

(1)部位:从晕听区的中点向后引 4cm 长的水平线(图 208)。

(2)主治:感觉性失语。

7. 运用区

(1)部位:从顶骨结节起向下引一垂直线,同时引与该线夹角为 40°的前后两线,三条线的长度均为 3cm(图 208)。

(2)主治:失用症。

8. 足运感区

(1)部位:在前后正中线的中点旁开左右各 1cm,向后引 3cm 长的直线,平行于正中线(图 209)。

(2)主治:对侧下肢瘫痪、疼痛、麻木及急性腰扭伤、夜尿、皮质性多尿、子宫下垂等。

9. 视区

(1)部位:在前后正中线的后点,旁开左右各 1cm 处的枕外粗隆水平线上,向上引平行于前

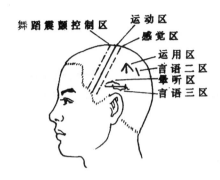

图208 侧面刺激区

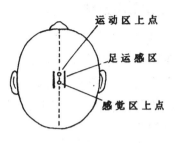

图209 顶面刺激区

后正中线的4cm长的直线(图210)。

(2)主治:皮质性视力障碍。

10. 平衡区

(1)部位:在前后正中线的后点,旁开左右各3.5cm处的枕外粗隆水平线上,向下引平行于前后正中线的4cm直线(图210)。

(2)主治:小脑疾病引起的共济失调、平衡障碍、头晕、失眠,脑干功能障碍引起的肢体麻木瘫痪。

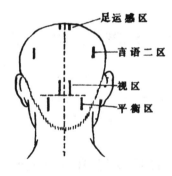

图210 后面刺激区

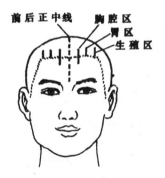

图211 前面刺激区

11. 胃区

(1)部位:从瞳孔直上的发际处为起点,向上引平行于前后正中线2cm长的直线(图211)。

(2)主治:胃痛及上腹部不适。

12. 胸腔区

(1)部位:在胃区与前后正中线之间,从发际向上、下各引2cm长的直线(图211)。

(2)主治:支气管哮喘、胸痛、胸闷、心悸等胸部不适症。

13. 生殖区

(1)部位:从额角处向上引平行于前后正中线的2cm长直线(图211)。

(2)主治:功能性子宫出血、盆腔炎、子宫脱垂等。

(二)操作方法

1. 选穴

单侧肢体疾病,选用对侧刺激区;双侧肢体疾病,选用双侧刺激区;内脏全身疾病或不易区别左右的疾病,可取双侧刺激区。一般根据疾病选用相应的刺激区,并可选用有关刺激区配合治疗。如下肢瘫痪,可选下肢运动区,配足运感区、感觉区等。

2. 体位

明确诊断,选定刺激区,取坐位或卧位,局部常规消毒。

3. 进针

一般选用28~30号,长40~65cm的不锈钢毫针。针与头皮呈30°左右夹角,快速将针刺入皮下或肌层,然后沿刺激区快速推进(不捻转)到相应的深(长)度(或用捻转法进针)。

4. 运针

头针之运针,只捻转不提插,为使针的深度固定不变及捻针方便,一般以拇指掌面和食指桡侧面夹持针柄,以食指的掌指关节快速连续屈伸,使针身左右旋转,捻转速度每分钟可达200次左右。进针后持续捻0.5~1分钟,留针5~10分钟,反复操作2~3次即可起针(图212、图213)。偏瘫患者在运针或留针期间,嘱其活动肢体,重症患者可作被动活动,以加强患肢的功能锻炼。也可用电针代替手法运针。

5. 出针

如针下无沉紧感,可快速出针,也可缓慢出针,出针后必须用消毒干棉球按压针孔片刻,以防出血。

6. 疗程

一般每日或隔日针治1次,10~15次为1个疗程,间隔5~7天后,再继续下1个疗程。

(三)适应范围

头针主要用于治疗脑源性疾患,如瘫痪、麻木、失语、眩晕、头痛、耳鸣、小儿麻痹、舞蹈病等。此外,也可治疗腰腿痛、夜尿、三叉神经痛、肩周炎、各种神经痛等常见病、多发病。头针还可应用于外科手术的针刺麻醉。

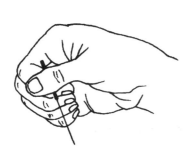

图212 头针持针式

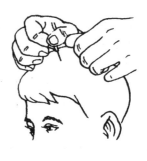

图213 头针捻式

(四)注意事项

1. 严格消毒,以防感染。
2. 头针刺激较重,刺激时要注意观察,防止晕针发生。
3. 头部血管丰富,容易出血,出针后要立即用消毒干棉球按压针孔片刻,以防出血。如有出血及皮下血肿出现,可轻轻揉按,促使其消散。
4. 脑溢血患者,需待病情及血压稳定后再用头针治疗,同时也可配合体针治疗。
5. 急性炎症、高热、心力衰竭等病证不宜使用头针。

二、耳针

耳针是在耳廓穴位用针刺等刺激以防治疾病的一种方法。其治病范围较广,操作方便。并可用于外科手术麻醉,对疾病的诊断也有一定的参考意义。

运用耳穴诊治疾病,早在《灵枢·厥病》就有记载:"耳聋无用,取耳中。"《灵枢·五邪》说:"邪在肝,则两胁中痛……取耳间青脉以去其掣。"历代医学文献也有介绍用针、灸、熨、按摩、耳道塞药、吹药等方法刺激耳廓,以防治疾病及望、触耳廓诊断疾病的记载。说明我国利用耳廓诊治疾病的历史已相当悠久。

(一)耳与经络脏腑的联系

耳与经络的联系是相当密切的。如手、足六条阳经的经脉分别循行于耳中和耳的周围,六条阴经则通过经别合于相应的阳经而与耳相通,奇经则有阴阳跷脉并入耳后,阳维脉循头入耳。故《灵枢·口问》说:"耳为宗脉之所聚。"

耳与脏腑的联系亦相当密切,因分布耳部的经脉均与脏腑有联系。《灵枢·脉度》说:"肾气通于耳,肾和则耳能闻五音矣。"《素问·脏气法时论篇》说:"肝病者……虚则耳无所闻,……气逆则头痛,耳聋不聪。"《证治准绳》有"肺气虚则少气,……是以耳聋。"说明耳与脏腑在生理、病理方面是息息相关的。

由此说明,耳不单纯是个听觉器官,而是人体整体的一部分。分布在耳廓上的穴位,可以作为针灸的刺激点治疗各种病证,出现在耳廓的阳性反应点,可以作为诊断的参考。

(二)耳廓表面解剖

为了便于掌握耳穴的部位,必须熟悉耳廓表面的解剖名称(图214)。

耳轮:耳廓最外缘的卷曲部分。其深入至耳甲内的横行突起部分叫"耳轮脚";耳轮与耳轮脚交界处的棘状突起叫"耳轮棘";耳轮后上方稍突起处叫"耳轮结节";耳轮与耳垂的交界处叫"耳轮尾"。

对耳轮:在耳轮的内侧,与耳轮相对的隆起部,又叫对耳轮体。其上方有两分叉,向下分叉的一支叫"对耳轮上脚",向下分叉的一支叫"对耳轮下脚"。

三角窝:对耳轮上脚和下脚之间的三角形凹窝。

耳舟:耳轮与对耳轮之间的凹沟,又称舟状沟。

耳屏:指耳廓前面的瓣状突起,又称耳珠。

屏上切迹:耳屏上缘和耳轮脚之间的凹陷。

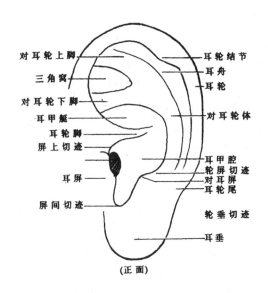

图214 耳部表面解剖

对耳屏:对耳轮下方与耳屏相对的隆起部。
屏间切迹:耳屏与对耳屏之间的凹陷。
屏轮切迹:对耳屏与对耳轮之间的凹陷。
耳甲:由对耳屏、对耳轮体及对耳轮下脚围成的凹窝。耳轮脚以上的耳甲部为"耳甲艇";耳轮脚以下的耳甲部为"耳甲腔"。
外耳道口:在耳甲腔内的孔窍。
耳垂:耳廓最下部、无软骨的皮垂。
轮垂切迹:耳轮尾与耳垂之间的凹陷。

(三)耳穴的分布规律

当人体发生疾病时,常会在耳廓的相应部位出现"阳性反应"点,如压痛、变形、变色、结节、丘疹、脱屑、电阻降低等,这些反应点就是耳针防治疾病的刺激点,又称耳穴。

耳穴在耳廓的分布有一定的规律,一般来说耳廓好象一个倒置的胎儿,头部朝下,臀部朝上。与头面部相应的穴位在耳垂或耳垂邻近;与上肢相应的穴位在耳舟;与躯干相应的穴位在对耳轮体;与下肢相应的穴位在对耳轮上、下脚;消化道在耳轮脚周围;与内脏相应的穴位多集中在耳甲艇和耳甲腔(图215)。

(四)耳穴的命名、定位和主治

耳穴是在医疗实践中逐渐发展起来的。目前耳穴总数已达300多个,现根据中国针灸学会所制定的《耳穴标准化方案》,介绍90个耳穴的命名、定位和主治。括号内的为曾用名称、合并穴名。

1. 耳轮脚部(1穴)

耳中(膈、神经官能症、零点)
【定位】在耳轮脚。

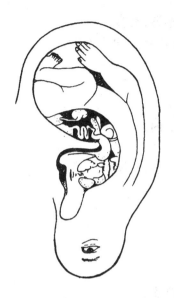

图 215 耳穴形象分布示意图

【主治】呃逆,荨麻疹,皮肤瘙痒症,小儿遗尿,咯血。

2. 耳轮部(12穴)

直肠(直肠下段)

【定位】近屏上切迹的耳轮处,与大肠同水平。

【主治】便秘,腹泻,脱肛,痔疮。

尿道

【定位】直肠上方,与膀胱同水平的耳轮处。

【主治】尿频,尿急,尿痛,尿潴留。

外生殖器

【定位】尿道上方,与交感同水平的耳轮处。

【主治】睾丸炎,副睾炎,外阴瘙痒症。

肛门(痔核点)

【定位】与对耳轮上脚前缘相对的耳轮处。

【主治】痔疮,肛裂。

耳尖(扁桃体)

【定位】耳轮顶端,与对耳轮上部后缘相对的耳轮处。

【主治】发热,高血压,急性结膜炎,麦粒肿。

肝阳(肝阳1、肝阳2、枕小神经)

【定位】耳轮结节处

【主治】头晕,头痛,高血压。

轮1~轮6

【定位】在耳轮上,自耳轮结节下缘至耳垂下缘中点划为五等分,共6个点,由上而下依次为轮1、轮2、轮3、轮4、轮5、轮6。

【主治】扁桃体炎,上呼吸道感染,发热。

3. 耳舟部(6穴,将耳舟分为五等分,自上而下)

指(阑尾1)

【定位】第1等分为指。

【主治】甲沟炎,手指疼痛麻木。

风溪(过敏区、荨麻疹点、结节内)

【定位】指、腕两穴之间。

【主治】荨麻疹,皮肤瘙痒症,过敏性鼻炎。

腕

【定位】第二等分为腕。

【主治】腕部疼痛。

肘(睡眠诱导点)

【定位】第三等分为肘。

【主治】肱骨外上髁炎,肘部疼痛。

肩(阑尾2)

【定位】第四等分为肩。

【主治】肩关节周围炎,肩部疼痛。

锁骨(肾炎点、阑尾3)

【定位】第五等分为锁骨。

【主治】肩关节周围炎。

4. 对耳轮部(14穴)

(1)对耳轮上脚(5穴)

趾

【定位】对耳轮上脚的后上方近耳尖部。

【主治】甲沟炎,趾部疼痛。

跟

【定位】在对耳轮上脚的前上方,近三角窝上部。

【主治】足跟痛。

踝

【定位】跟、膝两穴之间为踝。

【主治】踝关节扭伤。

膝

【定位】对耳轮上脚的中1/3处。

【主治】膝关节肿痛。

髋

【定位】对耳轮上脚的下1/3处。

【主治】髋关节疼痛,坐骨神经痛。

(2)对耳轮下脚(3穴)

臀
【定位】对耳轮下脚的后 1/3 处。
【主治】坐骨神经痛,臀筋膜炎。

坐骨神经
【定位】对耳轮下脚的前 2/3 处。
【主治】坐骨神经痛。

交感
【定位】对耳轮下脚的末端与耳轮交界处。
【主治】胃肠痉挛,心绞痛,胆绞痛,输尿管结石,植物神经功能紊乱。

(3)对耳轮体部(6穴):在对耳轮体部将轮屏切迹至对耳轮上、下脚分叉处从下而上分为五等分。

颈椎(甲状腺)
【定位】下 1/5 中为颈椎。
【主治】落枕,颈椎综合征。

胸椎(乳腺)
【定位】中 2/5 中为胸椎。
【主治】胸痛,经前乳房胀痛,乳腺炎,产后泌乳不足。

腰骶椎
【定位】上 2/5 中为腰骶椎。
【主治】腰骶部疼痛。

颈
【定位】颈椎前侧耳甲缘处。
【主治】落枕,颈项肿痛。

胸
【定位】胸椎前侧耳甲缘处。
【主治】胸胁疼痛,胸闷,乳腺炎。

腹
【定位】腰骶椎前侧耳甲缘处。
【主治】腹痛,腹胀,急性腰扭伤。

5．三角窝(5穴)

神门
【定位】在三角窝内,对耳轮上、下脚分叉处稍上方。
【主治】失眠,多梦,痛证,戒断综合征。

盆腔(腰痛点)
【定位】在三角窝内,对耳轮上、下脚分叉处稍下方。
【主治】盆腔炎。

角窝中(喘点、肝炎点)
【定位】三角窝中 1/3 处。

【主治】哮喘。

内生殖器(子宫、精宫、天癸)

【定位】三角窝前 1/3 的下部。

【主治】痛经,月经不调,白带过多,功能性子宫出血,遗精早泄。

角窝上(降压点)

【定位】三角窝前上方。

【主治】高血压。

6. 耳屏部(6穴)

外耳(耳)

【定位】屏上切迹前方近耳轮部。

【主治】外耳道炎,中耳炎,耳鸣。

外鼻(鼻眼净、饥点)

【定位】耳屏外侧面正中稍前。

【主治】鼻前庭炎,鼻炎。

屏尖(珠顶、渴点)

【定位】在耳屏上部隆起的尖端。

【主治】发热,牙痛。

肾上腺(下屏尖)

【定位】耳屏下部隆起的尖端。

【主治】低血压,风湿性关节炎,腮腺炎,间日疟,链霉素中毒性眩晕。

咽喉

【定位】耳屏内侧面上 1/2 处。

【主治】声音嘶哑,咽喉炎,扁桃体炎。

内鼻

【定位】耳屏内侧面下 1/2 处。

【主治】鼻炎,副鼻窦炎,鼻衄。

7. 对耳屏部(6穴)

对屏尖

【定位】对耳屏的尖端。

【主治】哮喘,腮腺炎,皮肤瘙痒症,睾丸炎,副睾炎。

缘中(脑点、脑干、遗尿点)

【定位】对屏尖与轮屏切迹之间。

【主治】遗尿,内耳眩晕症。

枕(晕点)

【定位】对耳屏外侧面的后上方。

【主治】头晕,头痛,哮喘,癫痫,神经衰弱。

颞(太阳)

【定位】对耳屏外侧面的中部。

【主治】偏头痛。

额
【定位】对耳屏外侧面的前下方。
【主治】头晕,头痛,失眠,多梦。

皮质下(脑、睾丸、卵巢)
【定位】对耳屏内侧面。
【主治】痛证,间日疟,神经衰弱,假性近视。

8. 耳甲部(21穴)
(1)耳甲腔(9穴)

心
【定位】耳甲腔中央。
【主治】心动过速,心律不齐,心绞痛,无脉症,神经衰弱,癔病,口舌生疮。

肺(肺点、结核点、肺气肿点)
【定位】耳甲腔中央周围。
【主治】咳喘,胸闷,声音嘶哑,痤疮,皮肤瘙痒症,荨麻疹,扁平疣,便秘,戒断综合征。

气管
【定位】耳甲腔内,外耳道口与心穴之间。
【主治】咳喘。

脾
【定位】耳甲腔的后上方。
【主治】腹胀,腹泻,便秘,食欲不振,功能性子宫出血,白带过多,内耳眩晕症。

内分泌(屏间)
【定位】耳甲腔底部内分泌穴上方。
【主治】便秘,腹胀,上肢外侧疼痛。

口
【定位】耳轮脚下方前1/3处。
【主治】面瘫,口腔炎,胆囊炎,胆石症,戒断综合征。

食道
【定位】耳轮脚下方中1/3处。
【主治】食道炎,食道痉挛,梅核气。

贲门
【定位】耳轮脚下方后1/3处。
【主治】贲门痉挛,神经性呕吐。

胃(幽门、下垂点)
【定位】耳轮脚消失处。
【主治】胃痉挛,胃炎,胃溃疡,失眠,牙痛,消化不良。

(2)耳甲艇(11穴)
十二指肠

【定位】耳轮脚上方后部。
【主治】十二指肠溃疡,胆囊炎,胆石症,幽门痉挛。

小肠
【定位】耳轮脚上方中部。
【主治】消化不良,腹痛,心动过速,心律不齐。

大肠
【定位】耳轮脚上方前部。
【主治】腹泻,便秘,咳嗽,痤疮。

阑尾
【定位】大、小肠两穴之间。
【主治】单纯性阑尾炎,腹泻。

肝
【定位】耳甲艇的后下部。
【主治】胁痛,眩晕,经前期紧张症,月经不调,更年期综合征,高血压,假性近视,单纯性青光眼。

胰胆
【定位】肝、肾两穴之间。
【主治】胆囊炎胆石症,胆道蛔虫病,偏头痛,带状疱疹,中耳炎,耳鸣,听力减退,急性胰腺炎。

肾
【定位】对耳轮上、下脚分叉处下方。
【主治】腰痛,耳鸣,神经衰弱,肾盂肾炎,哮喘,遗尿症,月经不调,遗精早泄。

输尿管
【定位】在肾与膀胱两穴之间。
【主治】输尿管结石绞痛。

膀胱
【定位】肾与艇角两穴之间。
【主治】膀胱炎,遗尿症,尿潴留,腰痛,坐骨神经痛,后头痛。

艇角(前列腺)
【定位】耳甲艇前上角。
【主治】前列腺炎,尿道炎。

艇中(脐中、腹水、醉点、前腹膜、后腹膜)
【定位】耳甲艇中央。
【主治】腹痛,腹胀,胆道蛔虫,腮腺炎。

9. 耳垂部(10穴)

耳垂正面,从屏间切迹软骨下缘划三条等距水平线,再以第二水平线上引两条垂直等分线,由前向后,由上向下的把耳垂分为9个区。7与9区无穴。

牙(拔牙麻醉点、牙痛点、升压点)

【定位】在耳垂1区。
【主治】牙痛,牙周炎,低血压。

舌(上颚、下颚)
【定位】在耳垂2区。
【主治】舌炎,口腔炎。

颌(上颌、下颌)
【定位】在耳垂3区。
【主治】牙痛,颞颌关节功能紊乱。

垂前(拔牙麻醉点、神经衰弱点)
【定位】在耳垂4区。
【主治】神经衰弱,牙痛。

眼
【定位】在耳垂5区。
【主治】急性结膜炎,电光性眼炎,麦粒肿,假性近视。

内耳
【定位】在耳垂6区。
【主治】内耳眩晕症,耳鸣,听力减退。

面颊
【定位】在5、6区交界线周围。
【主治】周围性面瘫,三叉神经痛,痤疮,扁平疣。

扁桃体
【定位】在耳垂8区。
【主治】扁桃体炎,咽炎。

目1
【定位】在耳垂正面,屏间切迹前下方。
【主治】假性近视。

目2
【定位】在耳垂正面,屏间切迹后下方。
【主治】假性近视。

10. 耳背部(9穴)

上耳根(郁中、脊髓)
【定位】耳根最上缘。
【主治】鼻衄,脊髓侧索硬化症。

耳迷根
【定位】耳背与乳突交界的根部,耳轮脚对应处。
【主治】胆囊炎,胆石症,胆道蛔虫症,鼻塞,心动过速,腹痛,腹泻。

下耳根(郁中、脊髓2)
【定位】耳根最下缘。

【主治】低血压,下肢瘫痪,小儿麻痹后遗症。

耳背沟(降压沟)

【定位】对耳轮上、下脚及对耳轮体在耳背面呈"Y"字形凹沟部。

【主治】高血压,皮肤瘙痒症。

耳背心

【定位】耳背上部。

【主治】心悸,失眠,多梦。

耳背脾

【定位】耳轮脚消失处的耳背部。

【主治】胃痛,消化不良,食欲不振。

耳背肝

【定位】在耳背脾的耳轮侧。

【主治】胆囊炎,胆石症,胁痛。

耳背肺

【定位】在耳背脾的耳根侧。

【主治】咳喘,皮肤瘙痒症。

耳背肾

【定位】在耳背下部。

【主治】头晕,头痛,神经衰弱。

关于耳甲腔、耳甲艇部各穴分区的说明:

1. 设耳轮脚切迹至对耳轮下脚下缘的耳轮的耳甲缘弧线上、中 1/3 交界处为 A 点。

2. 设耳轮脚消失处向对耳轮耳甲缘作一水平线,其外、中 1/3 交界处为 B 点。

3. 设外耳道口后壁上 1/4 与下 3/4 交界处为 C 点。

4. 由耳轮脚消失处向后作一水平线,该线与对耳轮耳甲缘交界处为 D 点。

(1)从 A 点向 B 点作一条与对耳轮耳甲艇缘弧度大体相仿的曲线。

(2)从 B 点向 C 点作一条与耳轮脚下缘弧度大体相仿的曲线。

(3)BC 线前段与耳轮脚下缘间分成三等分,前 1/3 为口、中 1/3 为食道、后 1/3 为贲门。

(4)AB 线前段与耳轮脚(及部分耳轮)上缘间分成三等分,前 1/3 为大肠、中 1/3 为小肠、后 1/3 为十二指肠。

(5)耳轮脚消失处 AB 曲线的前方为胃。

(6)对耳轮下脚前、中 1/3 交界处与 A 点连线,该线前方的耳甲艇部为艇角。

(7)对耳轮下脚后 1/3 与 AB 线之间为肾区,肾与艇角之间为膀胱区。

(8)将肾区后缘与 AD 线之间分为上下二等分,上部为胰胆,下部为肝。

(9)BD 线与轮屏切迹的耳甲缘构成的区域为脾区。

(10)以耳甲腔中央为圆心,圆心与 BC 之间的距离为直径所作之圆为心区。

5. 将外耳道口的最下点与对耳屏和耳甲腔交线的中点相连,再将该连线与屏间切迹间的区域大致分为上、下两等分,下 1/2 为内分泌、上 1/2 为三焦。

(五)耳针的适应范围

据统计,耳穴对各个系统中的200余种病证都有不同程度的治疗作用。现将常用的病证举例如下:

1. 适应于疼痛性疾病

如扭挫伤,落枕,胸腹痛,头痛,三叉神经痛,肋间神经痛,坐骨神经痛,带状疱疹及手术后的伤口、瘢痕疼痛,痛风等。

2. 炎症性疾病

如急性结膜炎,扁桃体炎,牙周炎,中耳炎,膀胱炎,风湿性关节炎,胃炎,胆囊炎,盆腔炎,末梢神经炎,腮腺炎。

3. 变态反应性疾病及胶原组织疾病

如过敏性鼻炎,哮喘,荨麻疹,风湿热,药物疹,过敏性紫癜。

4. 功能性疾病

如内耳眩晕,心率不齐,高低血压,性功能障碍,神经衰弱,面肌痉挛,植物神经功能紊乱,功能性子宫出血。

5. 慢性疾病

如腰腿痛,颈椎病,肢体麻木,慢性胃肠炎,消化系统溃疡。

6. 传染性疾病

如流感,疟疾,百日咳,腮腺炎。

7. 内分泌代谢、泌尿生殖系疾病

单纯性甲状腺肿,急性甲状腺炎,甲亢,糖尿病。

8. 其他

耳针除上述适应症外,还可用于催乳、戒烟、输液反应、耳针麻醉等。

(六)耳针的临床应用

耳针既可防治疾病,又可用于针刺麻醉,耳穴还有诊断意义。这里主要介绍防治疾病方面的应用。

1. 选穴原则

(1)按疾病的相应部位选穴:如胃病选胃穴,肺病选肺穴,肩痛选肩穴。

(2)按脏腑辨证选穴:如耳鸣选肾穴,因"肾开窍于耳";失眠选心穴,因"心主神",失眠多与心神不宁有关;皮肤病选肺穴,因"肺主皮毛"等。

(3)按循经辨证选穴:如痹证在足太阳经循行路线上出现疼痛者,选膀胱穴;在足少阳经循行路线出现疼痛者,选胆穴等。

(4)按现代医学知识选穴:如高血压病选耳背沟(降压沟),功能性子宫出血选内生殖器(子宫),输液反应选肾上腺(下屏尖)等。

2. 操作方法

(1)耳穴探查:可分观察法、按压法、电阻测定法三种。

观察法:拇、食二指拉住耳轮后上方,由上至下,分区观察,在病变相应区如有变形、变色、

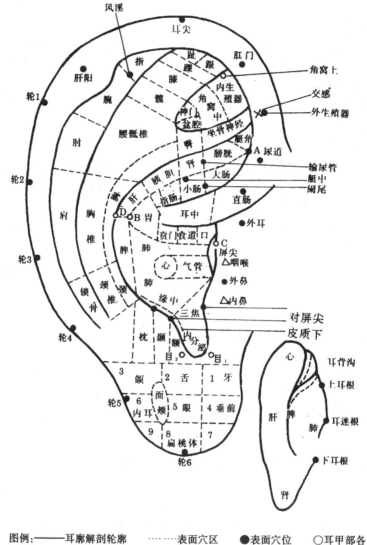

图例：——耳廓解剖轮廓　……表面穴区　●表面穴位　○耳甲部各穴分区辅助点　△内侧面穴位　×被遮盖穴位

图 216　常用耳穴示意图

丘疹、结节、充血、凹陷或小水沟等阳性反应，即为耳针的治疗点。

按压法：诊断明确后，在病人耳廓病变的相应部位，用探针、火柴头或毫针尾等物用轻、慢、均匀的压力寻找压痛点。当压到敏感点时，病人有皱眉、呼痛、躲闪等反应。选压痛最明显的点为耳针的治疗点。

电阻测定法：当有疾病时，多数患者相应耳穴的电阻下降，皮肤导电量增高，此称"良导点"，这种良导点，可作为耳针治疗的刺激点。测定时将探测仪的耳塞插入术者耳内，另一电极由病人握住或固定在内关穴上。术者手持探测极在病人耳廓上病变相应区缓慢探测，当耳塞中出现增强的响声时，病人耳廓则感到灼痛，这即是"良导点"或耳穴。

(2) 消毒：用 75% 酒精棉球涂擦耳穴，或选用 2% 碘酒，然后以 75% 酒精脱碘。针具可用

75%酒精浸泡20~30分钟,但以高温高压消毒为佳。

(3)针刺:根据疾病治疗需要选用耳毫针、揿针、电针、水针等。针刺时左手固定耳廓,右手进针,深度以穿入软骨但不透过对侧皮肤为度。用水针时,每穴注入药液0.1ml,注射在皮肤与软骨之间,使皮肤呈丘疹状。皮内针、电针、水针等具体方法参照前述。还有磁珠、绿豆、王不留行籽等材料,用胶布固定进行压迫刺激的方法,安全可靠,为临床所常用。患者可有局部微痛、胀、热或酸麻,甚或向远端扩散传导的感觉。

(4)留针:毫针一般留针10~30分钟,痛症可适当延长时间,留针期间可间歇捻针。若需要埋针,可参照皮内针操作方法。若用压丸法,根据不同季节,可保留2~3天。令患者每日自行按压2~3次,每穴每次1分钟。或病痛发作时即时按压。

(5)出针:出针后用消毒干棉球按压针孔片刻,防止出血,或再涂以酒精或碘酒,预防感染。

(6)疗程:急性病每天针1~2次。慢性病每天1次或隔天1次,连续治疗8~12次为1个疗程,隔5~7天后再进行下1个疗程。

3. 注意事项

(1)严格消毒,预防感染。炎症或冻疮部位禁针。如有轻度感染时,应及时涂擦2.5%碘酒,或用消炎药治疗,严防引起化脓性软骨膜炎。

(2)有习惯性流产史的孕妇禁用耳针,年老体弱、严重贫血、过度疲劳等情况,应慎用或暂不用。

(3)耳针亦能发生晕针,要注意预防和及时处理。

第二章 推拿手法

推拿手法学,是训练推拿手法技能和技巧的一门学科,也是学习中医推拿所必修的基础课。运用手或肢体的其他部位,按其特定动作的技能和技巧,在人体体表特定部位或穴位上施行的操作方法,谓之推拿手法。手法是推拿治病的手段,是一项专业化的操作技能和技巧。作为手法,决不是一般的、简单的随意性动作,而是具有一定规范和技术要求的技巧动作。推拿治病注重手法的技巧,而决不是靠粗暴地用力,明代张介宾曾对当时专用蛮力操作的按摩医生进行了尖锐的批评:"专用刚强手法,极力困人,开人关节,走人元气,莫此为甚,病者亦以谓法所当然,即有不堪,勉强忍受,多见强者致弱,弱者不起,非惟不能去病,而适以增害,用若此辈者,不可不为知慎。"这说明古人对推拿手法的临床运用是非常重视其操作技能和技巧的,这对目前从事推拿的医生仍具有很深刻的现实意义。强调手法操作的技巧,并非说手法操作无需用力,更不能否定力的作用,而是强调力的运用需与手法的技巧相结合起来。《医宗金鉴·正骨心法要旨》指出:"法之所施,使患者不知其苦,方称为手法也。"临床实践证明,粗暴地施用蛮力的操作,不但会给病人增添痛苦,而且常常带有危险性,由此所导致的医源性残疾至今也偶有发生,这是应当特别引以为戒的。所以说,堪称手法,既不能与一般的、简单的、随意性的动作同日而语,又不能与粗暴地施用蛮力的动作相提并论。临床施用手法时,必须严格地按其特定的动作规范,注重其操作的技能和技巧。

推拿手法操作的基本要求,应做到有力、柔和、均匀、持久,从而达到深透。"有力"系指手法必须具有一定的力量,这种力量没有绝对值,而是依据治疗对象、病证虚实、操作部位和手法性质等多方面的情况而决定,《厘正按摩要术》:"宜轻宜重,以当时相机而行。""柔和"系指手法动作的稳重和力量的缓和,使手法轻而不浮、重而不滞,用力不可生硬粗暴,手法的变换和衔接要自然而连贯。"均匀"系指手法动作的节奏性和用力的平稳性,频率不能时快时慢,压力不能忽轻忽重。"持久"系指手法操作应能持续运用一定的时间,保持频率和力量的连贯性,不能断断续续。以上四个方面是密切相关,相辅相成的有机联系,持久能使手法深透有力,均匀协调的动作使手法更趋柔和,而力量与技巧相结合则使手法"刚柔相济"。

在临床上,欲能胜任手法操作要求,必须经过一定时间的刻苦练习和临床实践,方能得心应手,运用自如,达到《医宗金鉴·正骨心法要旨》所言:"一旦临证,机触于外,巧生于内,手随心转,法从手出"的境地。

手法的补泻,为推拿手法的重要组成部分,与推拿治疗疾病的效果密切相关。古人在长期的医疗实践中,对推拿手法的补泻作用积累了一些经验,尤其是对小儿推拿的治疗非常强调手法的补泻。《厘正按摩要术》曰:"手法有轻重,至数有多寡,胥得其宜,按摩自无不效。"推拿手法的补泻与药物疗法的补泻在方式上是不同的,它没有"补药"或"泻药"进入人体,而是通过运用各种不同的手法,作用于经络穴位或部位上,以激发和增强机体内部固有的抗病因素(正

气),抑制或消除致病因素(邪气),使机体内部得到调节,起到扶正祛邪的功效。现将手法补泻的基本操作方法简述如下:

1. 依经脉循行分布而操作

手法顺着经脉循行分布方向操作的,为补法;手法逆着经脉循行分布方向操作的,为泻法。《灵枢·小针解》曰:"迎而夺之者,泻也;追而济之者,补也。"再《厘正按摩要术》曰:"一推肚脐,须蘸汤往小腹下推,则泄;由小腹往肚脐上推,则补。"

2. 依手法的旋转方向操作

手法依顺时针方向旋转操作的,为补法;手法沿逆时针方向旋转操作的,为泻法。如《小儿推拿广义》曰:"揉外劳宫,和五脏,治潮热,左转清凉,右转温热。"

3. 依手法的刺激量操作

一般来说,轻(弱)刺激能起兴奋作用,为补法;重(强)刺激能起抑制作用,为泻法。如《小儿推拿广义》曰:"轻揉为补,重揉为泻。"

4. 依手法的频率操作

一般来说,操作频率慢的手法,为补法;操作频率快的手法,为泻法。《厘正按摩要术》曰:"急摩为泻,缓摩为补。"

5. 依手法向心性、离心性操作

一般来说,手法操作依向心性方向进行的,称补法;手法操作依离心性方向进行的,称泻法。

对以上古人提出有关推拿手法补泻的操作方法,是今后深入研究的课题。在临床运用时,需在辨证论治的前提下,根据"扶正祛邪"和"祛邪存正"的治疗原则,在所选择的适当的经络穴位或部位上,依病情和患者体质的具体情况,将手法的轻重、方向、快慢、刺激的性质相结合起来,才能体现。

中国是推拿的发源地,手法的种类很多,至今见于文字的约有110余种,在实际应用中,一般常用的不过20~30种。由于历史的原因,我国的推拿流派不同,对手法的动作和名称尚不统一,有的手法动作相似而名称不同,如按法、点法、压法等。有的手法名称相同,而手法动作却不一样,如一指禅推法与推法。也有的将两种手法结合起来组成复合手法,如按摩法、按揉法、捏拿法等。有的以手法的作用来命名,如顺法、理法、合法等。有的以手法的外形来命名,如推法、拿法、摩法、擦法等。这些历史遗留下来的问题,为了便于对推拿手法的学习和研究及学术交流,本书在保持原来手法名称和动作的基础上,以手法的动作形态作为手法的命名原则,以有助于手法的精简和名称的统一。根据手法的动作形态,将推拿手法归纳成为摆动类、摩擦类、振动类、挤压类、叩击类和运动关节类等六类手法,每类手法又由数种手法组成。

第一节 摆动类手法

以指或掌、腕关节作协调的连续性摆动,称为摆动类手法。本类手法包括一指禅推法、拇指禅推法、滚法和揉法等。

一、一指禅推法

【定义】

用拇指指端、罗纹面或偏峰着力于一定的穴位或部位上,运用腕部的摆动带动拇指指间关节作屈伸活动,使产生的功力持续不断地作用在治疗穴位或部位上,称为一指禅推法(图217)。

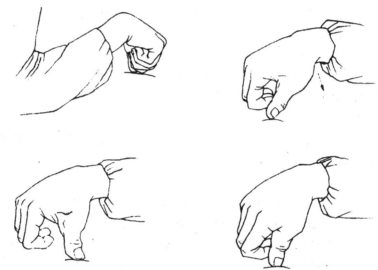

图217 一指禅推法

一指禅推法是"一指禅推拿"流派中的主要手法。这种推法的动作难度大,技巧性强,要运用手臂各部的协调动作使功力集中于一个手指,用以防治疾病。要掌握一指禅推法,必须经过较长时间的刻苦训练。

【动作要领】

1. 手握空拳,拇指自然伸直盖住拳眼,使拇指位于食指第二节处。

2. 沉肩、垂肘、悬腕、指实、掌虚。"沉肩"是指肩部要自然放松,不可耸肩;"垂肘"是指肘关节自然下垂、放松;"悬腕"是指腕关节要自然垂屈、放松,不可将腕关节用力屈曲,否则影响摆动;"指实"是指拇指的着力部位,在摆动时要吸定一点,不能离开或来回摩擦,"掌虚"是指拇指和其余四指及手掌都要放松,不能挺劲。总而言之,本法的整个动作都要贯穿一个"松"字,只有肩、肘、腕、掌、指各部放松,才能使功力集中于拇指,做到蓄力于掌、发力于指、动作灵活、力量深沉、刚柔相济、柔和有力,这才能称得上一指禅功。

3. 紧推慢移。紧推,系指拇指指间关节摆动的速度要快;慢移,系指沿经脉的循行分布或筋肉的结构形态推移的速度要慢。

4. 压力、摆动的幅度和频率要均匀,摆动的频率每分钟120~160次。

【临床应用】

1. 部位

一推禅推法由于接触面积小，压强就大，加之对穴位经络持续不断的深沉柔和而有力地刺激，使手法别具深透性。本法适用于全身各部的穴位及其压痛点，常用于头面、颈项、胸腹、胁肋、肩背及四肢等部位。

2. 作用

疏通经络，调和营卫，行气活血，健脾和胃，调节脏腑。

3. 治疗

对头痛、头晕、不寐、面瘫、胃痛、腹痛、脏腑功能失调及关节酸痛等，常用本法治疗。

【附】缠法

"缠"系指缠绵不断。当一指禅推法的频率加快到每分钟200次以上时，称为缠法。两者的动作要领相同，差别只是在禅推的频率上。缠法具有清热解毒、凉血散瘀的作用，适用于外科痈肿疮疖等疾患，在《一指定禅》中有不少用缠法治疗外科疾病的记载。目前在临床上常用缠法于颈项部，治疗咽喉肿痛等症。

二、拇指禅推法

【定义】

用拇指指端、罗纹面或其桡侧偏峰附着于一定的穴位或部位上，其余四指分附一侧，在拇指指间关节主动着力作屈伸摆动的同时，伴随以腕关节和前臂的顺势协同摆动，使拇指的着力部位持续不断地作用在治疗穴位或部位上，称为拇指禅推法（图218）。

【动作要领】

1. 手的虎口张开，拇指自然伸直，拇指的着力部位吸附于一定的穴位或部位上（力点），其余四指分附一侧（支点）。

2. 沉肩、垂肘、悬腕、拇指实、四指虚（其含义同一指禅推法）。

3. 紧推慢移（其含义同一指禅推法）。

4. 压力、摆动的幅度和频率要均匀。摆动的频率每分钟120~160次。

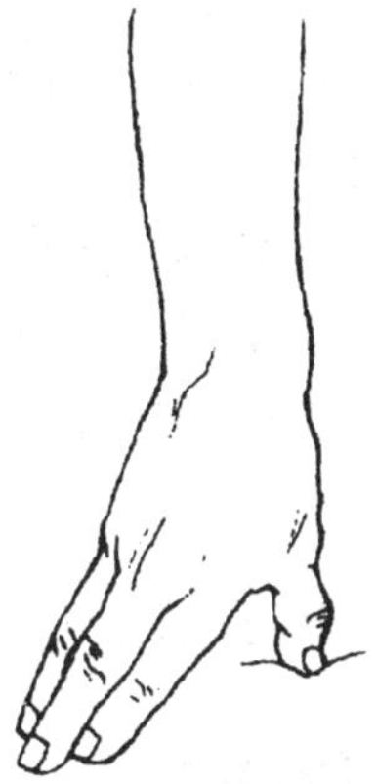

【临床应用】

同一指禅推法。

图218 拇指禅推法

注：拇指禅推法和一指禅推法在手法的动态上有其相似之处。据《辞源》所载：一指禅本是佛教禅宗用语，意为万物归一。禅法推拿流派历史悠久，相传皆源于达摩佛祖，很可能是同源异流。两法在临床操作上皆要求推穴位循经络。两法在手法的力度上皆要求刚中有柔、柔中有刚、刚柔相济、柔和深透。两法在临床上皆以治疗脏腑病变为擅长。

长期以来,一指禅推法在我国南方流传,为我国南派内功推拿手法;拇指禅推法在我国北方流传,为北派内功推拿手法。

禅推法的动作难度大,技巧性强,需运用手臂各部的协调动作使功力集中于一个手指。因此,要掌握此法,必须经过较长时间的刻苦训练。否则,难以达到"机触于外,巧生于内"的功效。

三、滚法

【定义】

用食、中、环、小指的第一指间关节的突起部着力于患者体表的一定部位上,运用腕关节的前后屈伸往返摆动使拳在体表的一定部位上作往返滚动,称为滚法(图219)。

【动作要领】

1. 手握空拳,腕关节放松,摆动要灵活,压力要均匀,摆动的速度掌握在每分钟160次左右。

2. 滚动的幅度一般控制在90°左右,即拳在滚动时前后摆动的幅度均在45°左右,若病变部位较大,腕关节屈曲时向外旋转约60°左右,腕关节伸展时向内旋转约30°左右。

3. 滚动时手的着力点必须紧贴体表,不可跳跃进行或拖曳摩擦。

【临床应用】

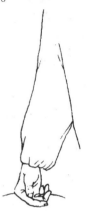

图219 滚法

1. 部位
本法常用于颈项部、肩背部、腰骶部、四肢关节处等。

2. 作用
舒筋活络,滑利关节,缓解肌肉痉挛,祛瘀行滞止痛等。

3. 治疗
对项背痛、偏瘫、关节筋肉酸痛、腰椎间盘突出症、坐骨神经痛、肥大性脊椎炎、腰肌劳损、梨状肌综合征、伤筋等,常用本法治疗。

四、擦法

【定义】

用小鱼际侧掌背部以一定的压力附着在患者体表的一定部位上,通过腕关节屈伸的连续往返摆动(连同前臂的旋转),使手掌背部近1/2的面积在所选用的部位上作连续不断地往返滚动,称为擦法(图220)。

【动作要领】

1. 肩臂不要过分紧张,肘关节屈曲120°~140°。

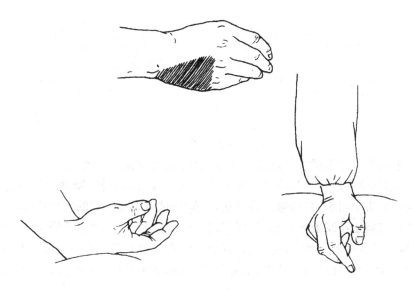

图 220 擦法

2. 腕关节放松,擦动时掌背尺侧部要紧贴体表,不可跳跃进行或拖曳摩擦。

3. 手背擦动幅度控制在120°左右,即擦动时前后摆动幅度均为60°左右,若病变部位较大,腕关节屈曲时向外旋转约80°左右,腕关节伸展时向内旋转约40°左右。

4. 压力要均匀,动作要协调而有节律,不可忽快忽慢,时轻时重。擦动频率一般140次左右。

【临床应用】

1. 部位

多用于颈项部、肩背部、腰臀部及四肢关节和肌肉较肥厚的部位。

2. 作用

舒筋活血,滑利关节,改善气血运行,祛瘀止痛,缓解肌肉、韧带痉挛,增强肌肉韧带的张力和活动功能,促使血液循环及消除肌肉疲劳等。

3. 治疗

对痹证、痿证、肌肤麻木不仁、肢体瘫痪、半身不遂、腰背骶部伤筋、四肢关节伤筋、颈椎病、失枕、背棘肌损伤、肩周炎、腰椎间盘突出症、坐骨神经痛及肢体关节运动功能障碍、腰肌劳损、梨状肌综合征、强直性脊柱炎、类风湿性关节炎等,常用本法治疗。

五、揉法

【定义】

用手指罗纹面、手掌大鱼际、掌根或全掌着力吸附于一定的穴位或部位上,作轻柔缓和的环旋转动,称为揉法。用手指罗纹面操作的,称指揉法;用大鱼际操作的,称大鱼际揉法;用掌根或全掌操作的,称掌揉法(图221)。

揉法是推拿常用手法之一。《厘正按摩要术》曰:"揉法以手宛转回环,宜轻宜缓,绕于其上

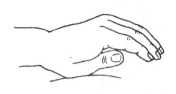 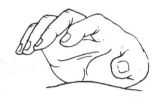

①大鱼际揉　　　　　　②掌揉

图 221　揉法

也,是从摩法生出者。"指出揉法是从摩法中衍化而出,故揉法的动态与摩法相似,但两法在施力的轻重及作用部位的浅深上又有其程度上的不同。摩法施力轻,摩动时仅在体表作环旋抚摩,不带动该处的皮下组织;揉法施力较摩法重,揉动时吸附在一定的穴位或部位上,并带动该处的皮下组织。《厘正按摩要术》曰:"揉以和之……可以和气血,可以活筋络,而脏腑无闭塞之虞矣。"说明揉法具有调和气血、筋脉和脏腑的作用,有缓急止痛的疗效。揉法在临床上还用来缓解强刺激手法出现的疼痛或不适之感,如《厘正按摩要术》曰:"掐后以揉法继之。"

【动作要领】

1. 肘关节微屈,腕关节放松。以腕关节连同前臂作环旋转动来带动指、掌的着力部位在一定的穴位或部位上揉动。腕关节的活动幅度可随病变部位的范围而逐步扩大。

2. 揉法是一种轻柔缓和的手法,《厘正按摩要术》曰:"揉以和之……宜轻宜缓。"揉动的频率每分钟 120~160 次。动作要协调而有节奏。

【临床应用】

1. 部位

指揉法适用于全身穴位,常用于头面、颈项、胸腹部,掌揉法接触面积大,适用于腹部、腰背及四肢部。

2. 作用

醒神明目,宽胸理气,健脾和胃,调节胃肠蠕动,调和气血,缓急止痛,荣养筋肉。

3. 治疗

对头痛、头晕、视物不明、口眼㖞斜、胸闷胁痛、脘腹胀痛、消化不良、腹泻、便秘、肠痉挛、肠麻痹、软组织损伤、筋肉痉挛、肌肉萎缩等病证,常用本法治疗。

第二节　摩擦类手法

以指、掌或肘贴附在体表作直线或环旋移动,称为摩擦类手法。本类手法包括摩法、擦法、推法、搓法、抹法等。

一、摩法

【定义】

用手指指面或手掌掌面附着在体表的穴位或部位上,以腕关节连同前臂作有节律的环旋抚摩运动。用手指指面操作的,称指摩法(图222);用手掌掌面操作的,称掌摩法(图223)。

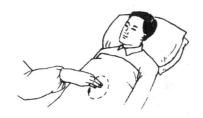

图222 指摩法

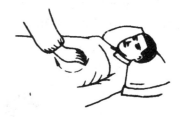

图223 掌摩法

推拿古称按摩,其所以用按摩作为这种疗法的名称,是因为按法和摩法是古代最早使用、最有代表性的两种手法,在《厘正按摩要术》中指出:"摩法……其后掐法属按、揉、推、运、搓、摇等法,均从摩法出也。"又曰:"按而留之,摩以去之。"摩以去之是相对于按而留之所言,按为向下按压,留为停留;摩为抚摩,轻轻接触,去为离开,去在摩之后用,表示动作趋向。故摩法是指用手在体表的皮肤上轻轻接触移动,是推拿手法中最轻柔的一种。古人运用摩法还常配合以药膏,可取得手法和药物相得益彰的治疗效果,称之为"膏摩"。古人认为,摩动的频率与手法的补泻有关,既指出"急摩为泻,缓摩为补"的补泻原则,又指出在虚实不甚明显或不虚不实的情况下,施用频率缓急和作用力轻重适中的摩法。《厘正按摩要术》又曰:"宜遵石室秘录摩法,不宜急,不宜缓,不宜轻,不宜重,以中和之义施之。"摩法的动作幅度,可依据病变部位的范围而渐次增大。《厘正按摩要术》中曰:"……摩腹,用掌心团摩满腹上。"又称团摩法。

【动作要领】

1. 肩、肘、腕关节放松,肘关节微屈,指、掌自然平伸于治疗穴位或部位上,以腕关节连动前臂作缓和而有节律的环旋抚摩。

2. 摩法是推拿手法中最轻柔的手法,仅在皮肤上作有节律的环旋抚摩活动,而不带动皮下组织。

3. 摩法的频率每分钟120次左右。

【临床应用】

1. 部位

本法轻柔缓和,刺激量小,适用于全身各部,常用于胸腹、胁肋及颜面部。

2. 作用

健脾和中,疏肝理气,消积导滞,调节胃肠蠕动,活血散瘀,消肿止痛等。

3. 治疗

对胸胁胀满、脘腹胀痛、食积胀满、泄泻、便秘、胃肠功能紊乱、胸胁迸伤、软组织损伤、皮肤皱斑等病证,常用本法治疗。

二、擦法

【定义】

用手掌的掌面、大鱼际或小鱼际部位紧贴皮肤,稍用力下压并作上下或左右直线往返摩擦,使之产生一定热量,称为擦法。用手掌掌面操作的,称掌擦法;用手掌大鱼际部位操作的,称大鱼际擦法;用手掌小鱼际部位操作的,称小鱼际擦法或侧掌擦法(图224)。

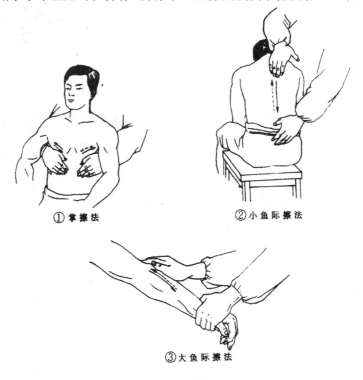

图224 擦法

擦法是通过摩擦以生温热的刺激手法。三种擦法所产生的热量,掌擦法为较低,大鱼际擦法中等,小鱼际(侧掌)擦法为最高。以上三种擦法在临床具体运用时,可依据病情和治疗部位的不同,选择或配合应用,不必拘泥。

【动作要领】

1. 手指自然伸开,指掌要紧贴在患者体表治疗部位,以肩关节为支点,上臂活动,带动手掌作上下或左右往返移动。

2. 不论是作上下摩擦或左右摩擦,必须沿直线往返进行,不得歪斜。否则,会影响擦法所产生的热能,也就会影响手法的治疗效果。

3. 摩擦时往返距离要拉得长,而且动作要连续不断,不能间歇停顿。如往返距离太短,就容易擦破皮肤;若动作间歇停顿,就不能使热量深透而影响疗效。

4.擦法较摩法施力重,较推法施力轻,压力要均匀而适中,摩擦时不使皮肤折叠为宜。擦法的频率,每分钟100次左右。

5.胸胁部施用擦法时,呼吸要自然,不要屏气,用力要较擦腰、背、四肢为轻。

6.擦法是直接在患者体表操作的手法,操作时须在施术部位涂少许润滑剂(如冬青油、麻油等),这样既可防止擦破皮肤,又可使擦的热量深透于内。

7.擦法使用后,被摩擦的部位出现灼热的感觉,皮肤潮红,类似轻度烫伤,因此不能再于该部位使用其他手法,否则容易造成皮肤损伤。所以擦法一般都是在使用其他手法之后应用。

【临床应用】

1.部位

掌擦法接触的面积较大,适用于胸胁部、腹部及肩背等面积较大而又平坦的部位。大鱼际擦法较掌擦法接触的面积为小,适用于四肢部、胸腹部及腰背部,以四肢部为常用,尤以上肢为最多用。小鱼际擦法接触面积小,但手法娴熟,摩擦后热量最高,可出现灼热感,如擦腰骶部(命门、肾俞、腰俞、腰阳关、八髎穴等)常可使温热感透达少腹、小腹乃至下肢。本法适用于肩、背、腰、骶部。

2.作用

温经散寒,活血通络,宽胸理气,调理脾胃,温肾壮阳。

3.治疗

掌擦法常用于治疗呼吸道疾患、消化道疾患及体虚乏力等病证,如咳嗽、哮喘、脘腹疼痛、胁肋胀痛、脾胃虚弱等。大鱼际擦法常用于治疗四肢软组织损伤等病证,如因软组织损伤出现的疼痛、筋肉痉挛、关节活动不利。小鱼际擦法常用于治疗腰背风湿痹痛、筋脉拘急以及脾肾阳虚等病证,如类风湿性脊椎炎、增生性脊椎炎、慢性腹泻、遗尿、阳痿、滑精、带下等。

三、推法

【定义】

用指、掌或肘部着力于人体一定的穴位或部位上,作单方向的直线移动,称为推法。用手指操作的,称为指推法;用手掌操作的,称为掌推法;用屈肘后突起的尺骨鹰嘴部位操作的,称为肘推法(图225)。在指推法中,用单手拇指(或食、中二指)着力于一定部位或穴位上,作单方向直线移动的,又称指直推法;用双手拇指对置地着力于穴位的中心,沿筋肉或脉络等组织的结构形态分别向两侧移动的,又称指分推法。在掌推法中,用单掌着力于一定的部位上,沿筋肉的结构形态作直线移动的,又称掌直推法;用双掌对置地着力于一定部位的中心,沿筋肉等组织的结构形态分别向两侧移动的,又称掌分推法。

推法是一种古老的推拿手法,早在《内经》中就有记载。自明清以来,推法不但被广泛地应用于成人推拿,而且还作为小儿推拿的常用手法之一。推法的动作是作单方向的直线移动(小儿旋推法除外)。《小儿推拿广意》中指出:"凡推而向前者,必期如线之直,毋得斜屈,恐伤动别经而招患也。"又《厘正按摩要术》曰:"如干推恐伤皮肤。"

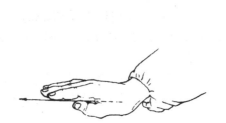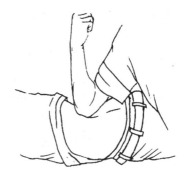

图 225　推法

【动作要领】

1. 指、掌或肘的着力部位要紧贴体表,以均匀的力量作上下或左右的缓慢移动。

2. 推法施力较重,对皮肤的刺激强度较大,操作时需涂润滑剂,以防止皮肤损伤。《厘正按摩要术》曰:"是摩中之手法最重者。……凡用推必蘸汤以施之。"

3. 推法所及的深度与所施力的轻重有直接关系,临床时应依据病变部位的浅深而决定施力的轻重,做到"轻而不浮,重而不滞"。

4. 推法在胸胁和腹部施术时,应随着患者的呼气推动,施力要轻柔,动作要稳妥。

【临床应用】

1. 部位

指推法适用于全身各部的穴位经络,或病变较小的部位,常用于颈、面、项、背和腹部。掌推法适用于病变较大的部位,常用于背、腰、骶、四肢和腹部。肘推法适用于病变部位较大、体形较胖、肌肉丰盛而坚实的部位,常用于腰背脊柱、两侧膀胱经及臀部。

2. 作用

本法具有疏通经络、行气活血、消肿止痛、舒筋缓急、调和营卫、宽胸理气、调理脾胃等作用。

3. 治疗

临床上对感冒发热、头痛、项强、筋肉挛急、关节肿痛、风湿痹痛、软组织损伤、胸闷胁痛、胸腹胀满、脘腹胀痛、呕吐、便秘、经闭、痛经、四肢肿胀等症,常用本法治疗。

【附】扫散法

即用拇指或其余四指的指峰或偏峰自太阳穴,经头维、耳后高骨推至风池穴,左右各 5~7 遍。

四、搓法

【定义】

用双手掌面对置地夹住或托抱患者肢体的一定部位,相对用力作往返的交转揉搓,称为搓法(图226)。

搓法是由摩法衍化而出,并为摩法之所妙用。《厘正按摩要术》曰:"搓以转之,谓两手相合而交转以相搓也,或两指合搓,或两掌合搓,各极运动之妙,是从摩法中生出者。"

【动作要领】

1. 双手用力应对称。
2. 快搓慢移。搓动的频率要快,移动的速度要慢。双手的动作要协调一致。

【临床应用】

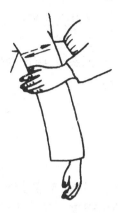
图226 搓法

1. 部位

本法适用于腰、背、胁肋及四肢部,以上肢为最常用。

2. 作用

舒筋通络,调和气血。

3. 治疗

对腰背疼痛、胁肋胀痛及四肢筋肉酸、麻、胀、痛等症,常用本法治疗。本法常作为推拿治疗的结束手法。

五、抹法

【定义】

用单手或双手的指面、掌面紧贴皮肤,着力作上下、左右或弧形曲线的往返移动,谓之抹法(图227)。用手指指面操作的,称为指抹法;用手掌掌面操作的,称掌抹法。

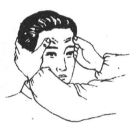
图227 抹法

抹法在临床操作时,依治疗部位的不同,用单手或双手操作均可。抹法的动态与推法有相似之处,可谓直推、分推、旋推等法的综合应用。推法的动作方向是作单方向移动,而抹法则可根据不同治疗部位而作任意往返移动。

【动作要领】

1. 压力应均衡,动作宜缓和,注意防止皮肤损伤。
2. 作用力可浅在皮肤、深至筋肉,操作时用力要轻而不浮、重而不滞。
3. 双手操作施力要对称,动作要协调一致。

【临床应用】

1. 部位

指抹法适用于头面及颈项部,常用于头面部。掌抹法适用于腰背部。

2. 作用

本法具有醒神开窍、清利头目、平肝镇静、舒筋缓急等作用。

3．治疗

对头痛、眩晕、视物模糊、面部皮肤衰老、颈项强痛、腰背筋肉拘急疼痛等症，常用本法治疗。

第三节　挤压类手法

用指、掌或肢体的其他部位对患者肢体的一定穴位或部位着力进行按压或对称性挤压，称为挤压类手法。本类手法包括按法、点法、捏法、拿法和踩跷法等。

一、按法

【定义】

用指、掌或肘在患者体表的一定穴位或部位上着力按压，按而留之，称为按法。用手指操作的，称为指按法；用单掌或双掌操作的，称为掌按法（图228）；用肘尖（屈肘后突出的尺骨鹰嘴）部位操作的，称为肘按法或肘压法。

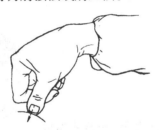 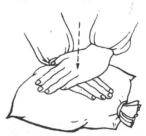

图228　按法

腹部按法是指患者仰卧位，医者位于其左侧，用左手食指掌指关节的掌面附着于腹部任脉或冲脉寄附于足少阴肾经的穴位上，然后用右手掌小鱼际根部重叠在左手食指掌指关节的背面，并随着患者的呼气徐徐操作，待有得气感觉后，医者的右手即可随患者的吸气徐徐上提（图229）。

按法是人类最古老的推拿治疗手法之一，在《黄帝内经》中的不少篇中论述了按法的使用。由于按法在临床上具有很好的治疗效果，所以至今仍作为各种推拿流派中的常用手法。按系指用手向下按抑。王冰指出："按，所谓按抑皮肉也。"《医宗金鉴》："按者，谓以手往下抑也。"《厘正按摩要术》指出："按而留之者，以按之不动也。按字从手从安，以手探穴而安于其上也。"按法的作用力较强，在临床应用时可与揉法结合使用，组成按揉复合手法，即当按压的力量达到一定的深度时再作小幅度的缓和揉动，使手法刚柔相济。按法的具体应用较多，常用的是指按法、掌按法，《厘正按摩要术》指出："以言手法，则以右手大指面直按之，或用大指背屈而按之，或两指对过合按之，其余胸腹则又以掌心按之。"用掌按压腹部的腹部按法，是腹部推拿流派中用以治疗脏腑及其与脏腑相连属器官、组织疾病的主要推拿方法。

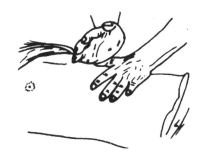
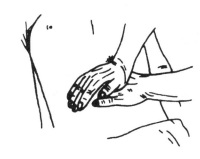

图 229 腹部按法

【动作要领】

1. 按法所及的深度及施力的轻重有直接关系,操作时应依据病变部位的浅深、病证的虚实、患者的体质等多方面的具体情况,机动而灵活地运用。如《厘正按摩要术》指出:"宜轻宜重,以当时相机行之"。

2. 指、掌或肘的着力部位应在患者肢体的一定穴位或部位上,由轻而重地徐徐着力向深部垂直按压,当按压到一定的深度时,需"按而留之",静待患者出现得气的感觉后,方可将指、掌或肘由深出浅地缓缓上提。

3. 腹部施用按法时,应随着患者的呼气徐徐地向深部按压,以热觉深透腹部和下肢为度。

【临床应用】

1. 部位

指按法接触面积小,适用于全身各部的经络穴位。掌按法接触面积大,适用于较平坦的部位,常用于背腰和腹部。肘按法适用于肌肉丰厚而坚实的部位,常用于腰臀部。

2. 作用

疏通经络,调节脏腑,开通闭塞,散寒止痛,缓急矫形等。

3. 治疗

对胸痹、胃脘痛、腹痛、慢性腹泻、痛经、头痛、齿痛、不寐、急慢性腰痛、腰背部肌肉痉挛、功能性脊柱侧弯及后突畸形等病证,常用本法治疗。

二、捏法

【定义】

用拇指和其他手指对置在一定部位(经筋、肌肉、韧带)相对着力夹挤,并可沿其分布或其结构形态辗转移动,谓之捏法(图 230)。用拇指和食、中三指操作的,称为三指捏法;用拇指和其余四指操作的,称为五指捏法。

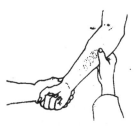

图 230 捏法

捏者,夹挤之谓也。捏法用于脊柱部位的,称为捏脊法;如专用于治疗小儿以消化道为主的疾病,又称小儿捏脊疗法。

【动作要领】

1. 施力由轻而渐重,不得扭绞皮肤。
2. 在沿经筋或筋肉的结构形态辗转移动时要循序而行,压力应均匀,动作应连贯而有节律性。

【临床应用】

1. 部位

三指捏法适用于范围较小的部位,常用于颈项、腕、掌、足等;五指捏法适用于范围较大的部位,常用于头、肩、上臂、下肢等。

2. 作用

舒筋通络,行气活血。

3. 治疗

对头痛、口眼㖞斜、风湿痹痛、肢体麻木、软组织损伤等病证,常用本法治疗。

【附】捏脊法

捏脊法的操作方法有两种:

1. 患者取俯卧位,脊背部暴露,肌肉放松。医者位于患者侧面,用双手拇指桡侧面顶住其脊柱两侧皮肤,食指和中指与拇指相对并同时着力将皮肤捏起,随捏随提,以手交替捻动并向前推进。自龟尾穴部位起沿脊柱向上至大椎穴部位上。

2. 医患的姿位同上。医者将双手的中指、无名指和小指自然屈曲,并使指端抵于掌心,食指的第二指节半屈成直

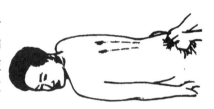

图 231 捏脊法

角,拇指平伸,使拇指的指腹与食指中节的桡侧缘相对,且保持着一定的距离,虎口向前,然后用双手食指第二指节的桡侧缘顶住脊柱两侧皮肤,拇指与食指中节桡侧缘同时着力将皮肤捏起,随捏随提,双手交替捻动并向前推进(图231)。自龟尾穴部位起沿脊柱向上至大椎穴部位止。

以上两种操作方法,在临床中可任意选用一种,一般每治疗1次需连续操作3～5遍(自龟尾穴部位至大椎穴部位为1遍)。

【动作要领】

1. 手法要轻柔,所施力的大小和捏起皮肤的多少,临证时应依据各方面的情况而定。
2. 动作要连贯,中途不得断续。
3. 捻动时不得扭绞皮肤,以避免疼痛和皮肤损伤。
4. 双手的配合要得当,所施力的大小和捏起皮肤的多少应对称,并需沿直线进行操作,不得扭曲歪斜;操作后脊背部两侧皮肤所呈现的红色反应带,其色泽、宽度的分布均应对称。

【临床应用】

1. 部位

脊背部从龟尾至大椎穴部位。

2. 作用

调和阴阳,调节脏腑,健脾和胃,疏通经络,行气活血。

3. 治疗

对小儿积滞、疳证、腹泻、呕吐、消化不良等病证,成人以胃肠为主的消化道疾病、不寐、月经不调、痛经等病证,常用本法治疗。此外,本法具有提高人体的免疫功能、防病抗衰、增强人体的体质、促进小儿生长发育的作用。

三、拿法

【定义】

用拇指和食、中两指,或用拇指和其余四指相对用力,在一定的穴位或部位上进行节律性地捏提,称为拿法(图232)。用拇指和食、中指操作的,称为三指拿法;用拇指和其余四指操作的,称为五指拿法。

拿法是推拿常用的手法之一,自明清以来,随着小儿推拿的兴起更加广泛地应用于临床。捏而持取谓之拿,周于藩曰:"拿,持也。"故拿法是在捏法的基础上再向上提起,手法的力度比捏法强。

【动作要领】

1. 提捏应沿垂直筋肉纹理的方向进行。
2. 施力应由轻而重,不能突发用力。
3. 腕部要放松,动作要缓和而有连贯性,做到活而有力、重而不滞。

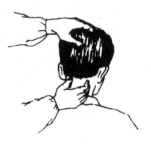

图232 拿法

【临床应用】

1. 部位

拿法的刺激性较强,常配合其他手法应用于颈项、肩及四肢等部位。三指拿法多用于面积较小的部位,如拿风池及颈部;五指拿法多用于面积较大的部位,如拿腓肠肌等。

2. 作用

疏通经络,舒筋缓急,解表发汗,镇静止痛,开窍醒神。

3. 治疗

对感冒、头痛、项强、四肢关节及肌肉酸痛、筋肉挛急等病证,常用本法治疗。

四、掐法

【定义】

用拇指指甲在一定的穴位或部位上重按或重切,称为掐法(图233)。

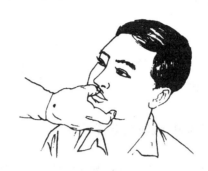

图 233　掐法

掐法又称指针法。《厘正按摩要术》指出:"掐,说文:爪刺也;正篇:爪按曰掐。"周于藩曰:"掐由爪入也。"夏禹铸曰:"以掐代针也……掐法,以大指甲按主治之穴。"

【动作要领】

1. 掐法为重而锐利的强刺激手法,操作时应逐渐施力,在患者能耐受的情况下力求使力深透内达;若用于急救,则当以窍开神清为度。

2.《厘正按摩要术》指出:"掐后以揉法继之。"掐可阻截气血运行,故掐法较痛;而揉法则具有调和气血运行的作用,故可缓解和消除疼痛。《厘正按摩要术》又曰:"掐之则生痛,而气血一止,随以揉继之,气血行而经络舒也。"

3. 掐后可留下指甲痕迹,但勿刺溃皮肤,对肌肉麻木不仁的部位施用掐法时,尤应审慎。

【临床应用】

1. 部位

一般适用于面部及四肢部的穴位,常用于人中、十宣、合谷、太冲、大椎等穴。

2. 作用

醒神开窍,镇静解痉。

3. 治疗

本法为开窍解痉的强刺激手法,对晕厥、惊风等证,常用本法治疗。《景岳全书·杂证论》中指出:"……卒仆暴死,宜先掐人中。"

五、踩跷法

【定义】

用单足或双足掌面着力,踩踏在患者肢体的一定部位或穴位上,做揉压或弹跳等动作(是一种以足代手的推拿方法)的操作手法,称为踩跷法,又有踩摩、跷摩之称(图234)。

【动作要领】

1. 患者俯卧,在胸部和大腿各垫2~3个枕头,使腰部腾空。医者双手握住预先设置好的横木或扶持物,以控制自身体重和踩踏的力量。

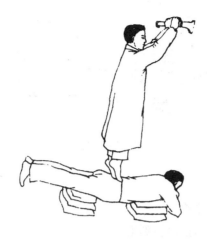

图234 踩跷法

2. 踩踏腰部如需配合适当的弹跳动作,弹跳时足尖不要离开腰部。

3. 依据患者的体质,可逐渐加重踩踏力量和弹跳幅度,同时嘱患者的呼吸要随着弹跳的起落而进行,即跳起时患者吸气,踩踏时患者呼气,切忌屏气和硬行支撑。

4. 弹跳动作要连贯均匀,幅度由小到大,用力由轻而重。

5. 本法刺激量大,应用时必须谨慎,对体质虚弱者或脊柱骨质有病变者应审慎从事,并嘱患者在操作前要排空大小便。

【临床应用】

1. 部位

主要适用于腰背脊柱。

2. 作用

理筋整复,缓急止痛,松解粘连。

3. 治疗

对腰椎间盘突出症、腰骶和骶髂关节紊乱等,常用本法作辅助治疗。

第四节 振动类手法

以较高频率的节律性轻重交替刺激持续作用于人体,称振动类手法。本类手法包括抖法、牵抖法、振法等。

一、抖法

【定义】

用双手握住患者上肢或下肢远端,微用力作连续的小幅度的上下颤动,使关节有松动感,称之谓抖法(图235)。

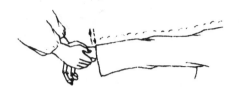

图235. 抖法

【动作要领】

1. 颤动的幅度要小,频率要快。
2. 抖动的频率由慢到快,力量由轻到重。

【临床应用】

1. 部位

本法适用于四肢部,以上肢为常用。

2. 作用

疏松脉络,滑利关节。

3. 治疗

常作为治疗肩、肘关节的功能障碍和腰腿痛等疾患的结束手法,具体操作方法如下:

(1) 上肢抖法:病人坐位,上肢放松。医者站于其前外侧,上身略微前倾,用双手持握住患者的手腕部(手不能握得太紧),慢慢将其向前外侧方向抬起,至约 70°～80°角即停住,然后稍用力作连续小幅度的颤动,使肘、肩关节有舒松感。

(2) 下肢抖法:病人仰卧,下肢放松。医者站于其足侧,用双手分别握持病人的两踝部,将其抬起至离床面约 30cm 左右,然后做上下(兼有内旋)的连续抖动,使大腿及髋部有舒松感。

二、牵抖法

是牵引和抖动相结合的手法。常用于急性腰扭伤以及腰椎间盘突出等症。

操作时,病人俯卧,双手用力抓住床头。医者双手分别持握病人两踝上部,并渐渐地用力向后牵拉,这时医者上身应向后倾仰,以加强牵引的力量。如此持续 1～2 分钟,然后放松作左右摆动,待病人腰部放松时,突然作上下抖颤数次。然后再用力牵拉,重复操作数次。

三、振法(颤法、振荡法)

【定义】

用手指或掌面按压在人体的穴位或一定部位上,作连续不断的快速颤动,使被治疗的部位产生振动感,称为振法。用手指操作的方法,称指振法;用手掌操作的方法,称为掌振法(图236)。

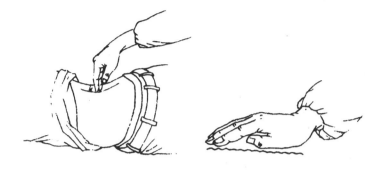

图236 振法

【动作要领】

1. 施术时前臂和手部的肌肉要强力地作静止性用力,使功力集中于指端或手掌上,这样手的着力部位就会发生快速而强烈的颤动。
2. 振动的频率较高,着力稍重,使被推拿部位的内部出现温暖快然的感觉。

【临床应用】

1. 部位

指振法适用于全身各部穴位;掌振法常用于胸腹部。

2. 作用

祛瘀消积,和中理气,消食导滞,调节胃肠功能。

3. 治疗

常作为治疗胸腹胀痛、消化不良的辅助手法。

第五节 叩击类手法

用手掌、拳背、手指、掌侧面、桑枝棒叩打体表,称叩击类手法。本类手法包括拍、击、弹等手法。

一、拍法

【定义】

医者用虚掌平拍患者体表一定部位的操作方法,称为拍法(图237)。

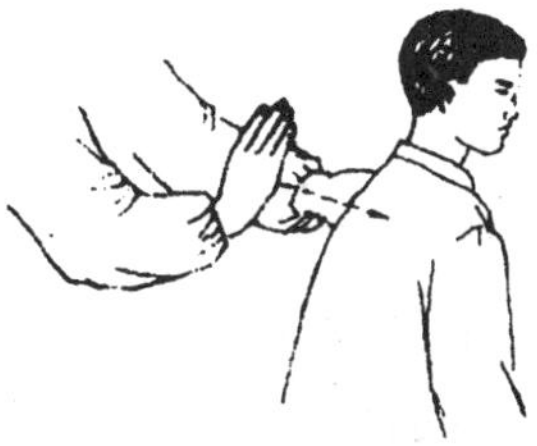

图237 拍法

【动作要领】

1. 操作时手指自然并拢,掌指关节微屈,使掌成虚掌。
2. 拍时以手腕发力,平稳而有节奏地拍打患部。

【临床应用】

1. 部位

适用于肩背、腰臀及下肢部等。

2. 作用

舒松筋脉，行气活血，缓急止痛。

3. 治疗

对风湿酸痛、局部感觉迟钝及肌肉痉挛等病证，常用拍法配合其他手法治疗。

二、击法

【定义】

医者用拳背、掌根、侧掌小鱼际、指尖或桑枝棒叩击患者体表一定部位的操作方法，称为击法。

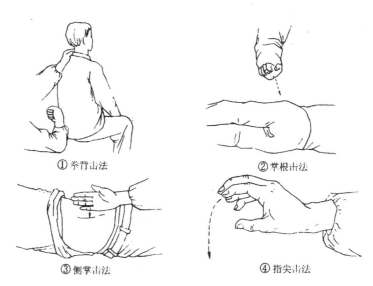

图238　击法

【动作要领】

1. 拳背击法

手握空拳，腕伸直，用拳背平击体表一定部位（图238①）。

2. 掌根击法

腕部背伸，手指微屈，用掌根部叩击体表一定部位（图238②）。

3. 侧掌击法（又称小鱼际击法）

手指自然伸直，腕略背伸，用单手或双手小鱼际击打体表一定部位（图238③）。

4. 指尖击法

五指自然分开,掌指关节微屈,以指端为着力点,轻轻击打体表一定部位,宛如雨点下落(图238④)。

5. 棒击法

用特制的桑枝棒(略有弹性)击打体表一定部位。

【临床应用】

1. 部位

拳背击法常用于腰背部;掌根击法常用于头顶、腰臀及四肢部;侧掌击法常用于腰背及四肢部;指尖击法常用于头面、胸腹部;棒击法常用于腰背及四肢部。

2. 作用

舒筋通络,调和气血,缓解痉挛,消瘀止痛。

3. 治疗

对风湿痹痛、坐骨神经痛、腰臀部软组织损伤、下肢酸麻、局部感觉障碍、筋肉痉挛或头痛等病证,常用本法配合治疗。

注:击法是用力较重的一种击打法,在临床运用时要严格选用适应证。操作时必须控制好击打的力量,由轻而重,适可而止。由于棒击法施力重、刺激强,也难于让患者接受,所以现已很少使用。

三、弹法

【定义】

用一手指的指腹紧压住另一手指的指甲,用力弹出,连续弹击治疗部位,称为弹法(图239)。

【动作要领】

1. 弹击的作用强度大,患者胀、麻的反应异常明显,要在患者能耐受的情况下适当用力弹击,弹后可酌情继之以揉法。

2. 弹击力要均匀,每分钟弹120~160次。

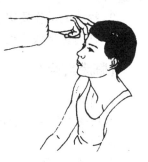

图239 弹法

【临床应用】

1. 部位

适用于全身各部,尤以头面、颈项为最常用。

2. 作用

舒筋通络,祛风散寒。

3. 治疗

对项强、头痛等病证,常用本法配合治疗。

第六节 运动关节类手法

对关节做被动性活动的一类手法,称之为运动关节类手法。本类手法包括摇法、背法、扳法、拔伸法。

一、摇法

【定义】

用一手握住(或扶住)被摇动关节近端的肢体,另一手握住关节远端的肢体,作缓和回旋转动,称摇法。

摇法是推拿常用的手法之一,其性质属于被动活动,常用来防治各部位关节疼痛或运动障碍等病证。

【动作要领】

1. 施用摇法,须在熟悉关节解剖、生理,并结合限制关节活动病理变化所允许的活动范围内进行。
2. 摇法的动作要缓和,用力要稳,摇动的幅度要由小到大,因势利导,适可而止。
3. 任何粗暴或违反正常生活幅度的摇动不但无益,反而有害。

【临床应用】

1. 部位
常用于四肢关节、颈项及腰部。
2. 作用
舒筋活血,滑利关节,松解粘连。
3. 治疗
对运动功能障碍,关节疼痛、屈伸不利等病证,常用本法治疗。摇法临床各部位具体操作方法如下:

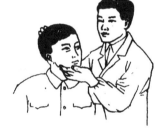

图240 摇颈项法

(1)摇颈项法:患者坐位,颈项放松。医者位于患者侧方,用一手扶住头顶,另一手托住下颌,双手以相反的方向缓缓地使头摇转,左右各数次(图240)。

(2)摇肩法:患者取坐位,肩部放松,医者位于病人侧方,上身稍向前倾,一手扶住患者肩关节上部,另一手托起患肢肘部(使患肢前臂及手搭在医者的肘上部)或与患肢手相握,作顺时针或逆时针方向缓缓运转;或者医者一手松松地握住病人腕部,另一手相对以掌背将其慢慢向上托起,在上托到140°~160°角时随即反掌握住其腕,原握腕之手向下滑移至患肩关节上部按住。此时要停顿一下,两手协调用力,即按肩的手往下压,握腕之手向上拉,使肩关节伸展,随即向后使肩关节作大幅度的回旋转动(图241)。

(3)摇腰法:患者取坐位。医者立其身后,双手扶其两肩,一手向前推,一手向后拉,使其腰

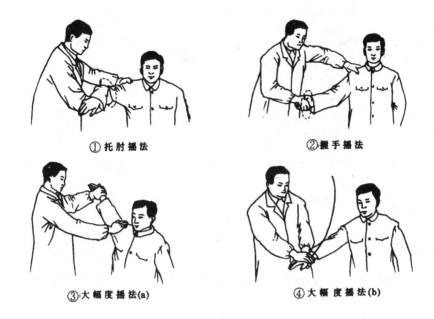

图 241 摇肩法

部旋转。

(4)摇髋法:患者仰卧,髋膝微屈。医者位于患者一侧,一手按其膝部,另一手握其足跟部,双手协调使髋关节屈曲至90°,然后作顺时针或逆时针方向运转(图242)。

(5)摇踝法:患者仰卧,下肢自然伸直。医者坐于病人足侧,用一手托住足跟,另一手握住足趾部,稍用力作拔伸牵引,并在拔伸的同时作环转摇动(图243)。

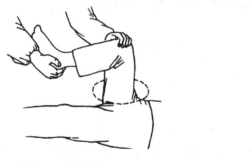

图 242 摇髋法

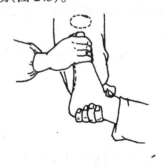

图 243 摇踝法

二、背法

【定义】

医者与患者背靠背而立,用双肘弯部挽住患者肘弯部,并弯腰屈膝挺臀,将患者反背起,使其双脚离地,然后医者嘱其全身放松的情况下,通过膝关节连续的屈伸活动,并在伸膝时运用臀部着力颤动患者的腰部,使患者的腰脊柱得以牵伸,称为背法(图244)。

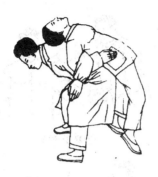
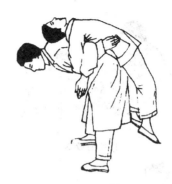

①弯腰屈膝挺臀　　　　　②伸膝臀部颤动

图244　背法

【动作要领】

1. 在施术时双方均不得擅自松手。医者微蹲，以臀部抵住患者腰骶部，并弯腰屈膝将患者背起。

2. 嘱病人仰躺在医者身上，头一定要后仰。医者以臀部着力颤动或左右摇摆患者腰部。

【临床应用】

1. 部位

主要用于腰背部或腰骶部。

2. 作用

扩大椎间隙，松解粘连，矫正脊椎后凸畸形，整复扭错之关节。

3. 治疗

腰部扭伤疼痛、腰椎间盘突出症等，常用本法配合治疗。

三、扳法

【定义】

用双手作相反或同一方向用力扳动肢体，使被扳动的关节伸展或旋转，称为扳法。

扳法是推拿常用手法之一，其性质同摇法一样，也是属于被动运动，在某些情况下，可谓是摇法的加强手法。

由于扳法的力的传递比摇法更为直接，因此在使用时必须谨慎，要严格掌握扳法的适应证和手法的技巧。扳法不是一个大幅度的被动运动，不能在不确定位置的情况下使用，而必须把要扳的关节极度伸展或旋转，在保持这一位置的基础上，再作一个有控制的、稍为加大的动作幅度。本法临床中运用得当，是一种行之有效的手法。

【动作要领】

1. 扳法应该是一种被控制的、短暂的、有限度的、分阶段的被动运动。

2. 要预先确定活动范围和部位,一达到目的,随即停止。

3. 每个关节都有其一定的活动范围和运动方向,扳时要因势利导,不能超越关节的生理功能,要忌强求关节的弹跳声而强拉硬扳,导致不良的后果发生。

【临床应用】

1. 部位

颈、胸、腰椎,髋关节与四肢各大关节。

2. 作用

舒筋活络,理筋整复,滑利关节,松解粘连。

3. 治疗

本法在临床上常与其他手法配合使用,起到相辅相成的治疗作用。对颈、腰椎小关节错缝所致的颈、肩、腰腿痛有良好的治疗效果;对脊柱侧弯、生理弧度改变以及关节错位等有整复的作用。临床各部常用扳法介绍如下:

(1)颈椎扳法:①颈项部斜扳法:患者坐位,颈项放松,头略前俯。医者位于其后侧方,一手扶住头顶部,一手托住下颏部,两手协同动作使头做向左或向右慢慢旋转,当旋转到最大限度(即感有阻力)时,稍作停顿,随即双手同时用力再作一个有控制的增大幅度(5°~10°)的快速扳动,此时常可听到"嗒嗒"响声,随即松手。②旋转定位扳法:患者坐位,颈前屈到某一需要的角度后,医者在其背后,用一肘部托住其下颏,手则扶住其枕部(向右扳则用右手,向左扳则用左手),另一手扶住患者肩部。托扶其头部的手用力,先作颈部向上牵引,同时把患者头部作被动向患侧旋转至最大限度后,再作扳法(图245)。

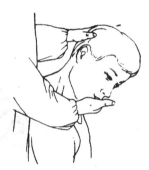

图245 颈椎扳法

(2)胸背部扳法:①扩胸牵引扳法:嘱患者坐位,其双手交叉扣住,置于颈后项部。医者两手托住患者两肘部,并用一侧膝部顶住患者背部,嘱患者自行俯仰动作,并配合深呼吸,做扩胸牵引扳法(图246)。②胸椎对抗复位扳法:嘱患者坐位,其双手交叉扣住,置颈后项部。医者在其后面,用两手从患者腋部伸入其上臂之前,并握住其前臂下段,同时医者用一侧膝部顶住患部脊柱。嘱患者躯干略向前倾,医者两手同时向后上方用力扳动。

(3)腰部扳法:①腰椎斜扳法:患者侧卧位,下面的下肢自然伸直,上面的下肢屈曲。医生面对患者而立,用两手(或两肘)分别扶按病人肩前部及臀部,作相反方向的缓缓用力扳动,使腰部被动扭转,当扭转到有阻力时,再用力作一个增大幅度的扳动,此时常可听到"喀喀"声,表示手法成功。②腰椎旋转扳法:患者坐位,腰前屈到某一需要的角度时,一助手帮助固定患者下肢及骨盆。医生用一手拇指按住需扳动的脊椎的棘突(向右旋时用左手),另一手从病人腋下穿过勾住其颈项(向右旋时用右手),使其腰部在前屈位时再向患侧旋转,旋转至最大限度时,再使其腰部向健侧侧弯方向扳动。③腰部后伸扳法:患者俯卧位,医者一手托住患者两膝部,缓缓向上提起,另一手紧压在腰部患处,当腰后伸到最大限度时,两手同时用力作相反方向扳动(图247)。

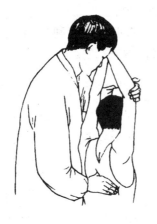
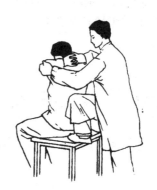

图 246　扩胸牵引扳法

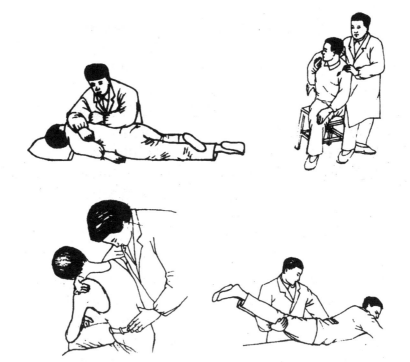

图 247　腰部扳法

四、拔伸法

【定义】

即牵拉、牵引之意。固定肢体或关节的一端,牵拉另一端的方法,称为拔伸法。拔伸法是骨折移位及关节脱位不可缺少的整复手法,于临床中常用此手法。

【动作要领】

1. 拔伸的动作要稳,用力要均匀而持续,不可用一次突发性猛力。
2. 要依据不同部位和病情,适当控制牵引拔伸的力量和方向。如果运用不当,不但影响治疗效果,甚至会造成不良后果。

【临床应用】

1. 部位

颈椎、脊柱部及四肢关节部。

2. 作用

舒筋活络,理筋整复,矫正畸形,松解粘连。

3. 治疗

颈、腰椎疾病,四肢关节功能障碍,软组织粘连、挛缩以及小关节错位等病证,常用本法配合治疗。各部拔伸操作方法如下:

(1)颈部拔伸法:患者正坐,医者位于病人身后,用双手拇指顶在枕骨下方(风池穴上方),掌根托住两侧下颌角的下方,并用两前臂分别压住患者两肩,然后两手逐渐用力向上拔伸(图248)。

(2)肩关节拔伸法:患者坐位,医者用双手握住其腕或肘部,逐渐用力牵拉,嘱患者身体向另一侧倾斜(或有一助手帮助固定患者身体),与牵拉之力对抗(图249)。

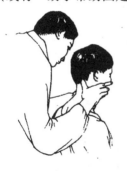 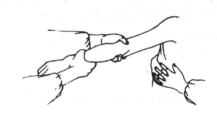

图248 颈部拔伸法　　　　图249 肩关节拔伸法

(3)腕关节拔伸法:患者取坐位,医者一手托握病人腕关节上方,另一手握其手部(或医生五指与病人五指交叉),两手同时向相反方向逐渐用力牵拉(图250)。

(4)指间关节拔伸法:用一手托握患者腕上方,另一手捏住患指,两手同时向相反方向缓缓用力牵引(图251)。

第七节　小儿推拿手法

小儿自出生到成年,处于不断的生长发育过程中,其解剖生理特点与成年人不同,加之脏腑娇嫩、形体未充、肌肤柔嫩,手法操作需轻快柔和,稳妥为要。

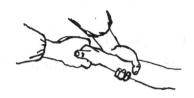 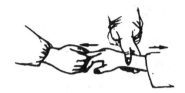

图 250　腕关节拔伸法　　　　图 251　指间关节拔伸法

小儿推拿手法种类较多,虽然有些手法名称与成人手法名称相同,但在具体操作上却又完全不同(如推法等)。小儿推拿所选用的穴位,除常用的十四经穴和奇穴外,多数穴位又为小儿推拿所特有,并多分布在两肘以下。这些穴位的分布特点及治疗作用,不但为临床操作带来了方便,而且收到较好的治疗效果。小儿推拿手法在临床操作时,又常与具体的穴位相结合运用,例如补肺经(旋推肺经穴)、揉中脘(用揉法于中脘穴)、掐人中(用掐法于人中穴)等等。小儿推拿手法操作的时间,一般而言:以推法、揉法运用的次数为多;以摩法操作的时间较长;掐法则施力较重,操作时动作敏捷,次数要少,且掐后要继之以揉法,以调和气血缓解疼痛;按法和揉法也常配合应用;捏、拿、掐等较强刺激的手法,一般应放在最后操作,以免因刺激过强,使小儿哭闹,影响操作程序拒绝治疗。此外,为了防止损伤皮肤,常在皮肤上涂抹一些润滑介质。

一、单式操作手法

(一)推法

1. 直推法

用拇指桡侧或指面,或食、中指面在穴位上作直线反复推动(图252)。

2. 旋推法

用拇指指面在穴位上做顺时针方向或逆时针方向旋转推动(图253)。

3. 分推法

用双手拇指桡侧面或指面,或食、中指指面自穴位向两旁分向推动,或作"八"字形推动,称分推法,又称分法(图254)。如从穴位两端向中间推动,称合推法,又称合法。

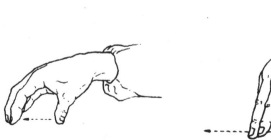 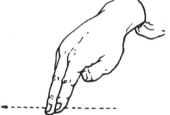

图 252　直推法

推法是小儿推拿常用手法之一,一般操作常需配用介质,推动时要有节律,频率一般为每分钟 200~300 次,用力宜均匀柔和,始终如一。在一些穴位上推动的方向与补泻有关,应根据

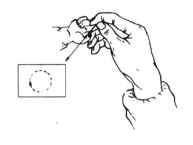
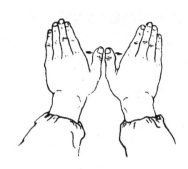

图253　旋推法　　　　　　　　图254　分推法

不同部位和穴位而定。

(二)揉法

用中指或拇指指端,或掌根,或大鱼际,着力于一定的穴位或部位上,作顺时针或逆时针方向旋转揉动,称揉法,亦分别称之为鱼际揉法、掌根揉法、指揉法(图255)。

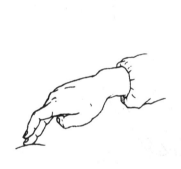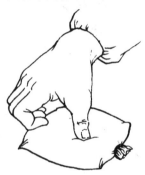

图255　指揉法

揉法是小儿推拿常用手法之一,操作时注意压力宜轻柔而均匀,手指接触皮肤不要离开,使皮下组织随手指的揉动而滑动,频率为每分钟200～300次。

(三)按法

用拇指或掌根部着力,在一定穴位或部位上逐渐用力向下按压,称按法。掌按法多用于胸腹部,临床上常与揉法配合使用,又称按揉法。

(四)摩法

用手掌面或食、中、环指指面附着于一定的穴位或部位上,以腕关节连同前臂作顺时针或逆时针方向环形移动摩擦,称摩法。

摩法是小儿推拿常用手法之一,多用于胸腹部。操作时手法要轻柔,速度要均匀协调,压力大小适中,频率为每分钟120～160次。

(五)掐法

用指甲重刺穴位,称掐法(图256)。

掐法是强刺激手法之一。掐时要逐渐用力,达深透为止,注意不要掐破皮肤。掐后轻揉之,以缓解不适之感,临床上常与揉法配合使用,称掐揉法。

(六)捏法

用拇指桡侧缘顶住皮肤,用食、中指腹面按,三指同时用力提拿皮肤,双手交替捻动向前推进;或食指屈曲,用食指中节桡侧顶住皮肤,拇指腹前按,两指同时用力提拿皮肤,双手交替捻动向前推进(图257)。

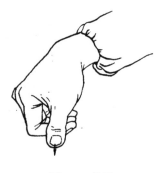

图256 掐法

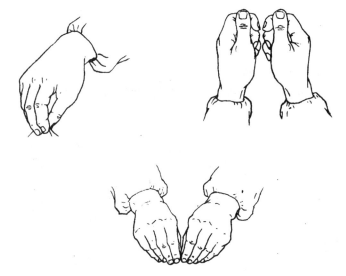

图257 捏法

捏法是小儿推拿常用手法之一,刺激量较大,操作时捏起皮肤多少及提拿力量大小要适当,不可拧转,亦不可捏得太紧,捻动向前时,需做直线前进,不可歪斜。

(七)运法

用拇指或中指指端在一定穴位上由此往彼作弧形或环形推动,称运法(图258)。

运法宜轻不宜重,宜缓不宜急,要在体表旋绕摩擦推动,不带动深层肌肉组织,频率一般为每分钟80~120次。

二、复式操作手法

(一)水底捞月法

医者左手拿住患儿左手,再以右手食中指固定患儿的拇指,然后以拇指自患儿小指尖推至坎宫,再转入内劳宫为1遍,一般操作30~50次。具有清热凉血的作用,用于治疗各种发热。

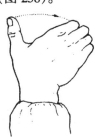

图258 运法

(二)黄蜂入洞法

医者左手扶住患儿头部,用右手食、中指在患儿两鼻孔下缘揉之,向患儿下齿方向用力。具有解表发汗的作用,用于治疗外感风寒、无汗、鼻塞、鼻流清涕等。

(三)打马过天河法

医者先运患儿内劳宫,然后左手握患儿左手,使患儿屈指向上,右手食、中指自内关、间使循天河水向上一起一落打至洪池为1次,一般打10~12次。具有退热通络的作用,其性寒凉,主治一切实热证,经络闭阻之麻木等病证。

(四)飞经走气法

医者用右手拿患儿左手四指不动,再以左手四指从曲池起按之,跳之,至总筋处9次,再拿患儿腕部阴阳两穴,右手将患儿左手四指向上往外一伸一屈,连续操作。具有行气清肺化痰的作用,用于治疗外邪束肺、经气不通之外感证。

(五)按弦搓摩法

令人抱患儿于怀中,将患儿两手交叉搭在肩上,医者以双手从患儿两胁搓摩至肚角处50~100次。具有理气化痰、健脾消食的作用,用于治疗胸闷喘咳、宿食积滞等证。

第八节 推拿手法练习

手法要掌握熟练的技巧和持续的力量,必须经过认真、刻苦的练习和一定时期的临床实践。尤其对某些比较复杂、难度较高的手法,如一指禅推法、滚法等,更应经过长期反复的练习,直至娴熟,才能在临床上发挥治疗作用。手法练习的内容,主要是动作技巧和指力、腕力、臂力的锻炼,而重点在于动作技巧的熟练,所以在上临床前,分两个阶段进行,循序渐进。第一阶段在沙袋上进行基本训练,待有一定的基础后才转入在人体上操作练习。另外,力的锻炼(柔和劲、持久力和强力)可以通过练功(易筋经、少林内功)、抓坛子、抓拿沙袋及水面推球等来达到。

一、沙袋上练习

备布袋1只,长约26cm,宽16cm,内装黄沙或大米(掺入一部分碎海绵更佳,使其具有弹性)将袋口缝合,外套一干净布袋,便于替换。开始练习时袋可扎得紧些,以后逐渐放松。根据各手法的动作要领及难度,重点练习一指禅推法、滚法和揉法、摩法等。通过练习,重点掌握主要手法的动作技巧和灵活度,同时亦可增长指力和腕力。练习姿势可采取坐势和站势,坐势练习手法有一指禅推法、揉法和摩法,站势练习手法主要是滚法。滚法练习时,要求左右手交替进行,熟练程度等同,才能适应临床需要。经过一段时间的练习,在基本掌握这些手法的动作要领的基础上,才能转入人体操作练习。

二、人体上练习

人体上练习是为临床应用打好基础,所以尽可能结合临床治疗的一般操作常规,分部位进行练习。从实践出发,不但要注意单一手法的操作和进行双手协调动作的练习,而且要练习各种手法的配合运用,同时根据人体的形态、结构、关节活动功能等,在施手法时结合肢体的被动运动。下面分别介绍人体各部的操作练习方法。

(一)头面部

1．一指禅推法(患者取仰卧位或坐位)

(1)自印堂→神庭。一指禅螺纹或偏峰自印堂推向神庭穴,来回3遍。

(2)自攒竹→阳白→太阳→头维。一指禅偏峰自攒竹穴经阳白穴再至太阳穴向上至头维穴,来回3遍,左右同。

(3)自睛明→沿上眼眶由内向外,成"∞"字形环转推3圈。一指禅指峰自左睛明沿上眼眶向外,随后沿下眼眶向内至目内眦推向右睛明穴,按上眼眶向外、下眼眶向内的顺序呈"∞"字形环转推3遍。

(4)自睛明→迎香→地仓→下关→颊车→人中→承浆。一指禅偏峰或螺纹自睛明推至迎香穴,随后经地仓向上到下关穴,向下至颊车穴再推向人中穴,环唇推至承浆穴。左右同。

(5)推百会穴。一指禅偏峰推百会穴,要求吸定,防止滑动。

2．拿五经(患者取坐位)

五指拿头顶督脉和两旁太阳经、少阳经,谓之拿五经。自前发际经头顶向后至枕部,止于两侧风池穴。

3．扫散法(患者取坐位)

用大拇指或其他四指的指峰或偏峰自太阳穴经头维、耳后高骨向后推至风池穴,左右各3~5遍。

4．掌抹法(患者取坐位)

用大鱼际外侧端按住前额,随后分向两旁,经阳白、太阳、耳上至风池穴。

(二)项背部

1．一指禅推法(患者取坐位)

(1)自枕骨下经风府穴推至大椎穴,来回操作3~5遍。

(2)自风池穴经斜方肌外缘至肩井穴,来回操作3~5遍。

(3)自风池穴经天柱穴、百劳穴,推至大杼穴,来回操作3~5遍。

2．直推桥弓穴(患者取坐位)

推左侧桥弓穴,必须右手操作,四指按住颈项部,以拇指偏峰自翳风穴单向直推至缺盆穴10~20次。推右侧桥弓穴时左手操作,方法同。

3．㨰法(患者取坐位)

自枕骨下风府→大椎→肩中俞→肩外俞。自风池至肩井穴,来回操作各3~5遍,在㨰法操作的同时,配合颈部的前屈、后伸、左右旋转和侧屈等被动活动。

4．拿法(患者取坐位)
(1)单手拿双侧风池穴,反复5~10次。
(2)拿两侧肩井穴,反复8~10次。
5．按法(患者取坐位)
用拇指螺纹部按风池、肩中俞、肩外俞、天宗穴。
6．摇法(患者取坐位)
一手扶住头后枕部,一手托住下颏,颈椎取中立位摇动,左右各作被动环旋活动3次。
7．扳法(患者取坐位颈前屈)
一手拇指抵住侧凸的颈椎棘突,一手抱头作旋转复位法(此法适用于一个棘突的偏歪)。

(三)胸腹部

1．一指禅推法(患者取仰卧位)
用偏峰或螺纹推胸部膻中、乳根穴及腹部的上脘、中脘、天枢、气海穴。
2．分推法(患者取仰卧位)
用两拇指偏峰自膻中穴分推至两乳头部。
3．擦法(患者取坐位)
用全掌自锁骨下横擦,逐渐下降至膻中→两乳根→鸠尾穴。自上而下,左右各3~5遍。
4．搓法(患者取坐位)
用四指指面及掌部夹住两胁部搓动,自上而下3~5遍。
5．摩法(患者取仰卧位)
(1)用食中环三指摩膻中穴。
(2)用食中环三指或掌摩腹部的中脘→天枢→气海,或全掌环转摩腹部(顺逆时针均要练习)。
6．推摩法(复式手法,取仰卧势)
用一指禅偏峰推中脘→天枢→气海穴,另三指用摩法随同操作。或在上述穴位用三指摩法,一指禅推法随同操作。
7．揉法(患者取仰卧位)
用中指指面揉天突、膻中、中脘、神阙穴,各50~300次。
8．按法(患者取仰卧位)
用拇指指尖或螺纹面按中脘、气海,并附揉足三里穴,得气为佳。

(四)肩及上肢部

1．一指禅推法(患者取坐位)
(1)自肩髃→肩内陵→臂臑→曲池→手三里穴,来回操作3~5遍。
(2)自肩井→肩髎→肩贞→天宗穴,来回操作3~5遍。
2．㨰法(患者取坐位或卧位均可)
(1)㨰肩关节前缘,配合肩关节内旋、外旋及外展的被动运动。
(2)㨰肩关节外缘,配合肩关节内旋后伸的被动运动。

(3)㨰肩关节后缘,配合肩关节内收及前上举的被动活动。
(4)㨰肘关节、前臂、腕关节及掌指关节配合相应的关节被动运动。

3．按法（患者取坐位）
用拇指螺纹面按肩内陵、肩髃、肩髎、肩贞、天宗、臂臑、曲池穴,得气为佳。

4．拿法（患者取坐位）
拿肩关节、曲池、合谷、极泉、少海穴。

5．捻法（患者取坐位）
捻指间关节。

6．摇法（患者取坐位）
(1)一手扶肩,一手托住肘臂部摇肩关节,顺逆各3～5次。
(2)大幅度摇肩关节,顺逆各3～5次。

7．搓法（患者取坐位）
两掌托住肩关节,环形搓动,随后徐徐向下至手臂,改为上下搓动至腕部。

8．抖法（患者取坐位）
两手握住腕掌部缓缓抖动,自腕→肘→肩部。

9．擦法（患者取坐位）
裸露肩部、肘部、臂部、腕部及指掌部用大鱼际擦法,以热为度。

(五)腰及下肢部

1．㨰法（患者取俯卧位）
(1)㨰腰背两侧骶棘肌、腰骶部,上下往返2～3次。配合腰及髋关节后伸的被动运动。
(2)自臀部→大腿后侧→腘窝→腓肠肌→跟腱,来回3遍,左右同。
(3)自腹股沟下缘→大腿前侧→膝前部→小腿外侧→足背部,来回2～3遍,左右同。
(4)自腹股沟下缘→大腿内侧→膝内侧,来回2～3遍,左右同。
(5)自居髎→大腿外侧→小腿外侧,来回2～3遍,左右同。

2．按法（患者取俯卧及仰卧位）
按腰背部俞穴（脾俞、胃俞、肾俞、大肠俞）,及上髎、次髎、环跳、殷门、委中、承山、昆仑、太溪、丘墟、商丘、足三里穴。

3．擦法（患者取坐位）
(1)横擦肩背逐渐下降至腰骶部,反复3～5次。
(2)直擦脊柱及两侧骶棘肌,以透热为度。
(3)膝关节内外侧（患者取仰卧位）。
(4)踝关节内外侧（患者取仰卧位）。

4．摇法（患者取仰卧位）
(1)摇髋关节。
(2)摇膝关节。
(3)摇踝关节。

5. 扳法

(1)腰部斜扳法(患者取侧卧位),左右各1次。

(2)腰椎旋转扳法(患者取坐位)。

(3)强迫直腿抬高法(患者取仰卧位)。

下篇　常见病证治疗

第一章　针灸治疗总论

疾病的发生、发展，不外乎人体的脏腑、经络、气血、阴阳失调。针灸治病，就是根据脏腑、经络学说，运用四诊、八纲的辨证方法，查明病因，弄清病位，确定病性，遣穴处方，依法施术，或针或灸，或针灸并用，或补或泻，或补泻兼施，以通其经脉，调其气血，使阴阳归于平衡，脏腑功能趋于和调，达到防治疾病的目的。

一、针灸治疗准则

针灸治疗疾病的准则，是以《灵枢·九针十二原》所说："凡用针者，虚则实之，满则泄之，宛陈者除之，邪盛者虚之"，及《灵枢·经脉》所说："盛则泻之，虚则补之，热则疾之，寒则留之，陷下则灸之，不盛不虚，以经取之"为准则。概括而言，有补法、泻法、平补平泻法三种。

(一)补法

1. 虚则补之

虚是正气不足，身体虚弱时，当用补法，以补其不足，使正气充实。阳虚、气虚时，可用灸法，以振奋人体气化功能，起到补益扶正的作用。

2. 寒者温之

寒是指阳虚阴盛、形寒肢冷、寒湿痹着等证，当施灸法，以温通经络、激发阳气、驱散寒邪。

3. 寒则留之

是指阳虚寒盛，脏腑经络之气凝滞，针下甚难得气，要用深刺久留针的方法，以激发经气，使阳气来复，驱散寒邪。

4. 陷下则灸之

是指脏腑经络之气虚弱，阳气不足，固摄无能，经气下陷，当用灸法，以收升阳举陷、扶阳固脱之功。

(二)泻法

1. 满则泄之、盛则泻之

满、盛是指邪气盛的实证,针刺当用泻法,以驱除病邪。

2．热则疾之

是指邪热较盛的热性病,如外感发热,针刺当用速刺疾出的手法,以驱邪热。

3．宛陈则除之

是指络脉瘀滞,或邪入血分之证,治当用三棱针放血的方法,以通调经脉、散瘀通络、解毒泻热。

(三)平补平泻

不盛不虚以经取之:是指临床征象虚实不明的病证,只取相关的经穴施治,以调理经气,治疗疾病。

二、针灸补泻与八纲辨证

针刺的手法,亦不外乎补泻两端。临证施治,亦宜八纲辨证,分别补泻,才能收其良效。

(一)阴阳

阴阳是八纲中的总纲,也是表里、寒热、虚实的综合。阴证多虚多寒,病邪在里在脏,治疗上应以多灸少针,针刺深,久留针,慢出针;阳证多实多热,病邪在表在腑,治疗上宜针当泻,多针少灸,速进针,刺入浅,不留针,快出针。

(二)表里

表里是指疾病所在部位的深浅而言。病变在皮肤、在肌肉、在经络者为表,针刺宜浅刺疾出;病变在脏腑、在筋骨者为里,针刺宜深刺久留。

(三)寒热

寒热是指疾病的性质而言。寒证是感受寒邪,或机体功能衰退的病证,治宜深刺久留,温针,重灸;热证是感受热邪,或机体功能亢进的病证,治宜速刺疾出,或刺出血,一般不灸。

(四)虚实

虚实是指人体正气强弱和邪气盛衰而言。也是决定针灸补泻的关键所在。虚证是指正气虚的证候,治宜多灸少针,针刺用补法;实证是指邪气亢盛的证候,治宜用泻法,多针少灸;虚实夹杂者,宜补泻兼施。

三、针灸处方规律与配穴方法

针灸处方应根据中医基本理论,在辨证施治的原则指导下,结合腧穴的功能、特性,进行选穴、配穴、处方。要做到有法、有方,君、臣、佐、使主次分明,灵活多变。现仅将选穴法、配穴法分述如下:

(一)选穴方法

选穴又叫取穴。它是以脏腑经络学说为指导,根据病机和证候,在疾病所在的脏腑或组织器官周围和所联属的经脉上选取有关腧穴,用以治疗疾病。主要选穴法有三种:近部选穴法、远部选穴法、随证选穴法。

1. 近部选穴

近部选穴又叫局部取穴。是指在疾病的局部和邻近部位选取穴位。该法具有祛除局部邪气、疏通患部经脉、消瘀止痛的作用,多用于治疗受病脏腑、器官、经脉、经筋、四肢、关节等部位的病痛。如鼻疾取迎香、上星,眼疾取攒竹、瞳子髎、睛明,腹疾取中脘、天枢、气海,膝病取犊鼻、鹤顶、阳陵泉。此外,压痛点选穴法也属于近部取穴的范围。其中,非穴位压痛点即"阿是穴",该取穴法多用于跌仆、扭伤、痛证等。

2. 远部选穴

远部选穴又叫远道取穴,是指在受病部位的远隔距离选穴治疗。如胃脘痛取内关、足三里,胁肋疼痛选支沟、阳陵泉等。此法在临床上又分为本经取穴、异经取穴两种。

(1)本经选穴:即本经远道的腧穴。内脏有病,选用内脏所属经脉的腧穴。如咳嗽、喘息,选用肺经的尺泽、列缺、太渊;咽喉疼痛,选用鱼际、太溪。五官或其他器官病证,可选用与此器官相通经脉的腧穴,如耳病选足临泣、外关等。某些部位有病,可取与此部位相通经脉的腧穴,如颈项强痛,取后溪。

(2)表里经选穴:是指某些病证既可选本经腧穴,也可选取相表里经的腧穴施治。也就是说,某一阳经有病,可取相表里的阴经腧穴;某一阴经有病,可取相表里的阳经腧穴。如遗尿一证,是属膀胱经之病,此时可取肾经太溪穴治疗。

(3)同名经选穴:是指选用手、足同名经的腧穴。如牙痛,选取手阳明大肠经合谷、足阳明胃经内庭。此外,痛证可取其对应点施治,往往可收立竿见影之效。

(4)上下选穴:即上病下取,下病上取。如巅顶痛,取涌泉;子宫下垂、脱肛,取百会。

3. 随证选穴

它是针对全身性的某些疾病,结合腧穴的特殊作用而设的一种取穴方法。如外感发热、身痛等,可取大椎、曲池、合谷,以解表清热退烧;阴虚发热、盗汗,取阴郄、复溜,以滋阴清热止汗;肝郁气滞,横逆犯胃,取阳陵泉、足三里,以疏肝和胃止痛;胎位不正,灸至阴穴以矫正胎位等。

(二)配穴方法

配穴即是组方,是根据疾病的病因病机和标本虚实,将从不同角度选配的腧穴,以君、臣、佐、使的形式进行组合,并确定相宜的刺灸方法。常用的方法有:

1. 本经配穴法

本经配穴法是指某一脏腑经脉发生病变时,选取该脏腑经脉的腧穴配伍成方。如肺病咳嗽、咯血,既可选取募穴中府,又可选本经的尺泽、太渊。又如胆囊炎、胆结石之胁肋疼痛,既可选胆的募穴日月,又可选本经合穴阳陵泉、丘墟。

2. 表里配穴法

表里配穴是指某一脏腑有病,可取其相表里经的腧穴组方施治。如脾胃相表里,若胃肠有病、胃脘痛、消化不良、纳呆便溏,可取足三里、三阴交为治。余此类推。

3. 上下配穴法

上下配穴是指上部腧穴与下部腧穴同时配伍组方治疗疾病的方法。如胃脘痛,上肢取内关,下肢取足三里,急性发作时下肢亦可配公孙治疗。

4. 前后配穴法

前后配穴,又叫腹背阴阳配穴法。前指胸腹,为阴;后指腰背,为阳。前后腧穴互相搭配使用者,谓之前后配穴法。如水沟配风府治卒中,巨阙配心俞治心胸疾病,关元配命门治遗精、阳痿,三间配后溪治五指麻木、鸡爪风。

5. 左右配穴法

根据经脉循行交叉的道理,左病可以右取,右病可以左取,还可左右同时并取,这就是所谓的左右配穴法。如气厥取双侧内关,腰痛取双侧委中,针刺手法可采用同步行针法。此外,健侧与患侧腧穴交替使用,对偏瘫、疼痛等有良好的疗效。

6. 远近配穴法

远近配穴是指在病所局部、邻近处和距病变部位的远隔处选取有关腧穴搭配组合而言。如胃病,病所近处取中脘,远道(远隔部位)配足三里;又如腰痛,病所近处取肾俞,远道配委中。

7. 辨证配穴法

辨证配穴法是根据病因、病机进行辨证配穴而言。如外邪袭表,肺气不宣,咳逆上气,主取风门、肺俞、列缺、合谷,以祛风解表、宣肺平喘为治;又如肝郁气滞,肝气横逆,选取期门、中脘、支沟、阳陵泉,以舒肝理气、和胃止痛为治。这种方法实际上是以上诸选穴法的具体应用。

【附】针灸类别与补泻符号

在针灸处方时,对于针具、灸法的类别与补泻,可不用文字说明,而以下列符号代之:

| : 平补平泻   ⊥ : 针用泻法
T : 针用补法   ↓ : 三棱针出血
* : 皮肤针   × : 艾条灸
△ : 艾炷灸   ↑ : 温针
⒄ : 电针   Im : 水针
○ : 拔罐

四、特定穴的应用

(一)五输穴的应用

临床上常用的方法有以下几种。十二经脉所属五输、五行如表33、表34。

1. 五输穴主治病之用法

(1)《内经》主病的应用:《灵枢·顺气一日分为四时》说:"病在脏者,取之井;病变于色者,取之荥;病时间时甚者,取之输;病变于音者,取之经;经满而血者,病在胃及以饮食不节得病者,取之合。"也就是说,疾病发生在五脏时,可取井穴;疾病变化显现于面色时,可取荥穴;病情时

表33　　　　　　　　　　　　　　　阴经五输穴表

阴经＼五输	井(木)	荥(火)	输(土)	经(金)	合(水)
肺手太阴	少商	鱼际	太渊	经渠	尺泽
心包手厥阴	中冲	劳宫	大陵	间使	曲泽
心手少阴	少冲	少府	神门	灵道	少海
脾足太阴	隐白	大都	太白	商丘	阴陵泉
肝足厥阴	大敦	行间	太冲	中封	曲泉
肾足少阴	涌泉	然谷	太溪	复溜	阴谷

表34　　　　　　　　　　　　　　　阳经五输穴表

阴经＼五输	井(金)	荥(水)	输(木)	经(火)	合(土)
大肠手阳明	商阳	二间	三间	阳溪	曲池
三焦手少阳	关冲	液门	中渚	支沟	天井
小肠手太阳	少泽	前谷	后溪	阳谷	小海
胃足阳明	厉兑	内庭	陷谷	解溪	足三里
胆足少阳	足窍阴	侠溪	足临泣	阳辅	阳陵泉
膀胱足太阳	至阴	足通谷	束骨	昆仑	委中

轻时重时,可取输穴;疾病影响声音发生变化时,可取经穴;若经脉满盛,病在胃腑及饮食所伤而得者,可取合穴。

(2)《难经》主病的应用:《难经·六十八难》说:"井主心下满,荥主身热,输主体重节痛,经主喘咳寒热,合主逆气而泄。"如脾经为痛,若见心下满,取井穴隐白;若见身热,取荥穴大都;若见体重节痛,取输穴太白;若见咳嗽气热,取经穴商丘;若见逆气而泄,取合穴阴陵泉。

2. 补母泻子法的应用

按五脏、五输、五行的搭配关系,提出了"虚者补其母,实者泻其子"的应用方法。如肝在五行属木,肝经实证,可取肝经五输穴中属火的荥穴行间,因为木能生火,火为木之子,取行间者即是"实者泻其子"的用法;若肝经虚证,可取肝经五输穴中属水的合穴曲泉,因为水能生木,水为木之母,取曲泉即是"虚者补其母"的用法。其余五输穴的临床应用,可以此类推,详见表35。

表35　　　　　　　　　　　　　　　子母补泻取穴表

五行	金		水		木		火 君		火 相		土	
脏腑	肺	大肠	肾	膀胱	肝	胆	心	小肠	心包	三焦	脾	胃
母穴	太渊	曲池	复溜	至阴	曲泉	侠溪	少冲	后溪	中冲	中渚	大都	解溪
子穴	尺泽	二间	涌泉	束骨	行间	阳辅	神门	小海	大陵	天井	商丘	厉兑

(二)原穴、络穴的应用

1. 原穴

原穴与三焦关系密切,三焦是原气的别使,它导源于脐下肾间动气,而输布全身,和调内外,宣上导下,关系着整个人体的气化功能,特别是对促进五脏六腑的生理活动有一定的意义。所以,脏腑的病变,往往反映于相关的原穴,针刺原穴又能调整脏腑功能而治疗疾病。《灵枢·九针十二原》说:"凡此十二原者,主治五脏六腑之有疾也。"

2. 络穴

它是联络表里两经的纽带,可用于治疗表里两经的有关病证,如足太阴脾经的络穴公孙,既能治脾病,又能治胃病。

原穴、络穴可以单独应用,也可配合使用。二穴伍用,称为原络配穴法,又名主客配穴法。脏腑经络先病为"主",取其原穴;后病为"客",取其络穴。如肺经先病,取其肺经原穴太渊为"主",大肠经后病,取其大肠经络穴偏历为"客";反之,大肠经先病,肺经后病,取大肠经原穴合谷为"主",取肺经络穴列缺为"客"。原穴、络穴详见表36。

表36　　　　　　　　　　　　　　十二经原穴络穴表

经脉	原	络	经脉	原	络
手太阴肺经	太渊	列缺	手阳明大肠经	合谷	偏历
手厥阴心包经	大陵	内关	手少阳三焦经	阳池	外关
手少阴心经	神门	通里	手太阳小肠经	腕骨	支正
足太阴脾经	太白	公孙	足阳明胃经	冲阳	丰隆
足厥阴肝经	太冲	蠡沟	足少阳胆经	丘墟	光明
足少阴肾经	太溪	大钟	足太阳膀胱经	京骨	飞扬

(三)俞穴、募穴的应用

《难经》六十七难云:"五脏募皆在阴,而俞在阳。"俞穴分布在背部,是脏腑之气输注于背部的特定部位;募穴分布在腹部,是五脏六腑之气汇集在胸腹部的处所。因此,俞、募穴与脏腑有着密切的关系,脏腑有疾,可在俞、募穴反映出来,针灸俞、募穴又可治疗脏腑病变。

1. 俞、募穴的单独使用

《难经·六十七难》说:"阴病行阳,阳病行阴。"据此说,俞、募穴可以单独使用,脏病可单取相应的俞穴治疗,腑病可单取相应的募穴治疗。如肺病的咳嗽、气喘等症,可取肺俞;大肠病的泄泻,可取天枢等。

2. 俞、募穴的配伍使用

俞、募穴配伍使用,叫做俞募配穴法。也就是说,凡属某一脏腑有病,即可同时取某一脏腑的俞穴和募穴进行治疗。如胃病取胃俞、中脘,肺病取肺俞和中府。详见表37。

另外,背部五脏俞穴还可治疗与五脏有关器官的病证,如肝开窍于目,针刺肝俞可治疗目疾。

表37　十二脏腑俞、募配穴表

募穴	脏	俞穴	募穴	腑	俞穴
中府	肺	肺俞	中脘	胃	胃俞
膻中	心包	厥阴俞	日月	胆	胆俞
巨阙	心	心俞	中极	膀胱	膀胱俞
期门	肝	肝俞	天枢	大肠	大肠俞
章门	脾	脾俞	石门	三焦	三焦俞
京门	肾	肾俞	关元	小肠	小肠俞

(四)八脉交会穴的应用

八脉交会穴是指奇经八脉和十二经脉相联系的八个穴位。公孙通过足太阴脾经入腹会于关元，与冲脉相通；内关通过手厥阴心包经起于胸中，与阴维脉相通；外关通过手少阳三焦经上肩循天髎，与阳维脉相通；足临泣通过胆经与带脉相通；申脉通过足太阳膀胱经，与阳跷脉相通；后溪通过手太阳小肠经交肩会于大椎，与督脉相通；照海通过足少阴肾经循股入腹达胸，与阴跷脉相通；列缺通过手太阴肺经循喉咙，与任脉相通。详见表38。

表38　八脉交会八穴表

公孙通冲脉 内关通阴维脉	} 合于心、胸、胃
后溪通督脉 申脉通阳跷脉	} 合于目内眦，颈项、耳、肩
临泣通带脉 外关通阳维脉	} 合于目锐眦，耳后、颊、颈、肩
列缺通任脉 照海通阴跷脉	} 合于肺系、咽喉、胸膈

1. 单独应用

由于奇经与正经的经气以这八个穴位相通，所以这些腧穴既能治疗奇经病，又能治疗正经病，如公孙通冲脉，故公孙既能治脾经病，又能治冲脉病。

2. 配伍应用

根据二穴相沟通的规律，二者可以配伍应用，如公孙配内关，治胃、心、胸的病证；后溪配申脉，治目内眦、颈项、耳、肩部的疾患；外关配临泣，治目锐眦、耳后、颊、颈、肩部的疾患；列缺配照海，治肺系、咽喉、胸膈部的疾患。

总之，此八穴临床应用甚广，李梴《医学入门》说："周身三百六十穴统于手足六十六穴，六十六穴又统于八穴"，这就充分说明八穴的重要性。

(五)八会穴的应用

《难经·四十五难》说："腑会太仓(中脘)，脏会季胁(章门)，筋会阳陵泉，髓会绝骨，血会膈俞，骨会大杼，脉会太渊，气会三焦外一筋直两乳内(膻中)也。"临床应用时，可按照每穴所主，治有关组织、脏腑的病证。如腑病（胃肠病为主）取中脘，脏病（肝脾病为主）取章门，筋病（筋脉拘挛、筋脉弛缓等症）取阳陵泉，髓病（肢体痿软、瘫痪等）取绝骨，血病（肺、胃、肠出血，贫血，崩漏等）取膈俞，骨病（骨质之病变为主）取大杼，脉病（经脉为病、无脉症等）取太渊，气病（气机结滞证）取膻中。

八会穴如下：　　　　　脏会——章门　　　筋会——阳陵泉
　　　　　　　　　　　腑会——中脘　　　脉会——太渊
　　　　　　　　　　　气会——膻中　　　骨会——大杼
　　　　　　　　　　　血会——膈俞　　　髓会——绝骨

（六）郄穴的应用

郄穴用于治疗各经的急性病证（见表39）。如肺病咯血，取肺经的郄穴孔最治疗；胃脘痛（胃痉挛），取胃经郄穴梁丘等。

表39　　　　　　　　　　　　　十六郄穴表

经　脉	郄穴	郄穴	经　脉
手太阴肺经	孔最	水泉	足少阴肾经
手厥阴心包	郄门	梁丘	足阳明胃经
手少阴心经	阴郄	外丘	足少阳胆经
手阳明大肠	温溜	金门	足太阳膀胱经
手少阳三焦	会宗	筑宾	阴维脉
手太阳小肠	养老	阳交	阳维脉
足太阴脾经	地机	交信	阴跷脉
足厥阴肝经	中都	跗阳	阳跷脉

（七）下合穴的应用

根据《灵枢·邪气脏腑病形》说："合治内府。"据此，六腑的病证可选相应的六合穴治疗。如胃病取足三里，泄泻取下巨虚，肠痈、痢疾取上巨虚，三焦气化失职所致的癃闭、遗尿取委中、委阳。下合穴名称见表40。

表40　下合穴表

下合穴	手三阳 { 太阳	下巨虚
	少阳	委阳
	阳明	上巨虚
	足三阳 { 太阳	委中
	少阳	阳陵泉
	阳明	足三里

（八）交会穴的应用

交会穴既能治疗本经（腧穴所属的经）病证，又能治疗所交会经的病证。如关元、中极为任脉与足三阴经的交会穴，它可治疗任脉病证，又可治疗肝、脾、肾三阴经的病证。

第二章 推拿治疗总论

第一节 推拿作用原理

推拿学是医生施用手法治疗疾病的一门中医临床学科。通过推拿手法作用于人体体表的特定部位或穴位，以调节人体的生理功能，改善疾病的病理生理过程，达到治疗效果。

推拿治疗疾病的范围是相当广泛的，不但对伤筋（软组织）的治疗有独特的疗效，而且对脏腑及其与脏腑相连属组织器官的疾病也有着明显的疗效。

一、推拿对伤筋的治疗原理

凡是人体的肌肉、肌腱、腱鞘、韧带、筋膜、关节囊、关节滑膜、关节软骨及椎间盘纤维环等组织，因遭受外来暴力撞击、强力扭转、跌仆闪失、牵拉压迫或慢性劳损等因素所造成的损伤，而无骨折、脱位或皮肉破损的均称为伤筋。伤筋无论是急性，还是慢性，疼痛往往是主要症状。中医认为肢体受到损伤，常因脉络受损，血瘀经脉，经脉受阻，气血运行不畅而导致"不通则痛"。推拿疗法对伤筋的治疗有其独到之处，已为大量的临床实践所证实。其治疗原理，分述如下：

1. 舒筋通络

肌肉的附着点、筋膜、韧带和关节囊等软组织损伤后，使周围神经遭到伤害性的刺激，疼痛作为防御反射的原始冲动首先表现出来。为了减轻疼痛和避免因肢体活动对损伤部位的牵拉，通过神经反射使有关的肌肉等组织出现保护性紧张、痉挛，以限制损伤部位的活动，防止损伤的继续发展，这是人体自然的保护性反应。此时，如不能得到及时的治疗，损伤的组织可形成不同程度的粘连，以致不断地发出有害的冲动，加重疼痛和肌肉紧张，继而又可在周围组织引起继发性疼痛灶，形成恶性循环。但无论是原发病灶，或是继发病灶，都可刺激和压迫周围的神经末梢及小的营养血管，造成新陈代谢的障碍，使"不通则痛"的病理变化进一步发展。从临床经验中得知，凡有疼痛则肌肉必紧张；凡有肌紧张又势必疼痛，它们构成互为因果的恶性循环。治疗的着眼点就是针对疼痛和肌紧张这两个方面，以打破恶性循环，有利于损伤组织的恢复。

推拿是解除肌肉紧张、痉挛极其有效的方法。手法作用在损伤部位或与损伤部位有经脉联系的穴位上，特别是作用在"以痛为腧"的压痛点，一方面通过手法的"得气"感觉，可提高损伤部位的痛阈使原来的兴奋灶受到抑制，低于痛阈下的痛觉不能再通过，从而使疼痛减轻，肌肉紧张也得以缓解；另一方面手法可使病变部位的血液循环加快，温度升高，组织代谢增强，有助于水肿、血肿的吸收和代谢产物的消除,从而也消除了这些物质对神经末梢和小血管的压迫,起到"通经络、行气血"的作用,使"不通则痛"的病理变化向"通则不痛"的方面转化,与此同时也解除了肌肉紧张、痉挛的病理基础。此外,手法还可直接将处于紧张、痉挛状态的肌肉充分牵伸,使其舒展,以解除肌紧张、痉挛,疼痛也随之得以缓解或消除,达到舒筋通络止痛的目的。

2. 活血散瘀

筋络损伤后,由于毛细血管破裂出血,加之组织液的渗出,造成损伤部位的瘀血肿痛。故《素问·阴阳应象大论篇》有"气伤痛,形伤肿"之谓。特别是发生在关节部位的损伤,又常因血肿和淋巴的机化使软组织形成粘连、纤维化、瘢痕化等病理变化导致关节活动受限。推拿具有明显的活血散瘀作用。王冰曰:"按摩者,开通闭塞。"《医宗金鉴》:"按其经络,以通郁闭之气;摩其壅聚,以散瘀结之肿,其患可愈。"如对损伤后血肿、囊肿者,通过手法挤压,可使其气即消散;同时亦可防止上述病理变化的形成和发展。对关节粘连僵直的陈旧性损伤,适当的循序渐进地被动活动则可有利于松解粘连,滑利关节。从局部软组织变化看,运用摩擦、揉捻等手法,可增加局部的血运、改善营养供应、促进新陈代谢,从而起到活血化瘀、祛瘀生新的作用,使纤维化、瘢痕化的软组织向弹性发展,以恢复筋肉的活力。

推拿活血散瘀的作用,一方面可使手法所直接作用的局部血流加快、温度升高和组织代谢增强,如《太素丹经景》曰:"一面之上,尝得左右手摩拭之,使热高下随形,皆使极币焉,可使皱斑不生而光泽。"一方面可使全身血流发生变化,如按压分布在大动脉(股动脉、腋动脉)上的穴位,可使血流暂时受到阻碍,根据血流动力学的原理,在按压部位的近侧端,由于心脏的压力和血管壁的弹性,使局部压力急骤增高,当解除压迫,则出现一股暖流骤然向远端流去,利用这短暂血流的冲击力,不但可以改善与所按压动脉有关的肢体循环,而且还可反射性地对全身的血液流动产生影响。

3. 理筋整复

推拿手法对软组织的破裂、滑脱,关节的错缝具有理顺和整复的作用。《医宗金鉴》说:"皆用手法循其上下之筋,令其调顺,摩其受伤骨缝,令其平整。"指出手法可使移位的组织恢复其正常位置,以顺接筋络,畅通气血。

肌肉、肌腱、韧带受到损伤后,可造成完全或不完全的断裂。完全断裂者,因断端短缩而不能自行续接,需手术缝合,功能方可重建;不完全断裂者,可用理筋手法将其抚理调顺,使断端对位,然后加以包扎固定,有助于断端的生长吻合。

肌腱滑脱者,可在疼痛部位摸到条索样隆起,关节活动受到障碍,若失治或误治可转化为肌腱炎,并可与周围组织形成粘连,使病情缠绵难愈,故当及早地施用弹拨或推扳手法,使其复归原位。

关节内软骨板损伤者,常表现为软骨板的破裂或移位,以致关节绞锁、活动受限。适当的手法能将移位嵌顿的软骨板还纳,以解除绞锁,使疼痛明显减轻,功能得以恢复。

腰椎间盘突出者,常表现为腰痛和根性坐骨神经痛、脊柱侧弯、腰部活动受限、步履艰难。推拿手法可使突出的髓核还纳或变更位置,以解除髓核对神经根的压迫或改善髓核与神经根的压迫关系,使疼痛消除或减轻。

脊柱后关节错缝者,其棘突可向一侧偏歪,关节囊、关节滑膜及其周围韧带因受牵拉而损伤,施用斜扳法或旋转扳法纠正。

骶髂关节半脱位者,由于关节滑膜的嵌顿及周围软组织受牵拉而表现出骶髂部位的剧痛,行走困难,通过斜扳法及伸髋法,可整复错位,使疼痛消失,功能恢复。

总之,对于骨缝脱错、筋肉损伤等要积极采取措施,拨乱反正,令各守其位,才有利于疼痛和肌肉痉挛的缓解或消除。随着以上病理因素的解除,肢体因疼痛和肌肉痉挛所导致的继发性畸形也得以纠正,使关节的功能得到恢复。临床和X线证明,推拿手法不但可使颈椎病和腰椎间盘突出症所引起的疼痛和肌肉痉挛得以缓解或消除,而且还可以恢复颈椎、腰椎的生理前凸。

二、推拿对脏腑及其与脏腑相连属组织、器官疾病的治疗原理

我国现存的第一部医学著作——《黄帝内经》涉及到有关按摩的内容,有对按摩发源地的记载,如《素问·异法方宜论篇》:"中央者,其地平以湿,天地生万物也众,其民食杂而不劳,故其病多痿厥寒热,其治宜导引按蹻。故导引按蹻者,亦从中央出也。"也有对按摩治疗疾病范围的记载,如《素问·血气形志》:"形数惊恐,经络不通,病生于不仁,治之以按摩醪药。"说明推拿基本上是治疗脏腑疾病,或因脏腑疾病所导致的通过经脉与脏腑相连属组织、器官的疾病。

推拿对脏腑疾病的治疗,手法施治的主要部位在腹部(又称腹部推拿),配合推拿背部。其治疗原理,分述如下:

1. 腹部与脏腑的关系

五脏六腑就其所居处的位置而言,它们分居于胸腹之中,《灵枢·胀论》说:"夫胸腹,脏腑之廓也。"然而位于胸中的心、肺二脏又与位于腹中的小肠、大肠二腑通过经脉的相互属络而构成表里关系。所以,腹部不但直接囊括着脾、肝、肾三脏和胆、胃、小肠、膀胱、三焦(中、下焦)六腑,而且位于胸中的心、肺二脏(上焦)亦与腹部有着密切的关联。

"有诸内,必形诸外"是脏腑学说的主要论点。脏腑发生病变必然有相应的症状和体征反映出来,这种相应的症状和体征也可以表现在腹部。如《素问·脏气法时论篇》说:"肝病者,两胁下痛引少腹……心病者,虚则胸腹大,胁下与腰相引而痛……脾病者,……虚则腹满肠鸣,飧泄食不化……肾病者,腹大胫肿……大腹、小腹痛。"《素问·标本病传论篇》说:"肺病喘咳,……五日而胀。""胀"系指子病可传及母于脾胃而发生腹部胀闷。《灵枢·胀论》说:"六腑胀,胃胀者,腹满,胃脘痛……大便难;大肠胀者,肠鸣而痛濯濯,冬日重感于寒,则飧泄食不化;小肠胀者,少腹䐜胀,引腰而痛;膀胱胀者,少腹满而气癃;三焦胀者,气满于皮肤中,轻轻然而不坚;胆胀者,胁下痛胀。"

肚脐位于腹部中央,脐窝又名神阙,内与脏腑之气相通,在人体占有重要位置。《厘正按摩要术》说:"人身之有脐,犹天之有北辰也,故名天枢,又曰神阙,是神气之穴,为保生之根。"又说:"凡脐以深大而坚固,左右上下推之不动,轮廓约束者,为其神安全,尚有大病犹可治,但暴病非此例。"脏腑发生疾病,亦可有相应的症状和体征表现在脐部。如《厘正按摩要术》说:"脐者腹之中央,内居大肠,绕脐而痛,乃燥屎结于肠中,欲出不出之状。"《金匮要略·腹满寒疝宿食病脉症治第十》说:"夫瘦人绕脐痛,必有风冷,谷气不行"和"寒疝绕脐痛"等。

2. 腹部与十二经脉、奇经八脉的关系

十二经脉和奇经八脉为经络系统的主要组成部分,其循行分布均与腹部有着密切的联系。

(1)腹部与十二经脉的关系

手太阴肺经:起于中焦,下络大肠,还循胃口,上膈属肺。

手阳明大肠经:下膈,属大肠。

足阳明胃经:下膈,属胃,络脾。其分支从缺盆下,下夹脐,入气街中;另一分支,起于胃口,下循腹里,下至气街中而合。

足太阴脾经:入腹,属脾,络胃。其分支,复从胃别上膈,注心中。

手少阴心经:起于心中,出属心系,下膈,络小肠。

手太阳小肠经:下膈,抵胃,属小肠。

足太阳膀胱经:络肾,属膀胱。

足少阴肾经:贯脊,属肾,络膀胱。其支脉,从肾上贯肝膈,入肺中。

手厥阴心包经:下膈,络三焦。

足少阳胆经:贯膈,络肝,属胆,循胁里,出气街,绕毛际,横入髀厌中。

足厥阴肝经:抵小腹,夹胃,属肝,络胆,上贯肝。其分支,复从肝,别贯膈,上注肺。

(2)腹部与奇经八脉的关系

督脉:起于少腹以下骨中央,其络循阴器,合篡间,属肾;其前行的支脉,在少腹直行向上,通过脐之中央,上贯心。

任脉:起于中极之下,以上毛际,循腹里,上关元,至咽喉。冲脉、任脉皆起于胞中,循腹(右)上行,会于咽喉。

冲脉:起于气街,并少阴之经,夹脐上行,至胸中而散。冲脉、任脉皆起于胞中(见前)。另据《难经》说:"冲脉者,起于气冲,并阳明之经,夹脐上行,至胸中而散也。"

带脉:起于季胁,回身一周。

阳跷脉:起于跟中,循外踝上行,入风池。阳跷脉自外踝下足太阳的申脉穴分出后,沿下肢外侧上行,途经侧腹、胁肋,向上进入风池。

阴跷脉:阴跷脉自内踝下足少阴的照海穴分出后,沿下肢内侧上行,进入阴部,向上至胸腔里面。其上循胸里必途经腹部。

阳维脉:阳维脉自足太阳的金门穴分出后,沿下肢外侧上行,途经侧腹、胁肋,上至额部。

阴维脉:阴维脉自足少阴的筑宾穴分出后,沿下肢内侧上行,进入小腹与足太阴脾经同行,经过腹腔、胸腔,到达咽喉及舌根。

3. 腹部与背部的关系

人体的腹部与背部是经气集中与流行的"气街"部位,存在着横向性的功能联系。这种横向性的功能联系,一方面取决于奇经八脉,特别是冲、任、督、带四脉分布上的横向联系,一方面取决于脏腑之气所通达于背、腹的俞、募穴的横向联系。

冲、任、督三脉"一源而三歧",冲、任二脉分布于腹部,以督脉为其分支;督脉分布于背部,以冲、任二脉为其分支。三脉本为一源,加之分支的连接,更加强了腹背部脉气的相互联系。任脉分布于腹部正中,其络脉也分布在腹部;冲脉以足少阴肾经为主干,并受纳足阳明经的脉气,夹脐分布于腹部两侧;督脉分布于背部正中,又以足太阳在背部的经脉为分支,其络脉在背部"左右别走太阳",使太阳与督脉相通,从而构成了腹部的冲脉、任脉、足少阴经、足阳明经与背部的督脉、足太阳经的横向性联系。

带脉自督脉十四椎出属,环绕背腹一周,束腰如带,进一步沟通和密切了腹部和背部的脉气联系。

人体的腹部有腹募穴,背部有背俞穴。腹募穴是脏腑之气集聚于体表的部位,背俞穴是脏腑之气输注于体表的部位。滑伯仁在《难经本义·六十七难》说:"阴阳经络,气相交贯,脏腑腹背,气相通应。"因此,腹募穴和背俞穴之间的关系,是腹背和体腔之间存在着前后内外横向性功能联系的具体说明。

此外,腹部的神阙和背部的命门穴的相对位置,更集中地体现了腹部和背部的横向性功能联系,《厘正按摩要术》说:"脐通五脏,真神往来之门也,故名曰神阙,与肾附于脊之十四椎相对,如南北极是也。"

4. 腹部与脾胃的关系

脾胃位居腹部,为人体元气生化之源,气机升降之枢纽,健康之本。

气体的升降出入,为人体气化功能的基本形式,是机体各脏腑组织的综合作用。它关系到脏腑经络、气血阴阳等各方面的功能活动,所以升降失常,也必然使五脏六腑、表里内外、四肢九窍发生种种的病理改变。而脾胃的升降,对整体气机的升降出入至关重要。这是因为脾胃为后天之本,位于中焦,具有宣上导下的作用,为整体气机升降的枢纽。脾主升清,胃主降浊。脾升,才能上输;胃降,糟粕方能得以下行。李东垣说:"盖胃为水谷之海,饮入于胃,而精气先输脾归肺,上行春夏之令,以滋养周身,乃清气为天者也。升已而下输膀胱,行秋冬之令,为传化糟粕,转味而出,乃浊阴为地者也。"脾与胃的升降井然,出入有序,机体才能维持阴阳清浊升降的各种生理功能。《素问·阴阳应象大论》说:"故清阳出上窍,浊阴出下窍;清阳发腠理,浊阴走五脏;清阳实四肢,浊阴归六腑。"而肝气之升发,肺气之肃降;肾水之上升,心火之下降;肺之主呼气,肾之主纳气等,也无不配合脾胃之升降以完成其气机的升降运动。因此,一旦脾胃的升降出入失常,则清阳之气不能上升和敷布,后天之精不能归藏,饮食清气无法进入,脏腑组织无气以养,浊阴之气不能下降,废浊之物不能排出,从而导致诸病丛生。

腹部推拿对胃肠功能可发生直接的影响,而大肠、小肠又皆属于胃,《灵枢·本输》说:"大肠属上,小肠属下,足阳明胃脉也。"腹部又为脾所主,"脾司大腹"之谓。换言之,腹部推拿可对脾胃的功能发生影响,通过补脾胃,调气机,进而取得治疗脏腑及其与脏腑相连属器官组织疾病的目的。这也正是腹部推拿对以胃肠为主的消化道疾病具有卓著疗效的道理所在。故《理瀹骈文》说:"后天之本在脾,调中者摩腹。"

从以上几点不难理解腹部推拿配合推拿背部治疗脏腑及其与脏腑相连属组织器官疾病的原理所在。

第二节 推拿的治疗原则和治法

治疗原则又称治疗法则,是在整体观念和辨证论治基本精神指导下,对临床病证制定的具有普遍指导意义的治疗规律。治疗原则和具体的治疗方法不同,任何具体的治疗方法,总是由治疗原则所规定,并从属于一定的治疗原则的。只有准确无误地掌握治疗原则,并恰当地运用从属于治疗原则的具体治疗方法,才能取得预期的疗效。

一、推拿的治疗原则

1. 治病求本

"治病必求于本",系指治疗疾病必须寻求导致疾病的根本原因,并针对其根本原因进行治疗。《素问·至真要大论篇》说:"必伏其所主,而先其所因。"这是辨证论治的根本原则。

"本"是相对于"标"而言,本是根本,指本质;标是标志,指现象。标与本是一个相对的概念,有多种含义,用以说明病变过程中各种矛盾双方的主次关系。如从正邪双方来说,正气为本,邪气是标;从病因与症状而言,致病原因为本,症状表现是标;如从病变的部位而论,内腑为本,体表是标;如从发病的先后而言,旧病为本,新病是标等等。

任何疾病的发生和发展,总是要通过若干症状表现出来,然而症状只是疾病病理变化所表现的现象,并非疾病的本质,只有在充分认识症状的意义、熟悉症状机转的基础上,通过认真的分析,才能透过现象找出疾病的根本原因,而后确定相应的治疗方法,方能使治疗准确无误。如以腰腿痛为例,可由腰椎间盘纤维环破裂髓核突出、慢性腰肌劳损、增生性脊柱炎、椎骨错缝、风寒侵袭、肾虚等多种原因引起,治疗时就不能采用一招一势的姑息的对症止痛方法,而应分别采用还纳髓核或变更髓核与神经根的压迫关系,及舒筋通络、通经活血、整复脱错、活血祛风、补肾活络等方法进行治疗,才能取得满意的效果。"治病必求于本",此之谓也。

治本是在一般情况下施治所必须遵循的根本原则。然而在复杂多变的病证中,常有标本主次的不同,因而在治疗上也就有先后缓急之分。如在某些标病紧急的情况下,不及时解决标病可危及患者生命或影响治本,则应遵循"急则治标"的原则,先治其标,后治其本。以脊髓外伤后出现尿潴留为例,应先用按压丹田穴的方法,先治其标,待尿潴留解除后,再治其本。这说明治标是为应急所采取的权宜之计,而治本才是其根本目的。若标本并重,则又应标本兼顾,采用标本同治的方法。如以神经根型颈椎病的早期为例,项部僵痛剧烈,肌肉出现保护性痉挛,治疗时当先用推、揉、捏、拿、擦法交替推拿项部,以疏筋活血,缓解肌肉痉挛,使项部肌肉放松,项部僵痛缓解后即用拔伸法,以拉宽间隙,扩大椎间孔治疗本病,做到标本兼顾。

此外,标本的关系不是绝对的、一成不变的,在一定的条件下又是可以相互转化的,因此在临证时还应掌握标本的规律,以便始终抓住疾病的主要矛盾,做到治病求本。

2. 扶正祛邪

疾病的过程,在一定的意义上,可以说是人体的正气(机体内部固有的抗病因素)与邪气(致病因素)矛盾双方互相斗争的过程,正胜于邪则病退、病愈,邪胜于正则病进、恶化。因此,治疗疾病就要扶助正气,祛除邪气,改变邪正双方的力量对比,使之向有利于康复的方向转化,所以扶正祛邪也是指导临床治疗的基本原则。

"邪气盛则实,精气夺则虚",说明邪正盛衰决定着病变的虚实,而"虚则补之,实则泻之",所以补虚泻实实际上就是扶正祛邪这一原则的具体应用。扶正为补法,用于虚证;祛邪为泻法,用于实证。扶正和祛邪虽然是两种不同的治法,但二者也是相互为用,相辅相成的。扶正可使正气加强,有助于抵御和驱除病邪;祛邪可排除邪气的干扰、侵犯和对正气的损伤,有利于保存正气和正气的恢复。推拿是运用不同性质和不同刺激量的手法,作用于人体的经络腧穴或一定的部位上,通过"调气"、"治神"以调整机体的功能,使正气偏虚的病证,得到扶正(补)作用,病邪偏盛的病证,得到祛邪(泻)的作用。如《素问·调经论篇》说:"神不足者,视其虚络,按而致之……神气乃平。"又说"按摩勿释……移气于不足,神气乃得复。"指出推拿可扶助正气,使气至于虚络或不足之处,以恢复神机。《素问·阴阳应象大论篇》说:"其慓悍者,按而收之。"说明推拿可抑遏邪气,使"慓悍者有所归宿",以祛除邪气。故《医宗金鉴》说:"盖人身之经穴,有大经细络之分,一推一拿,视其虚实而用之,则有宣通补泻之法,所以患者无不愈也"。

3. 调整阴阳

中医学的阴阳学说认为,疾病的发生,从根本上说是阴阳的相对平衡遭到破坏的结果,即阴阳的偏盛偏衰取代了正常的阴阳消长。故调整阴阳使其恢复相对平衡,也是临床治疗的基本原则。

热者寒之,是对阳热盛而损及阴液的疾病,施用凉泻的方法以清泻阳热。如以大肠热盛所致大便秘结为例,可用按法于下脘穴,一指禅推法于中脘、天枢穴,揉法于腹部以荡涤腑实,通便泻热。

寒者热之,是对阴寒盛而损及阳气的疾病,施用温通的方法以温散阴寒。如以虚寒腹痛为例,可用按法于神阙穴,擦法于命门穴,使患者腹部出现温热的感觉。

阳病治阴,是对阴液不足而不能制阳,导致阴虚阳亢者,施用滋阴而制阳的方法治疗,是谓:"壮水之主,以制阳光。"如以阴虚火旺所致的不寐为例,可用按法于关元穴,擦法于涌泉穴,以滋补肾阴,引火归原。

阴病治阳,是对阳虚不足而不能制阴,导致阳虚阴盛者,施用温阳而制阴的方法,是谓"益火之源,以消阴翳。"如以命门火衰所致的阳痿为例,可用按法于气海、关元穴,直擦背部督脉和横擦肾俞、命门穴,透热为度,以温补肾阳,壮命门之火。

4. 因时、因地、因人制宜

疾病的发生与发展,受着多方面的因素影响,因此,在治疗疾病时,就要根据各方面情况来考虑,如时令气候,地理环境,患者个人的体质、年龄、生活习惯、耐受程度和职业等各种不同情况,运用各种不同的方法治疗。因此,在推拿临床治疗中,须要遵循因时、因地、因人制宜的治疗原则,并根据这个原则选取穴位或部位,选择手法及手法的刺激量。

在推拿临床中,更须注意因人制宜。如患者体质强,操作部位在腰臀四肢,病变部位在深层等,手法刺激量宜大;患者体质弱,小儿患者,操作部位在头面胸腹,病变部位在浅层等,手法刺激量应较小。同时在操作方向和操作时间长短上也有不同。其他如患者的职业、工作性质和条件等,与某些疾病的发生有一定关联,在诊治时也应注意,否则就不能取得预期的治疗结果。

二、推拿基本治法

推拿是施手法作用于人体特定部位或穴位上,用以治病的一种疗法。因此,推拿的疗效取决于手法作用的性质和量及其被作用部位或穴位的特异性。这即是说,如对某一病用同一性质和量的手法,作用于不同的部位或穴位就能取得某一特定的治疗作用;若用同一性质和量的手法,作用于不同的部位或穴位,所起的治疗作用也不一样。因此,既不能单纯用手法的性质和量来区分推拿的治疗作用,也不能单纯地用被作用部位或穴位的特异性来区别推拿的作用。故对推拿治疗作用的认识,必须将手法的性质和量及其被作用部位或穴位的特异性结合起来。

根据手法的性质和作用量,结合治疗部位,推拿治疗有温、补、通、泻、汗、和、散、清八法,现分述如下：

1. 温法

这是适用于虚寒证的一种治法，《内经》："寒者温之"。推拿的温法，常施用挤压、摩擦、摆动类手法为主。操作时手法在治疗部位或穴位上持续作用的时间要稍长，力量要柔和，频率较缓且富有节律性，能使力量深入于肌肉筋骨或脏腑组织，患者有较深透的温热得气感，以达温热散寒的目的。温法具有温阳、益气、散寒的作用，适用于阴寒虚冷的病证。《素问·举痛论篇》："寒气客于背俞之脉……故相引而痛，按之则热气至，热气至则痛止矣。"指出了因寒邪侵入人体而引起的疼痛，可用按压的方法使之出现热气来至的感觉，疼痛伴随着热气来至而止。在推拿临床中，如用按法于中脘穴，摩法、揉法于大腹，一指禅推法、擦法于脾俞、胃俞穴，可起到健脾和胃、温中散寒的作用；按法于神阙、气海、关元穴，一指禅推法、擦法于肾俞、命门穴，可起到温补肾阳、散寒止痛、扶助正气的作用。

2. 补法

这是适用于诸虚劳损的一种治法，"虚则补之"和"扶正祛邪"是推拿临床的指导思想。推拿的补法，常施用摆动类、挤压类、摩擦类为主。操作时，手法要轻柔缓和，力量不宜过重，周于藩说："缓摩为补。"又说："轻推……为补。"推拿的补法，是运用手法的良性刺激以激发人体脏腑、经脉、气血的功能活动，增强人体内部固有的抗病因素（正气），从而达到扶正祛邪的作用。《素问·调经论篇》："按摩勿释，着针勿斥，移气于不足，神气乃得复。"指出了推拿可激发人体的正气，并增强病变部位正气抵御和驱除病邪的能力，从而使人体得以康复。在推拿的临床中，如用一指禅推法、按法于中脘、建里穴，摩法、揉法于胃脘、大腹部，按法、一指禅推法、擦法于脾俞、胃俞穴，可起到补脾胃、益中气的作用；用按法于神阙穴，一指禅推法于气海、关元穴，一指禅法、按法、擦法于肾俞、命门、志室穴，可起到补腰肾、培元气以壮命门之火的作用。

3. 通法

这是适用于经脉、气血不通病证的一种治法。推拿的通法，常施用挤压和摩擦类手法为主，操作时手法要刚柔相济。通法可疏通脏腑、经脉的气血，具有祛除病邪壅滞的作用。《素问·血气形志篇》："形数惊恐，经络不通，病生于不仁，治之以按摩醪药。"在推拿临床中，如用按法、一指禅推法于背腹俞募穴，可疏调脏腑气血；用推法、按法、拿法、搓法于四肢，能通调经络；用拿法于肩井穴，能通气机、行气血等。《厘正按摩要术》："按能通血脉"、"按也最能通气"，故凡脏腑、经脉、气血不通之病，皆可用通法治疗。

4. 泻法

这是适用于下焦实证的一种治法。由于结滞实热，引起下焦胀满或胀痛、食积火盛、二便不通等证皆可用本法施治。推拿的泻法是通过手法对内脏功能的调节作用实现的，有别于药物泻法之峻猛，故对体质虚弱、津液不足等原因而致的大便秘结者，更为推拿泻法之长。临床常施用摆动、摩擦、挤压类手法，操作部位的重点在腹部。泻法的刺激性较强，手法运用的轻重缓急，要在临证时相机而行。一般而言，施力应由轻渐重，手法的频率应由缓而渐急，手法持续作用的时间要稍长。在推拿的临床中，如对食积便秘，可用摩法于神阙穴，一指禅推法于天枢穴，按法于下脘穴，揉法于腹部，以通泻腑实。阴虚火盛，津液不足，大便秘结者，用摩法、揉法于腹部，则可起通便而不伤阴的作用。

5. 汗法

这是指发汗、发散之意。适用于驱除在肌表之邪的一种治法，具有解除表邪、开发腠理的作用。推拿的汗法，常施用挤压、摆动类手法，用于风寒外感和风热外感的治疗。对风寒外感，用先轻后重的拿法，步步深入，使全身发热直至汗出，以祛风散寒。对风热外感，则需用柔和而轻快的轻拿法，使腠理疏松，肌肤潮润，周身快然，以祛风清热。在推拿临床中，如用一指禅推法、拿法于颈项部的风池、风府穴，可疏风散邪；用一指禅推法、按法、揉法于风门、肺俞穴，可祛风邪，宣肺气；最后施用拿法于肩井穴，以开通气血，使风邪无所藏匿。所以，凡外感风寒、风热之邪，多注重施用拿法、按法和一指禅推法，对祛风散寒、解肌发表有卓著之效。故金代名医张从正将推拿列为汗法之一。

6. 和法

此法寓有调和之意，系指和解之法。它是病在半表半里，而又不能用汗、吐、下法治疗的情况下所选用的一种治法。推拿的和法，常施用摆动、摩擦类手法。操作时，手法应平稳而柔和，频率稍缓。《内经》："察阴阳所在而调之，以平为期。"《厘正按摩要术》："揉以和之，可以和气血，活筋络。"指出和法具有调和阴阳、经络、气血的作用。在推拿临床中，和法又常分舒肝气、和脾胃、和气血等三个方面。舒肝气的方法有用按法、揉法于章门、期门穴，摩搓、擦法于两胁，一指禅推、按、揉法于肝俞、胆俞穴。和脾胃的方法有用按法于中脘穴，揉法于大腹部，一指禅推、按法于脾俞、胃俞穴。和气血的方法有用㨰法、一指禅推法、按法、揉法、搓法于背部及四肢，轻柔的拿法于肩井穴。

7. 散法

此即消散、疏散之意。适用于气血痰食结聚的一种治法，《内经》："摩而散之。"散法具有疏散结聚的作用，不论有形或无形的积滞，散法都可使用。《内经》："结者散之。"因此对脏腑之结聚、气血之瘀滞、痰食之积滞，均可用散法治疗。如在临床上，对因饮食过度，脾不运化所致的胸腹胀满、痞闷，可用摩腹的散法治疗。《素问·举痛论篇》："寒气客于肠胃之间，膜原之下，小络急引故痛，按之则血气散，故按之痛止。"推拿所用的散法，常施用摆动、摩擦类手法为主，手法要求轻快柔和。在推拿临床中，如对气郁胀满，可施用轻柔的一指禅推、摩、擦等手法治疗；对有形的凝滞积聚，可施用一指禅推、按、摩、揉等手法治疗，用力由轻而重，频率由慢而转快，可起到清散瘀结的作用。

8. 清法

这是适用于发热的一种治法，《内经》："热者清之"。对发热一证，在治疗时尚需鉴别病是在里，还是在表，若病在里还需分辨是属气分热或血分热，是实热还是虚火，而后方可采用相应的手法治疗。推拿的清法，常施用摩擦类手法为主，手法的运用应刚中有柔，在所取的穴位、部位上进行操作，达到清热除烦的目的。在推拿临床中，对气分实热者，轻推督脉（自大椎至尾椎），以清泻气分实热；气血虚热者，轻擦腰部，以滋阴清热；血分实热者，重推督脉（自大椎至尾椎），以清热凉血；表实热者，轻推背部膀胱经（自下而上）；表虚热者，轻推背部膀胱经（自上而下），以清热解表。

第三节 推拿操作的基本知识

一、推拿的适应证、禁忌证及注意事项

推拿所治疗的疾病，涉及到医学中各学科的多种疾病。尽管推拿疗法具有安全稳妥、无痛苦、无副作用的优点，但在临床时为了杜绝意外事故的发生，严格掌握推拿的适应证、禁忌证及注意事项是非常必要的。

1．适应(病)证

内科：感冒、咳嗽、哮喘、胸痹、心悸、眩晕、高血压、偏瘫、呃逆、呕吐、慢性胃炎、慢性肠炎、胃下垂、胃溃疡、十二指肠溃疡、胃肠植物神经官能症、阳痿、遗精、便秘、糖尿病、痹证等。

伤科：各种扭伤、落枕、颈椎病、肩周炎、胸胁迸伤、肱骨外上髁炎、腱鞘炎、腱鞘囊肿、腰椎间盘突出症、腰肌劳损、增生性脊柱炎、足跟痛等。

妇科：月经不调、痛经、经闭、耻骨联合分离症、更年期综合征、慢性盆腔炎、带下等。

神经科：神经衰弱、头痛、面神经炎、多发性神经炎、周围神经损伤、坐骨神经炎、雷诺病、内耳性眩晕、麻痹等。

儿科：小儿感冒、小儿肌性斜颈、小儿麻痹症、小儿便秘、小儿腹泻、小儿疳积、小儿哮喘、小儿臂丛神经损伤、小儿马蹄内翻足、小儿脑瘫等。

外科：乳痈、尿潴留、腹部手术后粘连等。

五官科：颞下颌关节紊乱综合征、单纯性慢性鼻炎、齿痛、近视、视神经萎缩、神经性耳聋等。

2．禁忌证

急腹症：急性阑尾炎、急性腹膜炎、急性胰腺炎、胃和十二指肠穿孔等。

出血性疾病：血友病、呕血、便血、溺血、外伤性出血等。

传染性疾病：肺结核、传染性肝炎等。

由化脓菌、结核菌引起的运动器官的疾病：丹毒、骨髓炎、化脓性关节炎等。

其他疾病：皮肤病的破溃部位及烫伤的局部，癌症及肿瘤的局部，妊娠者的腹部及腰骶部。还有饥饿、疲劳、酒醉、严重心脏病及病情危重者禁用推拿术。

3．注意事项

(1)患者接受推拿时，精神勿紧张，无论采取坐位或卧位，全身应放松。

(2)患者在接受腹部推拿前应排尿，使膀胱空虚。否则，在施术时，患者不但会出现不适的感觉，而且也会因气上提，不能出现得气的感觉，从而影响疗效。

(3)腹部推拿一般应在餐后2～3小时施术，如餐后胃充盈施术，可出现不适的感觉，影响疗效。

(4)医者在推拿前后均应洗手，指甲应剪短，以避免擦伤患者皮肤。如在寒冷天气，手应先温暖后再行操作。

(5)医者施术时，应凝神调息，使心、意、气、力集中于指、掌。

(6)在手法操作过程中,应随时观察病人的反应。病人感觉不适或有痛苦表情,应及时调整手法。如需加大手法的力度时,也应由轻渐重地进行,任何粗暴地施用压力均属禁忌。

(7)在推拿中,因饥饿、疲劳加之手法较重而导致晕厥者,也不必惊慌,可使患者仰卧于床,头低脚高位,并饮用温糖水,须臾即可恢复。

(8)妊娠期间的患者,施用推拿时应慎重。

二、推拿的体位和介质

1. 推拿的体位

在推拿临床治疗中,医者与患者的位置关系对于使用手法和疗效均有一定影响,所以都应选择一个最佳的体位,以利于手法操作,总的原则为舒适、安全,治疗操作方便,便于发挥手法的作用。

(1)患者的体位

俯卧位:背部朝上,两下肢伸直,两上肢自然放于身体两侧,或屈肘置于两侧头部;或嘱患者一侧上肢或下肢后伸、外展、屈曲等。

仰卧位:面朝天仰卧,上肢自然置于身体两旁,双下肢自然伸直;或根据操作治疗需要,嘱患者一侧上肢或下肢外展、内收、高举、屈曲等。

侧卧位:患者面向左或右侧卧,双下肢自然屈曲或一屈一伸,在上的一侧上肢自然伸直,置于身体上,靠床面一侧的上肢前屈,置于床面或枕于头下。

端坐位:患者取端正而坐,双脚分开与肩同宽,大腿与地面平行,双上肢自然下垂,双手放于两膝上。

(2)医者的体位:多是根据治疗时患者的体位和被动操作治疗时的肢体部体位而定。若患者卧位,医者一般站在患者左侧肢体的胸腹部;若为卧位头面部操作时,医者多采取坐位;若患者为坐位,医者多是站立体位;在小儿推拿治疗时,患儿多取仰坐位、卧位或俯卧位,医者则为坐位操作。

医者手法操作时要全神贯注,含胸拔背,要意到手到,身体相应移动;站位时两足成丁八步,可以使身体进退自如,转侧灵活。要保持身体各部分动作协调一致,也是推拿医生的一项基本功。

2. 推拿的介质

推拿治疗中应用介质,在我国医学中已有悠久的历史。如《圣济总录·卷四》:"若疗伤寒以白膏摩体,手当千遍,药力乃行,则摩之用药,又不可不知也。"《景岳全书》:"治发热便见腰痛者,以热麻油按痛处揉之可止。"

现时推拿临床中常用介质有:葱姜水、滑石粉、麻油、冬青膏、红花油等。运用这些介质,不仅可以加强手法作用,提高治疗效果,同时还可以起到润滑和保护肌肤的作用。

葱、姜、薄荷水:用洗净的新鲜葱白、生姜、薄荷,捣碎取汁(或将葱、姜、薄荷置于75%的酒精中浸泡即成),能加强温热发散的作用,常用于治疗小儿虚寒证。冬秋季多用葱、姜水,春夏季多用薄荷水。

滑石粉:用于夏季,汗多,推拿时容易造成皮肤损伤,局部敷以滑石粉,保护患者与医者的皮肤。

冬青膏:取冬绿油(水杨酸甲酯)与凡士淋混和而成。在使用擦法、按揉法时常涂此膏,可达加强透热的作用。

麻油:运用擦法时常涂少许麻油,加强手法的透热疗效。

【附】

1. 摩膏方

(1)治跌打内伤疼痛摩膏方

蓖麻子(去皮研一两半)　草乌头(生为末半两)　乳香(研一钱)

《圣济总录·卷一百四十五》

(2)治新生儿痉热甘草摩膏方

甘草(炙)　防风(去叉)各一两　白术　桔梗各三分　雷丸二两半

《圣济总录·卷一百七十四》

(3)治伤寒头痛项强,四肢烦痛青膏方

当归　芎䓖　蜀椒　白芷　吴茱萸　附子　乌头　莽草(各三两)

《备急千金要方·卷九》

2. 热敷法

(1)热敷法的应用:在我国已有2000多年的历史,方法很多,如药熨、汤熨、酒熨、铁熨、葱熨、土熨等。它的主要作用为"透热",根据病情各异,配合多种性能的药物,加强温经通络、活血祛瘀、散寒止痛的作用。其方法为,将配制好的中草药置于布袋中,把袋口扎紧,放入锅内,加适量清水,煮沸数分钟,趁热将毛巾浸透后绞干,并折成方形或长条形敷于患处,待凉后,换上另一块热毛巾,一般更换2～3块毛巾即可。为加强治疗效果,在患处先用擦法,使汗毛孔开放,随即热敷,并施以轻拍法,使药热易透于肌肤,疗效最佳。

(2)热敷法的使用注意:①热敷部位必须要暴露,要保持室内温暖无风,以免患者感受风寒;②折叠的毛巾必须平整,使透入的热量均匀,避免皮肤烫伤;③热敷时可隔着毛巾运用拍法,切勿按揉;热敷后的局部不可再用手法,易破伤皮肤,所以热敷为结束手法;④热敷的温度以患者能够忍受为度,要防止发生烫伤和晕厥;对皮肤感觉迟钝的患者,更应注意。

(3)热敷方

方一:红花10g　钻地风10g　香樟木50g　苏木50g　老紫草15g　伸筋草15g　千年健15g　桂枝15g　路路通15g　宣木瓜10g　乳香10g　没药10g

方二:桑枝50g　豨莶草30g　虎杖50g　香樟木50g

第四节　推拿常用检查诊断方法

推拿治疗适应范围很广,涉及内、外、妇、儿、伤、五官等科的多种疾病。因此,在临床检查、辨证施治中,必须强调以中医基础理论为指导,通过四诊和必要的物理检查,正确了解疾病的发生、发展过程,掌握患者全身情况和局部症状,运用八纲辨证、六经辨证、脏腑辨证、气血津液辨证、卫气营血辨证,结合现代医学的解剖、生理、病理及生化等方面知识,对疾病进行综合分析，通过辨证施治和辨病论治相结合，得出正确的诊断，选择相应的部位施用手法治疗。

望、闻、问、切的一般内容，可参阅《中医诊断学》。望诊和触诊是推拿临床诊断的重要手段，本章分头面、胸腹、脊柱、上肢和下肢。

一、头面部

1. 望诊

主要观察头面部的色泽和形态变化。头为诸阳之会，精明之府，中藏脑髓，与脏腑气血关系密切。所以通过头面部望诊可了解机体内部的变化。

(1)望神：神产生于精，《灵枢·平人绝谷》曰："神者，水谷之精气也。"精指后天水谷所化生藏于五脏的精气，与先天肾精相合的总称。故神的活动为脏腑气血盛衰的外露征象，通过望神，可以判断脏腑、阴阳、津液、气血的盛衰和疾病的轻重危亡。临床中应注意神的得失。张景岳具体地指出："善乎神之为义，此死生之本，不可不察也。……以形证言之，则目光精彩，言语清亮，神思不乱，肌肉不削，气息如常，大小便不脱，若此者，虽其脉有可疑，尚无足虑，以其形之神在也。"表示正气未伤，脏腑功能未衰，虽病情较重，预后多良好。又"若目暗睛迷，形羸色败，喘息异常，泄泻不止，或通身大肉已脱，两手循衣摸床，或无邪而言语无伦，……或忽然暴病，即沉迷烦躁，昏不知人，或一时卒倒，即眼闭口开，手撒遗尿，若此者，虽其脉无凶候，必死无疑，以其形之神去也。"表示正气已伤，病情严重，预后不良。此外，尚应注意假神的出现，往往见于久病、重病、精气极度衰竭的病人，在即将进入死亡的前期，精神突然好转的虚假现象，常比喻为"回光返照"，为死亡的先兆。

(2)望色：指观察面部的气色与光泽。《四诊抉微》中指出："夫气由脏发，色随气华。"所以，面部的色泽是脏腑气血的外景，通过察面部的色泽，可以了解脏腑气血的盛衰。一般而言，病人气色鲜明、荣润的，说明病变轻浅，气血未衰，其病易治，预后良好；面色晦暗、枯槁的，说明病变深重，精气已伤，预后欠佳。临床中见面色㿠白而虚浮，多属阳气虚，可见于大失血证或哮喘证；面色赤红，多属阳气盛，满面红赤而光泽，可见于脏腑实热证；两颧潮红，见于阴虚阳亢的虚热证；面、目、身俱黄，为黄疸；面色青灰、口唇青紫，多为气滞血瘀；面色青而晦暗，在小儿为惊风或癫痫发作；目眶周围见黑色，多见于肾脏之寒水之邪上泛，或寒湿下注的带下证。

(3)望头面部形态：机体的外形与五脏相应，可以反映脏腑气血的盛衰。《素问·脉要精微论篇》："头者精明之府，头倾视深，精神将夺矣。"临床中，若见额骨及颞骨双侧凸出，顶部扁平，呈方形，称方头，多见于小儿佝偻病；小儿头倾向患侧，颜面转向健侧，呈倾斜状态，多见于小儿肌性斜颈；若一侧不能闭眼，额部皱纹消失，作露齿动作时，口角斜向健侧，鼻唇沟消失，多为面神经麻痹；头项强直，头部姿势牵强，多为落枕、颈椎病。横目斜视，多为肝风内动；头部不自主地震颤，可见于震颤麻痹者或老年人；若颏部偏斜于患侧，患侧丰满，健侧扁平，为一侧下颌关节强直。

此外，舌诊是望诊的重要组成部分，也是中医诊断疾病的重要依据之一。具体内容请参阅《中医诊断学》。

2. 触诊

为切诊的一部分，是医者通过用手触摸按压患者体表的一定部位，借以诊断疾病的一种检查方法。触诊可以确定望诊所发现的征象，并能补充望诊所不能观察的变化。头面部触诊需掌握以下内容。

(1)婴儿囟门检查:双手掌分别放在小儿左右颞部,拇指按在额部,用中指与食指检查囟门。①正常前囟在出生后半年开始缩小,至 12～18 个月闭合;后囟出生时或闭或微开,最晚于 2～4 个月时闭合。前囟早闭,见于小头畸形;前囟迟闭,见于脑积水、佝偻病等。②正常囟门可触及与脉搏一致的搏动,囟门与颅骨平齐,稍有紧张感。前囟隆起,见于高热、颅内出血等颅内压增高的疾病;前囟凹陷,见于脱水或出血的患儿。

(2)下颌关节运动检查:医者以食指掌面压紧患者耳屏前方。然后令病人作张口闭口动作,检查者即可感到下颌小头的活动情况。当张口时,下颌小头向前下方,故原处呈一凹陷,闭口时恢复原状。正常时两侧运动是同步的,程度也是相等的。如单侧下颌脱位,则患侧摸不到下颌小头而呈一凹陷,感觉不到下颌关节的运动。

(3)角膜反射检查:将棉花捻成毛笔状,用其末端轻触角膜表面。如立即引起双眼瞬目,说明角膜反射存在。面神经麻痹时,无论刺激任何一侧角膜,总是患侧不能瞬目,健侧能瞬目。

此外,落枕、颈椎病患者,可在颈项部触及到肌肉痉挛;乳突炎,可在耳后乳突出现压痛;新生儿肌性斜颈,可在患侧胸锁乳突肌上触及梭形肿物。

二、胸腹部

1. 望诊

应注意胸廓及腹部的形态,左右是否对称、呼吸动度等情况。如胸骨明显前突,胸廓的前后径增大而横径缩小,称鸡胸,见于佝偻病。整个胸廓高度扩大,尤其是前后径增大,使整个胸廓外形如桶状,称桶状胸,见于肺气肿、支气管哮喘等。若乳房红肿、变硬、有明显压痛,并伴发热者,多为乳腺炎。乳头如有血性分泌物溢出,多为乳腺肿瘤或结核的一个重要体征。腹部青筋暴露者,多为鼓证。小儿骨瘦如柴,腹大如鼓,并见青筋暴露,多为疳积证。肚脐偏歪,腹部膨隆,多为癥瘕积聚证。正常腹部看不到蠕动波,若出现明显的胃肠蠕动波,多为幽门梗阻或肠梗阻。站立时,如见上腹凹陷,而脐部及下腹部隆起,多为胃下垂。若胸腹一侧的呼吸动度减弱或消失,可见于胸腔积液或腹部积聚等实证。

此外,还应注意皮肤的荣枯,以辨别津液的亏盈;脊柱畸形也可以引起胸廓变短、变膨隆等变化。

2. 触诊

要注意胸腹软组织及髂骨部位的压痛点。

(1)压胸试验:患者取坐位或站立位。医者用一手抵住其背部正中,另手压住胸骨,然后两手轻轻对压。若有肋骨骨折,则骨折部位会出现疼痛,同时还可伴有骨擦音。

(2)胸壁皮下气肿检查:医者用手按压患者胸壁,可触到捻发感或握雪感,多由于胸部外伤后,使肺或气管破裂,气体逸出而达于皮下所致。

(3)语颤检查:嘱患者长声发"衣"声时,或趁小孩啼哭时触诊,医者手即有震颤的感觉。若语颤增强,可为肺梗塞、大叶性肺炎;若语颤减弱,则为胸腔积液等。

(4)阑尾穴压痛检查:阑尾炎时,在右髂前上棘与脐连线的中、外 1/3 交点处有压痛,此点在临床上叫麦克尔(McBurney)点。阑尾炎发作时,阑尾穴(足三里直下 2 寸)常有压痛或酸胀感,以右侧为明显。

(5)胆囊触诊试验:医者用四指或拇指压住胆囊点(右季肋缘与腹直肌右缘的交角处),当患者深吸气时,胆囊下移,因碰到手指感到剧痛而突然屏气,即为阳性,常见于急性胆囊炎。

此外,胃溃疡压痛区在上腹部正中和偏左,范围较广;十二指肠溃疡压痛区在上腹部偏右,常有明显的局限压痛点。

胃肠穿孔等急性腹膜炎患者,腹壁紧张,有压痛及反跳痛,为腹膜刺激症。触诊时,腹壁强硬如板,称为板状腹。

腹部的神经反射有腹壁反射,其检查方法是:患者仰卧,下肢屈曲,嘱其放松腹肌,医者用钝尖物轻而迅速地划其两侧季肋部、脐平面和髂部腹壁皮肤,划的方向由外向内。正常时可见到腹肌收缩。节段定位,上腹壁在胸髓7~8,中腹壁在胸髓9~10,下腹壁在胸髓11~12。一侧腹壁反射消失见于锥体束损害,某一水平的腹壁反射消失提示相应的周围神经和脊髓损害。

三、脊柱部

1. 望诊

首先要注意脊柱的生理曲线是否改变,脊柱有无畸形。正常脊柱有四个生理弯曲,即颈椎前凸、胸椎后凸、腰椎前凸、骶尾椎后凸。患者一般采取站立或坐位检查。坐位时可排除下肢畸形对脊柱曲线的影响。观察患者的姿势有无异常,躯体两侧是否对称,有无畸形、肌肉痉挛或异常隆起的出现。如脊柱前凸畸形多为姿势不良或小儿麻痹症;脊柱后凸畸形,表现如驼峰状,多见于小儿佝偻病和脊柱结核;表现如强直状,多见于类风湿脊柱炎。脊柱侧凸畸形伴一侧肌肉痉挛隆起,多见于腰椎间盘突出症、小儿麻痹症、胸廓病变等。

望诊时还应注意观察皮肤颜色、汗毛、局部软组织肿胀情况。如背腰部不同形状的咖啡色斑点,反映了神经纤维瘤或纤维异常增殖综合征的存在;腰骶部汗毛过长、皮肤色浓,多有先天性骶椎裂;腰部中线软组织肿胀,多为硬脊膜膨出。

2. 触诊

患者取站位或卧位。检查脊柱部压痛点,要区分浅、深和间接压痛。浅压痛表示浅部病变,如棘上、棘间韧带等浅层组织。深压痛和间接压痛表示深部病变,如椎体、小关节、椎间盘等组织。腰背部的软组织劳损,多能在病变部位找到肌痉挛和压痛。颈、腰椎间盘纤维环破裂症,在病变椎间盘的棘突间及两旁有深压痛和放射痛。此外背部的压痛点,应注意区别是否为内脏疾病在背腰部的反射性疼痛点。如心脏疾患可在右侧心俞处有压痛,肝胆疾患可在右侧肝俞、胆俞处有压痛。在临床上必须详细、全面地诊察。

棘突摸法检查:医者用中指与食指夹住棘突从上往下摸,或用拇指逐个按压,定出棘突与棘间的位置,可诊断棘突的偏斜或缺如。

棘突定位检查:第7颈椎棘突,是颈椎棘突最隆起的一个,低头时,在项部下方正中线上最突出的一个,能随摇头而左右摇动,而其下方的第1胸椎棘突则完全不动;第3胸椎棘突,与肩胛冈内侧端平齐;第7胸椎棘突,与肩胛骨下角平齐;第12胸椎棘突,在第12肋距后正中线5厘米处;第4腰椎棘突,与髂嵴最高点平齐;第2骶椎棘突,与髂后上棘平齐。可诊断椎体有无异常。

正常脊柱有前屈、后伸、左右侧屈及旋转的功能。颈椎和腰椎的正常活动幅度见图259、图260。

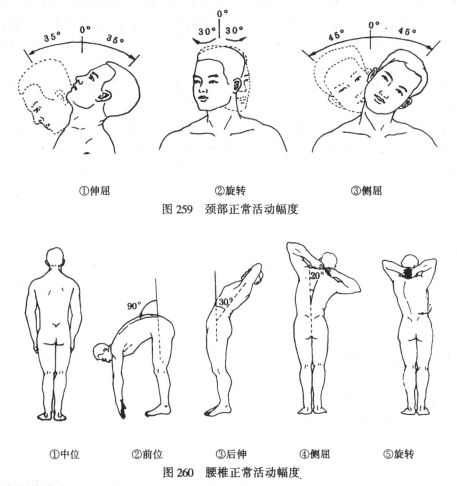

①伸屈　　　　　②旋转　　　　　③侧屈

图 259　颈部正常活动幅度

①中位　②前位　③后伸　④侧屈　⑤旋转

图 260　腰椎正常活动幅度

3. 特殊检查

颈椎间接叩击痛试验：医者左手垫在患者头顶，用右手叩击左手背，可引起颈椎局部病变处疼痛，即为阳性，提示颈脊柱病。

椎间孔挤压试验：患者坐位，头稍上仰并偏向患侧，医者用手在颅顶向下按压，如患者患侧颈部和上肢有放射性疼痛，即为阳性，提示颈神经根受压。

臂丛神经牵拉试验：患者颈部前屈，医者以一手抵住患侧头部，一手握患肢腕部，反方向牵拉，患肢有疼痛或麻木感即为阳性（图 261），提示臂丛神经受压。

屈颈试验：患者仰卧，不用枕头，医者一手压胸以固定躯干，另手捧起患者头部，慢慢向前，直至下颌部抵到胸部，引起腰腿疼即为阳性，提示腰部神经根受压（图 262）。

挺腹试验：患者仰卧，将腹部挺起，腰部及骨盆离开床面，同时咳嗽一声，如引起腰腿痛即为阳性，提示腰部神经根受压。

双膝双髋屈曲试验：患者仰卧，医者将其两下肢髋关节与膝关节极度屈曲，如活动受限、疼痛，提示腰骶部或骶髂关节病变（图 263）。

颈静脉压迫试验：患者站位，医者用两手将其两侧静脉作短时间压迫，如患者感到腰痛或

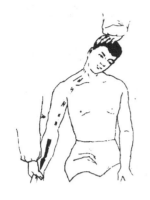

图 261　臂丛牵拉试验

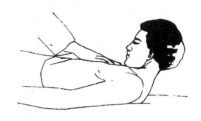

图 262　屈颈试验

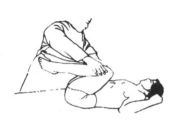

图 263　双膝双髋屈曲试验

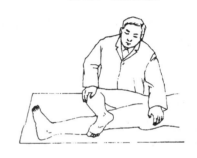

图 264　"4"字试验

患肢放射痛,提示腰椎间盘突出症。

骨盆分离或挤压试验:患者仰卧,医者用两手分别压在两侧髂骨翼上,并用力向外按(分离)或向内挤压,有疼痛者为阳性,提示骶髂关节病变、骨盆骨折等。

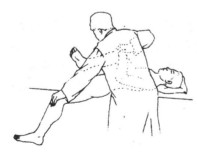

图 265　床边试验

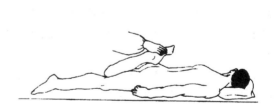

图 266　跟臀试验

"4"字试验:患者仰卧,健侧下肢伸直,患侧髋关节稍外展,膝关节屈曲,足搁在健侧大腿上,医者一手压住健侧髂嵴以固定骨盆,另手握住患侧膝部向上扳和向下压,如向下压时疼痛即为阳性,提示患侧骶髂关节病变(图264)。

直腿抬高和足背屈试验:患者仰卧,两腿伸直,在保持膝关节伸直的情况下,分别做直腿抬高动作。如直腿抬高明显受限,多在60°以下,即出现疼痛,为阳性,提示腰部神经根受压。然后将下肢在原高度上降低5°～10°至疼痛消失,并突然将足背屈,坐骨神经痛再度出现为阳性,后者较前者对腰椎间盘纤维环破裂症的诊断更具临床价值。因足背屈试验阳性是单纯坐骨神经牵拉紧张时的表现。

床边试验：患者仰卧，患侧臀部靠床边，健侧下肢尽量屈曲，以固定脊柱。医者将其患肢尽量后伸，使骶髂关节牵张和转动，如发生疼痛，即为阳性，提示骶髂关节病变(图265)。

跟臀试验：患者俯卧，两下肢伸直，足露出床边。医者握住其一足，使足跟接触到臀部。若有疼痛，骨盆连腰部甚至也随着抬起，为阳性，提示腰椎或腰骶关节病变(图266)。

四、上肢部

(一)肩部

1. 望诊

应注意两侧对比检查。检查时要两肩裸露，对比两侧是否等高，肌肉是否对称，有无畸形及肌肉萎缩、肿胀、肿块等。有两侧不对称者，如肩胛高耸，多为先天性肩胛高耸症；如肩胛骨内缘向后突起，尤在用手抵墙时更明显，为翼状肩；对于急性损伤者，在肩后部有明显肿胀，多为肩胛骨骨折；三角肌膨隆消失成"方肩"，多为肩关节脱位等。

2. 触诊

用拇指详细地按压检查，寻找压痛点，并注意关节的解剖结构、活动度等，排除骨折。对肩部压痛点，须和肩关节功能检查结合，来判断病变的部位。如压痛点在肩峰前下方，多为肱骨小结节附近的病变；压痛点在肩峰外侧，多为肱骨大结节附近的病变。如在望诊时发现两侧上肢不等长，肌肉萎缩，需进行测量。

肩关节活动功能检查时，应固定肩胛骨下角，避免肩胛骨一起参与活动造成假象。肩关节正常的活动幅度如图267。

3. 特殊检查

肩关节外展试验：若肩关节只能轻微外展并引起剧痛者，多为肩关节脱位或骨折；若从外展到上举过程皆有疼痛，多为关节炎；若外展开始时不痛，越近水平位时越痛，多为肩关节粘连；若外展过程中疼痛，上举时反不痛，多为三角肌下滑囊炎；若从外展到上举60°～120°范围内有剧痛，超过120°反不痛，多为冈上肌腱炎；若外展动作小心翼翼，并有突然疼痛者，多为锁骨骨折。

搭肩试验：正常人手搭在对侧肩上，肘关节能贴紧胸壁。若患者手搭对侧肩时，肘部不能紧靠胸壁，即为阳性，多为肩关节脱位。

抗阻力试验：患者肘关节用力屈曲；医者手握患者腕部，对抗用力，使患者肘关节伸直。若患者疼痛加剧，即为阳性，多为肱二头肌长头肌腱鞘炎。

(二)肘部

1. 望诊

应注意观察肘关节的轮廓有无肿胀和变形。整个肘关节肿胀，甚至肘横纹消失，见于肘关节积液或积血。肘关节形态的改变同时应注意有无骨折或脱位。如肘关节处于半屈曲位时，多为肘脱位或髁上骨折；如鹰嘴后突明显，多为肱骨髁上伸直型骨折或肘关节后脱位；前臂旋

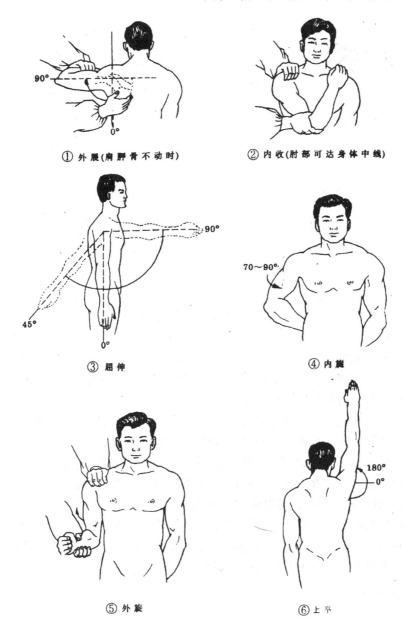

图 267　肩关节的正常活动幅度

前畸形,多为小儿桡骨小头半脱位。

2. 触诊

应注意压痛点的位置和异常变化。肱骨外上髁炎(网球肘)可在肱骨外上髁处有压痛。尺骨鹰嘴可因骨折或滑囊炎而有压痛或肥厚感。桡骨小头和鹰嘴骨折时,除局部肿胀和压痛外,可触到骨擦感和异常活动。

肘关节活动以屈伸为主,活动的关节主要在肱尺关节。肘伸直位无侧方活动。肘关节的正常活动幅度如图 268。

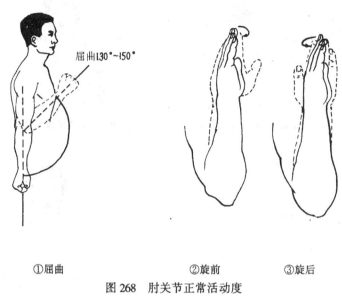

①屈曲　　　　②旋前　　　③旋后
图 268　肘关节正常活动度

3．特殊检查

肘后三角检查：肱骨外上髁、内上髁和尺骨鹰嘴三点，在屈肘时呈倒的等腰三角形，伸肘时三点成一直线；屈肘 90°时，从内侧面观察，肱骨干中线、内上髁与鹰嘴三点在一直线上。如正常三点关系破坏，多为肘关节骨折或脱位。

网球肘试验：前臂旋后位时伸直肘关节，患者不痛；如前臂在旋前位并将腕关节屈曲后再伸肘，此时桡侧伸腕肌张力较大，可引起外上髁剧痛，为阳性。

前臂屈、伸肌紧张试验：患者握拳、屈腕，医者以手按压患者手背，患者抗阻力伸腕，如肘外侧疼痛则为阳性，多为肱骨外上髁炎；患者伸手指和背伸腕关节，医者以手按压患者手掌，患者抗阻力屈腕，如内侧痛为阳性，多为肱骨内上髁的病变。

肘外翻与肘内翻：上肢自然下垂，肘关节伸直，上臂与前臂的外侧交角称提携角。正常男性 5°～10°，女性 10°～15°。小于此角度称肘内翻畸形，多见于肘关节脱位或骨折；大于此角度称肘外翻畸形，多见于肱骨髁上骨折或内上髁破坏。

(三)掌腕指部

1．望诊

应注意有无畸形，有无软组织肿胀、肌肉萎缩等。正常时桡骨茎突比尺骨茎突低平，若平行或升高，多为桡骨骨折。桡神经损伤出现腕下垂；正中神经损伤，拇指不能作对掌、外展动作，拇指和食指不能弯曲，亦不能过伸，大鱼际萎缩呈猿手畸形；尺神经损伤，拇指不能内收，其余四指不能作内收和外展运动，第 4、第 5 指指掌关节不能屈曲，远端指间关节不能伸直，骨间肌、小鱼际肌萎缩，呈爪形手。

鼻咽窝(在腕部桡侧，当拇指用力背伸时在拇长、短伸肌腱之间有一凹窝处)饱满，多为舟骨骨折。两侧近端指间关节呈对称性棱形肿胀，多为类风湿性关节炎。腕背侧或桡侧出现无痛圆形隆起，见于腱鞘囊肿。手指震颤，可见于甲亢、震颤麻痹、慢性酒精中毒等。

3岁以下的婴幼儿指纹(在食指掌面桡侧的浅表静脉)的颜色可作为区别疾病及其轻重的参考。食指第1节为风关,第2节为气关,第3节为命关。正常指纹呈现浅红色,隐现于风关之内。如纹色鲜红为感受外邪,色紫为热感,色青为惊风,色淡多属虚寒证。纹色见于风关为病轻,至气关为病重,透过命关为病笃。

2. 触诊

桡骨茎突处压痛,见于拇短伸肌、拇长展肌腱鞘炎。掌指关节掌侧压痛,见于第1、2、3、4指腱鞘炎。掌侧腕横纹中央区压痛,且伴手指放射痛和麻木感,为腕管综合征,提示正中神经受压。鼻咽窝肿胀压痛,为舟状骨骨折。手指掌侧和近侧指间关节侧方压痛,为侧副韧带损伤。腕部背侧触及局限性肿块,且肿块可顺肌腱的垂直方向轻微移动,但不能平行移动者,多为腱鞘囊肿。

腕关节有内收、外展、背伸和掌屈的功能。腕关节的正常活动幅度见图269。

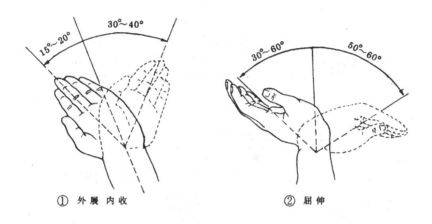

图269 腕关节正常活动度

3. 特殊检查

握拳试验:患手握拳(拇指在里、四指在外),腕关节尺偏,桡骨茎突处疼痛为阳性,提示桡骨茎突狭窄性腱鞘炎(图270)。

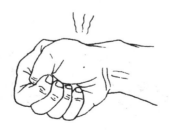

图270 握拳试验

屈腕试验:将患者腕关节极度屈曲,即引起手指麻痛,即为阳性,为腕管综合征。

弹指反射试验:医者托住病人的手,使其腕关节稍背屈,以中指和食指夹住患者中指,以拇指急速而稍用力地弹刮患者中指指甲,如患者拇指与食指出现屈曲动作,即为阳性,提示上肢锥体束疾患。

五、下肢部

(一)髋部

1. 望诊

应注意患者的步态,两侧臀部是否对称,站立姿势或特殊体位及有无其他畸形等。患肢屈曲、内收、内旋,患肢短缩,为髋关节后脱位;患肢轻度屈曲、外展、外旋,且变长,为髋关节前脱位;臀部明显突出高起,腰部代偿性过分前突,步行时左右摇摆如鸭步,为先天性髋关节后脱位。

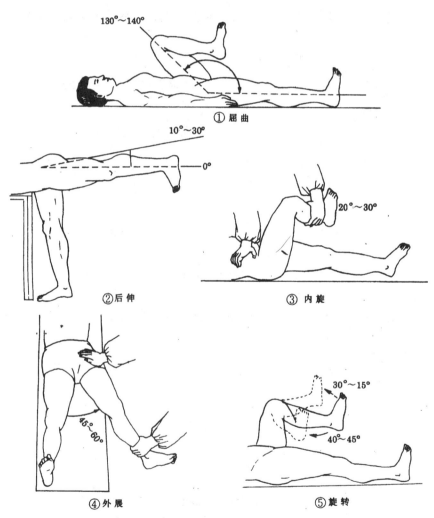

图 271　髋关节正常活动幅度

若患者尚能站立,可先令患者健侧下肢负重,另一侧下肢屈膝抬起,在正常情况下,由于负重髋外肌群的收缩,使另一侧骨盆向上倾斜高于负重侧。臀中肌、臀小肌麻痹或髋关节陈旧性脱位时,当患侧下肢负重,健侧下肢屈曲地抬起时,非但不能使健侧骨盆向上倾斜,反而低于负重侧,上身向患侧倾斜。

2. 触诊

患者仰卧,医者用双手拇指用同样的力量按压两腹股沟韧带中点下方2cm(股骨头)处,或用拳头叩击大转子、足跟部位,若能促发髋关节疼痛,多为髋关节病变。如发现下肢不等长,肌肉有萎缩,需进行测量。

髋关节有屈曲、后伸、内收、外展的活动功能。髋关节的正常活动幅度见图271。

3. 特殊检查

髋关节过伸试验:患者俯卧,两下肢伸直。医者一手压住其骶后部固定骨盆,另一手提起患侧小腿,使患侧髋关节过伸。如有腰大肌痉挛,则不能后伸。如用力后伸,则骨盆也随之抬起,臀部疼痛,即为阳性,提示患侧髋关节或骶髂关节病变(图272)。

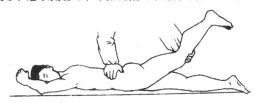

图272 髋关节过伸试验

髋关节屈曲试验:患者仰卧于平板床上,两腿伸直。先观察腰椎前凸程度,如有代偿性前凸,应以一手掌插入其腰椎下,手掌朝上;另手将健肢膝关节与髋关节屈曲,使腰椎与手掌接触为止,以矫正腰椎的代偿性前凸。然后,观察患侧髋关节,正常者处于伸直位,如呈屈曲位,即为阳性,多为髋关节结核、髂窝脓肿等(图273)。

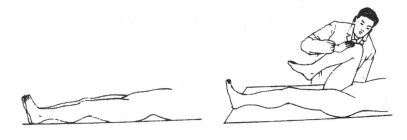

图273 髋关节屈曲试验

大腿滚动试验:患儿平卧,下肢伸直。医者以手掌轻搓大腿,使之向内外滚动。若出现剧痛,提示急性髋关节炎症或股骨颈骨折;若出现旋转运动受限,提示小儿髋关节结核。

掌跟试验:患者仰卧,下肢伸直,足跟放在医者的掌面上。正常情况下,下肢呈中立位直竖在掌面上。若足倒向一侧呈外旋位,即为阳性,提示股骨颈骨折、髋关节脱位等。

(二)膝部

1. 望诊

应注意观察膝部有无畸形。正常的膝关节仅有5°的过伸,过伸超过5°为后翻畸形(或膝反张)。不能伸直则为屈曲畸形。通常,大腿和小腿有5°~8°的轻度外翻,如外翻超过或者小于此角度,则为外翻或内翻畸形。其次应观察膝关节是否肿胀,轻度肿胀表现为两侧膝眼饱满;严重时髌上囊及整个膝周围均隆起肿大;髌上囊区的肿块可能是滑囊炎、关节积液;腘窝肿块一般为腘窝囊肿;胫骨结节肿大可能是胫骨软骨炎等。

2. 触诊

膝部常见压痛点(图274),若在关节间隙,为半月板损伤;在髌韧带两侧,为髌下脂肪垫损伤;在侧副韧带附着点,为侧副韧带损伤;在髌骨下极,为髌下韧带病;在胫骨结节,为胫骨结节软骨炎等。此外,骨折时,除局部压痛明显,还可触及断端、异常活动和骨擦音。

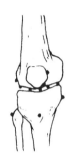
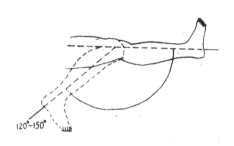

图274 膝部常见压痛点　　　　图275 膝关节正常活动度

膝关节有伸展、屈曲功能,其正常活动幅度见图275。

3. 特殊检查

浮髌试验:患者平卧,患肢伸直放松。一手将髌骨上方的髌上囊内液体挤入关节腔,另手食指按压髌骨,一压一放,反复数次。食指感到髌骨浮动或髌骨和股骨髌面出现撞击声,即为阳性,提示关节腔积液或积血。

抽屉试验:患者仰卧,屈膝至90°位,肌肉放松,医者双手握其小腿上端将其向前和向后反复拉推。正常时无活动,如向前滑动,提示前交叉韧带损伤;向后滑动,提示后交叉韧带损伤(图276)。

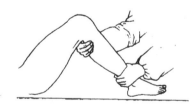
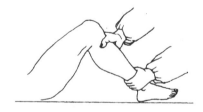

图276 抽屉试验

膝关节旋转试验:患者仰卧,医者一手扶膝部,另一手握踝,将膝关节作被动屈伸活动,同时内收内旋或外展外旋,引起响声或疼痛时为阳性,提示半月板损伤(图277)。

研磨试验:是鉴别侧副韧带损伤与半月板破裂的方法。患者俯卧,髋关节伸直,患膝屈曲至90°,医者将其大腿固定,用双手握住患足,挤压膝关节,并旋转小腿,引起疼痛者为阳性,提示半月板损伤;反之,将小腿提起,使膝关节间隙增宽,并旋转小腿,如引起疼痛,则为侧副韧带损伤(图278)。

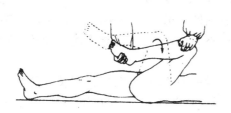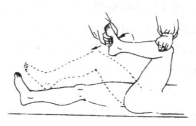

图 277　膝关节旋转试验

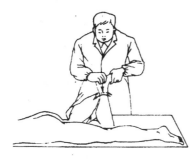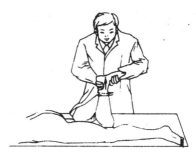

图 278　研磨试验

膝反射试验：患者仰卧，下肢伸直。医者以拇指和食指按住髌上缘，如冲击状向下推，见髌骨有节律地跳动，为膝反射亢进，提示痉挛性截瘫；若膝反射减弱或消失，提示脑出血的发病初期、小儿麻痹症、腰椎间盘突出症等。

（三）踝部

1. 望诊

应注意观察有无畸形，如足下垂（马蹄足）、跟足（仰趾足）、内翻足、外翻足、扁平足、高弓足等，及有无肿胀、皮下瘀血等。如内、外踝处肿胀，背伸剧痛，可能为内、外踝骨折；踝下凹陷消失，跟骨增宽，跟腱止点处疼痛，多为跟骨骨折；内、外踝下方及跟腱两侧的凹陷消失，兼有波动感，多为关节内积液或者血肿；肿胀局限于一侧，多见于侧副韧带损伤；足后部肿胀多属跟腱炎、滑囊炎、骨质增生等。

2. 触诊

压痛点在跟腱上，多为腱本身或腱旁膜的病变；在跟腱的止点处，多为跟腱后滑膜炎；在跟骨后下方，多为跟骨骨骺炎；在跟骨面正中偏后，多为跟骨骨刺或脂肪垫的病变；在跟骨的内外侧，多为跟骨骨折等。

踝关节有背屈和跖屈的功能，跖屈时尚有内翻和外翻的活动。踝关节的正常活动幅度见图279。

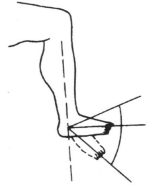

图 279　踝关节正常活动度

3. 特殊检查

足内、外翻试验：医者一手固定小腿，另一手握足，将踝关节极度内翻或外翻，如同侧疼痛为阳性,提示有内、外踝骨折;如对侧疼痛为阳性,提示副韧带损伤。

跟腱反射:患者卧位,髋关节外旋,膝关节屈曲。医者用一手推足底,使踝关节略背屈,另一手用叩诊锤轻叩跟腱,其反应是足跖屈。如不易引起时,可让患者跪在床边,医者一手推足底使其背屈,另一手用叩诊锤轻叩跟腱。

踝阵挛:常与跟腱反射亢进同时存在。医者一手抬起腘窝处,使膝关节与髋关节屈曲,另一手握其足远侧端,猛力推足使踝关节背屈,则踝关节出现节律性的屈伸动作,即为阳性,提示有锥体束损害。

划足底试验(巴彬斯基征):检查时用钝物轻划患者足底外缘,由后向前,拇趾缓缓背屈,其他各趾轻度外展,为阳性,提示有锥体束损害。

第三章 针灸推拿治疗各论

第一节 内科病证

一、中 风

中风是以突然昏仆、不省人事、半身不遂,或以口眼㖞斜、语言不利为主证的疾病。本病多发于中年以上,因其发病突然,变证多端,又风性善行而数变,故类比而称为中风。本病发病前常有眩晕、肢体麻木、无力等先兆症状。

西医学的脑血栓形成、脑栓塞、脑溢血等脑血管疾病属本病范畴。

【病因病机】

1. 年老体衰,肝肾阴虚,肝阳偏亢;或因思虑烦劳过度,气血亏损,真气耗散,复因将息失宜,致使阴亏于下,肝阳鸱张,气血上逆,上蒙元神,发为本病。

2. 饮食不节,劳倦内伤,脾失健运,聚湿生痰,痰郁化热,阻滞经络,蒙蔽清窍;或肝阳素旺,横逆犯脾,脾失运化,内生痰浊;或肝火内炽,炼液成痰,肝风夹痰,横窜经络,蒙蔽清窍。

3. 五志过极,心火暴盛,或素体阴虚,水不涵木,复因情志所伤,肝阳暴动,引动心火,风火相煽,气血上逆,蒙蔽清窍而致本病。

4. 素体阴虚阳亢,痰浊内盛,加之外感风邪,外邪引动内风而发病。

总之,中风的病因多端,但其基本的病理变化为"窍闭神匿,神不导气"。

【辨证】

1. 中经络

病在经络,未入脏腑;或脏腑功能渐见恢复,而经络气血仍然阻滞不通。症见半身不遂、肌肤不仁、舌强语涩或口眼㖞斜、脉弦滑等。

2. 中脏腑

病邪深入脏腑,见突然昏仆、神志不清,并见半身不遂、舌强语涩、口眼㖞斜等症。根据病因病机和症状的不同,又可分为闭证和脱证。

(1)闭证:神昏,牙关紧闭,两手紧握,面赤气粗,喉中痰鸣,二便闭塞,脉弦滑数。

(2)脱证:神昏,目合口张,手撒,遗溺,鼻鼾息微,四肢逆冷,脉细弱。如见汗出如油、面赤如妆、脉微欲绝或浮大无根,为真阳外越之证。

【治疗】

(一)针灸治疗

1. 中经络

治法:醒神开窍,疏通经脉。

处方:内关、水沟、三阴交、极泉、尺泽、委中。

操作:先刺双侧内关,施捻转提插复式泻法,施术1分钟;继刺水沟,向鼻中隔下斜刺,施雀啄手法至患者眼泪分泌为度;三阴交在胫骨后缘进针,针尖向后斜刺,针体与皮肤呈45°角,施提插泻法,以患肢抽动3次为度;极泉在原位置下1寸处进针,施提插泻法至患侧上肢抽动3次为度;尺泽直刺,施提插泻法至掌臂抽动3次为度;仰卧位取委中,使患腿伸膝抬高,施提插泻法至患腿抽动3次为度。

方义:内关属心包经,水沟属督脉,二穴相伍有开窍醒神、导气通络之功,取三阴交滋补三阴,潜阳熄风。余穴均为局部取穴,疏经活络,导气增力。

2. 中脏腑

(1)闭证

治法:开窍启闭。

处方:①内关、水沟;②十二井;③合谷、太冲。

操作:内关、水沟手法同前;十二井穴以三棱针点刺挤压出血;合谷、太冲施提插泻法。

方义:方①内关为心包经之络穴,心主神明,心包代君行令,故取内关通窍醒神;水沟为督脉与手、足阳明经交会穴,督脉主督统全身阳气,驾御神机,故取水沟可开窍启闭,调督醒脑。方②刺十二井,为通调十二经脉,开窍通关的经验效穴。方③取四关穴,转枢阴阳,宣窍苏厥。

(2)脱证

治法:固脱救逆。

处方:百会、气海、关元、神阙、足三里、气舍。

操作:百会、气海、关元、神阙、足三里多施灸法,可用艾炷、艾条直接灸,壮数不限,重证可持续灸数小时,也可做隔姜、隔附子饼灸。除神阙外,余穴也可施捻转补法。气微息奄者,气舍穴施捻转补法,必要时可持续运针。

方义:头为诸阳之会,百会位置最高,功专升阳举陷;气海、关元、神阙属任脉,为回阳益气、固本救脱要穴;足三里为全身强壮要穴,补益气血,培补后天。诸穴相伍共奏培元固本,回阳救逆之效。气舍为足阳明经上肺之标界,为宗气之所舍,取之鼓舞宗气,回阳救脱。

3. 后遗症

治法:疏通经络,矫偏舒筋。

处方:①半身不遂:极泉、尺泽、合谷、肩髃、曲池、外关、三阴交、委中;②手足挛萎:合谷、八邪、解溪、丘墟透照海;③舌强不语:通里、金津、玉液。

操作:合谷向三间方向斜刺,施提插泻法至拇、食指抽动3次为度。八邪直刺5~8分,施捻转泻法。肩髃向三角肌下斜刺,曲池直刺1.5寸,尺泽、外关、解溪均直刺,诸穴施提插泻法,使针感向下传导。丘墟向照海透刺3寸,施捻转泻法。金津、玉液点刺出血,余穴针法同前。

方义:丘墟为胆经之原,照海为阴跷之始,二穴相透疏理跷脉,矫偏纠正。通里为心之络穴,心脉络舌本,取之利舌本,正声音。金津、玉液祛瘀活络,利关通窍。

(二)推拿治疗

推拿治疗中风,以中经络及中脏腑的恢复期为主,其治疗原则是醒神开窍、舒筋通络、行气活血。

1. 头面、项肩部操作

手法:推、抹、一指禅推、揉、按、捏、拿法。

取穴:印堂、太阳、神庭、上星、百会、风池、风府、肩井、地仓、迎香、大迎、颊车、下关、合谷穴。

操作:患者取仰卧位。①用轻柔缓和的双手拇指分推法、抹法,自印堂穴分别沿直线、曲线操作至太阳穴,反复操作3分钟;②用深沉而缓和的一指禅推法,自印堂穴沿督脉循行经神庭、上星推至百会穴,反复操作3~5遍;③用中指钩揉法于风池、风府穴,拿法于肩井穴,操作3分钟。取其"脑为元神之府"和"头为诸阳之会"之意,以醒神开窍,改善脑部供血。

若伴有中枢性面瘫,需用拇指按、揉、一指禅推、拿法于地仓、迎香、大迎、颊车、下关穴,每穴操作1分钟,使之出现酸胀的感觉,手法操作以患侧为主,并施用捏拿法于面颊部经筋,随后拿合谷穴。

2. 上、下肢操作

手法:按、揉、一指禅推、捏、拿、摩、拨、搓法。

取穴:极泉、肩髃、曲池、手三里、合谷、中渚、气冲、风市、足三里、悬钟、解溪、太冲、阳陵泉穴。

操作:患者取仰卧位。①用拇指按法于患侧上肢的极泉穴,持续按压1分钟,使患侧的上肢出现发热的感觉,并配合运用拇指按、揉或一指禅推法于肩髃、曲池、手三里、合谷、中渚穴,以酸胀的感觉为度;②用摩、捏、拿、拨、揉法于肩部,沿三角肌、肱二头肌、肱三头肌、肱桡肌反复操作至腕部,操作时应视患肢屈伸肌群的紧张度而有侧重地运用,以协调屈伸肌群的平衡;③再用搓法自肩部搓至腕部,往返操作2~3次,同时配合腕关节及指间关节的被动屈伸活动。

患者取仰卧位。①用拇指按法于患侧气冲穴,持续按压1分钟,使患侧下肢出现发热的感觉,并配合运用拇指按、揉或一指禅法于风市、足三里、悬钟、解溪、太冲穴,以酸胀的感觉为度;②用捏、拿、摩法于大腿前面的股四头肌及股外肌,反复操作5分钟;③用拇指按、揉、一指禅推法,自阳陵泉穴沿小腿外侧肌群操作至足部,时间约3分钟;④再用搓法于下肢往返操作2~3次,同时配合髋、膝、踝关节的被动伸展活动和整个下肢的外旋、外展活动。

3. 背及下肢操作

手法:滚、按、揉、一指禅推法。

取穴:心俞、膈俞、肝俞、胆俞、肾俞、环跳、委中、承山、昆仑、涌泉。

操作:患者取俯卧位。①用轻柔的滚法于背部足太阳膀胱经,往返操作3分钟,并配合运用拇指按、揉于心俞、膈俞、肝俞、胆俞、肾俞穴,以酸胀的感觉为度;②用拇指按法于环跳、委中、承山、昆仑、涌泉穴,每穴持续按压1分钟;③用掌揉法或滚法自臀部沿股后外部、小腿后部肌群,自上而下地反复操作3分钟,同时配合腰后伸和患侧髋后伸的被动活动。

(三)其他治疗

1. 头针

选对侧运动区为主,并可配足运感区,失语者用语言区。

2. 耳针

取肝、肾、肾上腺、神门、心、肝阳、耳尖、瘫痪相应部位等穴,每次3～5穴,双侧,中等刺激,闭证可耳尖放血。

【附注】

1. 凡年高形盛气虚,或肝阳亢逆,自觉头晕、指麻者,应注意饮食起居,并针灸风市、足三里等穴,作为预防措施。
2. 指导患者进行肢体功能锻炼。
3. 脑血管病急性期应采取综合治疗措施,以免延误病情。

二、感　　冒

感冒是常见的外感疾病。本病四季皆有,但以冬春两季气候变化剧烈时最多,以头痛、鼻塞、恶寒、发热、周身不适为主要特征。散发而证较轻者称为"伤风";在同一时期内广泛流行,证候相似且较重者称为"时行感冒"。

西医学的上呼吸道感染、流行性感冒属于本病范畴。

【病因病机】

1. 由于体虚抗病力减弱,当气候急剧变化时,人体卫外功能不能适应,于是邪气由皮毛、口鼻而入,引起一系列肺系证候。
2. 由于外邪有偏寒偏热和人体反应的差异,因此偏于寒则寒邪束表,肺气失宣,阳气郁阻,毛窍闭塞;偏于热则热邪灼肺,腠理疏泄,肺失清肃。

【辨证】

1. 风寒

恶寒重,发热轻(或不发热),头痛,周身酸楚,鼻塞流涕,或咽痒咳嗽,咯痰稀白,脉浮紧,舌苔薄白。

2. 风热

发热重,恶寒轻,汗出,头胀痛,咽喉肿痛,或口渴,鼻燥,咳嗽痰稠,脉浮数,舌苔薄黄。

【治疗】

(一)针灸治疗

1. 外感风寒

治法:祛风散寒,解表宣肺。

处方:列缺、风门、风池、合谷、印堂。

操作:列缺向上沿皮刺,施捻转泻法;印堂向下斜刺,施捻转泻法;余穴直刺1寸,均施提插泻法。

方义:取肺经络穴列缺,宣肺解表止咳。太阳为人身藩篱,风门为太阳经散风驱寒要穴,风池为阳维与手足少阳之会,功擅疏解表邪,故取上二穴解表散寒。手阳明经夹鼻终于迎香,取其原穴合谷配印堂止疼痛、通鼻窍。

2.外感风热

治法:疏散风热,清肺利咽。

处方:大椎、曲池、合谷、鱼际、外关。

操作:大椎直刺,施捻转泻法,高热者点刺放血。余穴均直刺,施提插泻法。

方义:督脉为阳脉之海,大椎为督脉与诸阳经交会穴,功专泻邪而解热。合谷、曲池同属大肠经,手阳明与手太阴相表里,两穴并用,具有清肺利气、解表退热的功能。鱼际为肺经荥穴,可泻肺热而利咽止痛。外关属三焦经,通阳维脉,可解表退热。

(二)推拿治疗

推拿对感冒的治疗原则是以疏风解表为主。如属风寒者,治宜散寒宣肺;风热者,治宜清热利肺。

1.基本治法

手法:按、揉、擦、推、拿、一指禅推法。

取穴:大杼、风门、肺俞、膀胱俞、攒竹、通天、印堂、鱼腰、太阳、风池、风府、天柱穴。

操作:患者取俯卧位。①用拇指按、揉法于大杼、风门、肺俞穴,每穴操作1分钟,以酸胀的感觉为度;②用擦法自大杼穴部位,沿背部两侧足太阳膀胱经擦至膀胱俞部位,以透热为度。

患者取仰卧位。①用一指禅推法自攒竹穴沿两侧足太阳膀胱经推至通天穴,反复操作3~5遍;②用双手拇指分推法自印堂穴沿眉弓,经鱼腰推至太阳穴,反复操作3~5遍;③用双手中指钩揉法于风池穴,操作1~2分钟。

患者取坐位。①用拇指按法于风府、天柱穴,每穴操作1分钟;②用拿法自两侧风池穴沿项部两侧膀胱经操作至大杼穴,反复操作3~5遍。

2.辨证施治

(1)外感风寒:①加用五指拿法自头顶拿至风池,反复操作3~5遍,以头顶部出现快然的感觉为度;②用擦、捏法于颈肩部,并用较重的拿法于肩井穴部位,以汗出为度。

(2)外感风热:①加用拇指直推法于印堂穴,沿督脉循行推至神庭穴,自下而上反复操作3~5遍;②用拇指分推法自神庭穴沿发际分别向两侧推至头维穴,反复操作3~5遍;③用拇指按、揉法于两侧合谷穴,以酸胀的感觉为度,并用拿法于合谷、肩井穴,结束操作。

(三)其他治疗

1.拔火罐

选大椎、身柱、风门、大杼、肺俞、太阳等穴拔火罐。本法适用于风寒感冒。

2.耳针

选肺、内鼻、下耳屏、额、三焦等,用中强刺激,留针 20~30 分钟。咽喉痛者加咽喉、扁桃体。

【附注】

在流行期间,针刺双侧足三里,每日 1 次,连续 3 天,有预防作用。

三、咳　嗽

咳嗽是肺系的主要病证之一。咳指肺气上逆作声,嗽指咯吐痰液。一般为声痰并见,故并称咳嗽。本证有外感内伤之分。外感发病较急,病程短,常兼表证,若调治失当,可转为慢性咳嗽。内伤咳嗽则病程较长,兼见胸脘痞闷、食少倦怠、胸胁引痛、面赤舌红等症。内伤咳嗽迁延失治,可并发喘息而成"咳喘"。

西医学的呼吸道感染、支气管炎、肺炎、肺结核等病可出现咳嗽症状。

【病因病机】

1. 风寒之邪乘虚侵入肺卫,肺气不宣。
2. 风热之邪乘虚侵入肺卫,肺失清肃。
3. 久咳伤肺,肺虚及脾,脾虚生痰,痰湿上渍于肺,肺气不降。
4. 久咳伤肺,肝失条达,气郁化火,肺被火灼,气逆不降。

【辨证】

1. 外感咳嗽

(1)风寒:咳嗽有力,喉痒,痰液稀白,咯出不畅,伴有恶寒发热、无汗、肢体酸楚、头痛、鼻塞流涕,舌苔薄白,脉浮或紧。

(2)风热:咳嗽频剧,气粗,咽痛口干,咯痰不爽,痰黄质稠,头痛,身热恶风,汗出,口渴,舌苔薄黄,脉象浮数。

2. 内伤咳嗽

(1)湿痰:晨起咳嗽较著,咳声重浊,痰多粘稠,痰色稀白或灰暗,初发时痰不易出,缓解时吐痰滑利,伴有胸闷脘痞、食少疲倦,舌苔白腻,脉濡或滑。

(2)肝火:咳嗽频作,痰少质粘,气逆作咳,咳引胸胁作痛,面颊略红,咽喉干痒,口苦,舌尖略红,舌苔薄黄,脉象弦数。

【治疗】

(一)针灸治疗

1. 外感咳嗽

(1)风寒

治法:疏风散寒,宣肺止咳。

处方:列缺、合谷、肺俞、外关、天突。

操作:肺俞向棘突斜刺,天突向下斜刺,列缺、天突施捻转泻法,余穴施提插泻法。

方义:列缺是手太阴络穴,配肺俞宣通肺气;合谷是手阳明大肠经原穴,肺与大肠相表里,取之宜泻肺气,配外关解表,天突降逆止咳。

(2)风热

治法:疏风清热,肃肺化痰。

处方:尺泽、曲池、大椎、鱼际。

操作:尺泽、曲池施提插泻法,大椎、鱼际施捻转泻法。

方义:尺泽、曲池分别为肺及大肠经合穴,清肺止咳;大椎、鱼际泻热利肺。

2. 内伤咳嗽

(1)痰湿

治法:健脾化湿,祛痰止咳。

处方:肺俞、脾俞、天突、足三里、中脘、丰隆。

操作:肺俞、丰隆平补平泻,脾俞、中脘、足三里施捻转补法,天突施捻转泻法。

方义:肺俞、天突止咳化痰,足三里、中脘健脾和胃,丰隆为化痰要穴,三穴合用,共奏健脾胃而化痰湿之效。

(2)肝火

治法:平肝降火,清肺止咳。

处方:尺泽、天突、太冲、阳陵泉。

操作:天突向胸骨柄后下斜刺,施捻转泻法。余穴均直刺,施提插泻法。

方义:尺泽为肺经合穴,有清肺止咳之效;天突降逆止咳;取肝经原穴太冲及胆经合穴阳陵泉以清泻肝胆之火。

(二)推拿治疗

推拿对咳嗽的治疗原则以利气止咳为主。如属风寒咳嗽者,治宜解表散寒;风热咳嗽者,治宜疏风散热;痰湿犯肺者,治宜健脾和胃,化湿涤痰;肝火犯肺者,治宜平肝降逆,清泻肝胆之火。

1. 基本治法

手法:按、揉、一指禅推、擦法。

取穴:中府、定喘、膀胱经自肺俞至肾俞穴。

操作:患者取仰卧位。①用拇指按、揉或一指禅推法于中府穴,取其"肺募中府"之意,操作时间1～2分钟;②用掌擦法自锁骨下沿肋间隙反复擦摩3分钟。

患者取俯卧位。①用拇指按、揉法于定喘、肺俞穴,每穴操作1～2分钟;②用拇指按、揉法于背部足太阳膀胱经第1侧线从肺俞至肾俞穴,反复操作5分钟。

2. 辨证施治

(1)风寒咳嗽:①加用拇指按、揉或一指禅推法于风门穴,操作1分钟;②用捏法自风池穴至项肩部,操作3分钟,并用较重的拿法于风池、肩井、合谷穴,使周身出现发热的感觉和汗出为度。

(2)风热咳嗽:①加用拇指按、揉或一指禅推法于风池、大椎穴,每穴操作1分钟,并用擦法于大椎穴,以透热为度;②用拿法于风池、肩井、曲池穴,以酸胀的感觉为度。

(3)痰湿犯肺:①加用腹部按法于中脘穴,使热觉深透胃脐;②用摩、揉法于大腹部,操作3分钟;③用拇指按、揉或一指禅推法于丰隆、足三里穴,每穴操作1分钟,以酸胀的感觉为度。

(4)肝火犯肺:①加用腹部按法于上脘穴,以患者下肢出现发热的感觉为度;②用拇指按、揉法于章门、期门、日月穴,每穴操作1分钟;③用拇指按、揉或一指禅推法于阳陵泉、太冲穴,每穴操作1分钟,以酸胀的感觉为度。

(三)其他治疗

1. 耳针疗法

选气管、肺、肾上腺、咽喉、神门,以毫针刺入,产生酸胀感,留针20分钟,留针期间可捻转2～3次,或以王不留行籽贴压,双耳同时取穴,每日1次。

2. 穴位埋线疗法

选风门、肺俞、膻中、天突、定喘,按常规操作,埋入医用羊肠线。隔20天可作第2次埋线。本法适用于内伤咳嗽。

【附注】

患者应努力增强体质,预防感冒,戒烟。

四、哮　喘

哮喘是一种常见的反复发作性疾患。哮指喉中有痰鸣音,喘指呼吸困难而急促,两者常相兼而见,故名为"哮喘"。本病一年四季都可发作,尤以寒冷季节气候急剧变化时发病较多。

西医学的支气管哮喘、喘息性支气管炎及阻塞性肺气肿等属本病范畴。

【病因病机】

1. 感受风寒风热,嗅吸花粉、烟尘、漆气、异味,影响肺气宣肃,津液凝聚,酿为痰饮,阻遏气道,而成哮喘。

2. 饮食不当,贪食生冷、酸寒、鱼虾、甘肥等物,以致脾失健运,痰浊内生,上干于肺,肺气壅塞,气道不畅,发生哮喘。

3. 久病体弱,五志过急,劳累过度,肺气宣肃失调,亦能引起哮喘。

本病的基本病理因素为痰饮内伏。初病多属实证,如反复发作,则转为虚证;虚证在急性发作时,可出现气郁痰壅、阻塞气道、本虚标实的病理机制。

【辨证】

本病主症为呼吸急促、喉间痰鸣,甚至张口抬肩不能平卧。从邪实、正虚分为实证和虚证两类。

1. 实证

风寒外袭者,兼见咳嗽、咯吐稀痰、形寒无汗、头痛、口不渴、脉浮紧、苔薄白;因痰热者,兼见痰粘腻色黄、咯痰不爽、胸中烦闷、咳引胸胁,或兼见身热口渴、便秘、苔黄腻、脉滑数。

2. 虚证

病久肺气不足者,兼见气息短促、语言无力、动则汗出、舌质淡或微红、脉细数或软弱无力。如喘促日久,以致肾虚不能纳气,则见精神疲惫、气不得续、动则喘息、汗出肢冷、脉沉细。

【治疗】

(一)针灸治疗

1. 实证

(1)寒饮伏肺

治法:散寒宣肺平喘。

处方:风门、肺俞、列缺、尺泽、定喘。

操作:风门、肺俞针后加灸,或刺络拔罐出血,列缺平补平泻,余穴施泻法。

方义:风门、肺俞、列缺宣肺散寒,止咳平喘;尺泽宣肺降逆平喘;定喘穴为经外奇穴,乃降逆定喘效穴。

(2)痰热壅肺

治法:清热肃肺平喘。

处方:肺俞、合谷、大椎、丰隆、孔最。

操作:肺俞、大椎刺络拔罐,余穴毫针泻法。

方义:肺俞为肺经经气输注之所,取之宣肺利气止喘;合谷、大椎泻热以肃肺;丰隆为胃之络穴,降涤痰浊;取肺经郄穴孔最通利肺气以缓喘息之急。

2. 虚证

治法:调补肺肾,化痰平喘。

处方:肺俞、肾俞、气海、膏肓、足三里。

操作:捻转补法或加灸。

方义:肺俞、肾俞为肺肾之气输注于背部的穴位,可补益肺肾;膏肓为治虚劳咳喘之要穴;气海功在补肾纳气;取足三里调和胃气以资生化之源,使水谷精微上归于肺,下溢于肾,肺肾气充则上有主而下能纳,气机得以升降则喘息可平。

(二)推拿治疗

推拿对哮喘的治疗原则是以宽胸理气止喘为主。如属寒饮伏肺者,治宜散寒宣肺平喘;痰热壅肺者,治宜清热化痰、肃肺平喘;肺气不足者,治宜益肺定喘;肾气不足者,治宜补肾纳气。

1. 基本治法

手法:按、揉、擦、一指禅推法。

取穴:定喘、风门、肺俞、中府、天突、膻中穴。

操作:患者取坐位。①用深沉的拇指按、揉法于定喘、风门、肺俞穴,每穴操作1~2分钟,使之出现酸胀的感觉;②用侧掌擦法于第1~5胸椎两侧足太阳膀胱经,以透热为度;③用轻缓的拇指按、揉法于中府、天突、膻中穴,每穴操作1分钟,并用掌横擦法自天突至膻中穴之间,沿胸部肋间隙反复擦摩,使之出现温热的感觉。

2. 辨证施治

(1)寒饮伏肺:①加用拇指按、揉法于尺泽、外关穴,每穴操作1分钟;②用捏法于项肩部,并于肩井穴施用拿法,使患者出现周身发热的感觉为度。

(2)痰热壅肺:①加用腹部按法于上脘穴,以患者双下肢出现发热的感觉为度;②用拇指按、揉或一指禅推法于丰隆、风池、大椎、曲池、合谷穴,以酸胀的感觉为度,并配合运用拿法于肩井穴。

(3)肺气不足:①加用腹部按法于中脘穴,并用掌摩、揉法于大腹部,操作5分钟;②用拇指按、揉或一指禅推法于足三里、丰隆穴,每穴操作1分钟。

(4)肾气不足:①加用腹部按法于气海穴,使热觉深透丹田;②用拇指按、揉或一指禅推法于丰隆、足三里、三阴交、涌泉穴,每穴操作1分钟,并于足底涌泉穴施用擦法,使之出现发热的感觉;③用掌直擦法于督脉,掌横擦法于肾俞、命门穴,以透热为度。

(三)其他治疗

1. 敷贴法

用白芥子、甘遂、细辛、延胡索各15克共研细末,使用时以生姜汁调制成药饼6个,上放少许丁桂散,敷于百劳、肺俞、膏肓上,2小时后擦掉药物。敷药时有热、麻、痛等感觉,局部皮肤发红,有时会起泡。本法在夏季初、中、末伏各进行1次,可连续敷贴3年。适用于儿童。

2. 皮肤针

部位:鱼际、前臂手太阴经循行部、两侧胸锁乳突肌部。方法:每部以皮肤针轻叩,以皮肤微红为度。用于哮喘发作期,有缓解作用。

【附注】

1. 发作严重或哮喘持续状态,应配合药物治疗。

2. 注意保暖,避免接触致敏源和进食过敏食物,戒烟是减少本病发作和防止病情加重的有效方法之一。

五、胃 痛

胃痛,又称胃脘痛,是以上腹胃脘部近心窝处发生疼痛为主症的疾病。由于痛及心窝部,故又名心腹痛、心痛,但不同于《内经》所论述之"真心痛"。

本病多见于西医学的胃炎、溃疡病及胃神经官能症等。

【病因病机】

1. 寒邪客于胃脘,寒主收引,致胃气不和而痛。

2. 忧思恼怒,气郁伤肝,肝脉夹胃,肝失调达,横逆犯胃,气机阻滞,而致胃痛。

3. 禀赋不足,中阳素虚,内寒滋生,每因饮食不慎,思虑劳累,或触及寒邪而发病。

【辨证】

1. 寒邪犯胃

有受寒史,胃脘疼痛暴作,畏寒喜暖,得温痛减,口不渴,或渴喜热饮,苔白,脉弦紧。

2. 肝气犯胃

胃脘胀满,攻痛连胁,嗳气频频,或兼呕逆酸苦,常因情志刺激而发作,苔薄白,脉沉弦。

3. 脾胃虚寒

病程较长,胃脘隐痛,泛吐清水,喜暖恶凉,按之痛缓,神疲乏力,苔白,脉虚软。

【治疗】

(一)针灸治疗

1. 实证

治法:温中散寒,缓急止痛。

处方:中脘、足三里、内关、公孙、行间。

操作:中脘、足三里施捻转补法;内关、公孙、行间施提插泻法;中脘、足三里多加灸。

方义:中脘、足三里分别为胃之募穴及下合穴,功专温中健胃、散寒止痛;内关、公孙为八脉交会配穴法,功擅宽胸利气、行郁止痛。兼肝郁者,选肝之荥穴行间,疏泄肝气,抑木扶土。

2. 虚证

治法:温阳益气,健脾养胃。

处方:脾俞、胃俞、中脘、关元、内关、足三里。

操作:诸穴均直刺,施捻转补法,并可加用各种灸法。

方义:脾俞、胃俞为背俞穴,中脘为胃之募穴,胃俞、中脘相伍为俞募配穴法,强健脾胃;取关元益火之源,温阳健中;补足三里,合于本腑,扶正益胃;配内关畅利中焦,宽胸止痛。

(二)推拿治疗

推拿对胃痛的治疗原则是理气止痛,以通为用。如属肝气犯胃,治宜疏肝理气;脾胃虚寒,治宜温中散寒;饮食停滞者,治宜消食导滞;寒邪犯胃者,治宜散寒止痛。

1. 基本治法

手法:按、揉、摩、一指禅推、擦法。

取穴:中脘、足三里、脾俞、胃俞穴。

操作:患者取仰卧位。①用腹部按法于中脘穴,取其"胃募中脘"之意,使热觉深透胃腑;②用摩法于胃脘部,操作3~5分钟,使患者腹部出现快然的感觉;③用拇指按、揉或一指禅推法于足三里穴,取其"合治内腑"之意,操作1~2分钟,以酸胀的感觉为度。

患者取俯卧位,用擦法于背部两侧膀胱经,并用拇指按、揉法于脾俞、胃俞穴,取其"脏腑腹背,气相通应"之意,操作时间5分钟。

2. 辨证施治

(1)肝气犯胃:①加用轻缓的掌擦法于胁肋部,沿肋间隙往返操作3分钟;②用轻柔的拇指按、揉法于章门、期门穴,每穴操作1分钟;③用较重的拇指按、揉法于肝俞、胆俞穴,每穴操作1分钟,以酸胀的感觉为度。

(2)脾胃虚寒:①加用摩法于大腹部,取其"脾司大腹"之意,操作3分钟;②用掌直擦法于督脉,掌横擦法于脾俞、胃俞、三焦俞、肾俞、命门穴,均以透热为度。

(3)饮食停滞:①加用掌揉法于胃脘部,沿胃的结构形态作顺时针方向揉动,反复操作3分钟;②用拇指按、揉法于天枢穴,操作时间1分钟;③用拇指按、揉法于大肠俞、八髎穴,每穴操作1分钟。

(4)寒邪犯胃:加用较重的按法于脾俞、胃俞穴,操作2分钟,并于脾俞、胃俞穴上施用掌横擦法,以透热为度。

(三)其他治疗

1. 耳针

取穴:脾、胃、肝、交感、神门。每次选用2~3穴,疼痛剧烈时强刺激,缓解时轻刺激,或用压丸法。

2. 拔罐法

选用上腹部和背部穴位拔火罐,在针灸后进行。

【附注】

1. 胃痛有时可与肝胆疾患及胰腺炎相似,须注意鉴别。
2. 溃疡病出血、穿孔等重症,应及时采取综合治疗。
3. 饮食宜规律,忌食刺激性食物。

六、呃　逆

呃逆,古称"哕",俗称"打嗝"。以气逆上冲,喉间呃呃连声,声短而频,不能自制为主症。本病可单独发生,其症轻微,持续数分钟至数小时后不治自愈。亦可继发于其他急慢性疾病,其症多重,可昼夜不停,或间歇发作,迁延数日至数月不愈。

本病属于西医学的膈肌痉挛。常见于胃肠神经官能症和某些胃、肠、腹膜、纵隔、食道、颅脑疾患、中毒等。

【病因病机】

1. 寒气蕴蓄于胃,上膈袭肺,胃气失和,气逆上冲,故呃声短频不能自止。若胃有蕴热、食滞、停饮和阳明腑实,亦可动膈而发生呃逆。肝气夹痰上乘肺胃者亦能发生此病。
2. 重病久病,胃阴耗伤或年老体衰,脾肾阳虚,均可使胃失和降而发生呃逆。

【辨证】

1. 实证

胃寒者呃声沉缓有力,喜得热饮,脘腹冷胀,手足欠温,小便清长,大便溏薄,苔白润,脉迟缓。胃火上冲者,呃声响亮,连续有力,喜冷饮,烦渴,面赤,大便秘结,小便黄赤,舌苔黄,脉滑数。肝气犯胃者,呃逆常因情志波动而发作,伴有嗳气、胸闷、脘痞、胁痛,苔薄白,脉弦。

2. 虚证

脾胃阳虚者,呃逆声音低弱,气不持续,形体羸瘦,手足欠温,食少腹胀,或泛吐痰涎,舌质淡胖,脉细或濡。胃阴亏耗,则虚火上逆,呃声断续而急促,口咽干燥,烦渴不安,颧红盗汗,舌红少苔,脉细而数。

【治疗】

(一)针灸治疗

治法:和胃降逆。

处方:中脘、内关、天突、膈俞、支沟。

操作:天突穴进针时沿胸骨柄徐徐进针1~1.2寸,平补平泻;膈俞向脊柱方向斜刺0.8~1寸;内关直刺施提插捻转泻法,使针感直达指端;支沟直刺,施提插泻法。偏寒者可加灸。

方义:中脘为胃之募穴,又为腑之会,针之能和胃降气;天突为阴维、任脉之会,能降气平逆;内关通阴维,宽胸利膈;膈俞利膈镇逆止呃;支沟为治呃逆经验穴,疏利三焦,理气止呃。

(二)推拿治疗

推拿对呃逆的治疗原则是以和胃、降气、平呃为主。如属胃中寒冷者,治宜温中散寒;胃火上炎者,治宜泻火通腑;肝气犯胃者,治宜疏肝理气;脾胃阳虚者,治宜温补脾胃。

1. 基本治法

手法:㨰、捏、拿、按、揉、摩、推、搓、捏脊。

取穴:风池、肩井、气舍、缺盆、膻中、中脘、不容、气冲、膈俞、胃俞穴。

操作:患者取坐位。用㨰、捏法于项肩部,并配合拿风池、肩井穴。

患者取仰卧位。①用拇指按、揉法于气舍、缺盆、膻中穴,以酸胀感觉为度;②用腹部按法于中脘穴,并于中脘穴施用摩法沿顺时针方向摩动,操作5分钟;③用指推法于腹部足阳明胃经,从不容至气冲穴,反复操作3~5遍。

患者取俯卧位。①用㨰法于背部足太阳膀胱经,自上而下反复操作3~5遍,并于膈俞、胃俞穴施用拇指按、揉法,每穴操作1~2分钟,以酸胀的感觉为度,最后搓背部及两胁;②用捏脊法,自下而上反复操作3~5遍。

2. 辨证施治

(1)胃中寒冷:①加用腹部团摩法于神阙穴,操作时间3分钟;②用掌横擦法于脾俞、胃俞、三焦俞、肾俞、命门穴,以透热为度。

(2)胃火上炎:①加用腹部掌揉法,依大肠的结构形态作顺时针方向反复揉动3分钟;②用较重的拇指按、揉或一指禅推法于足三里、内庭穴,每穴操作1分钟。

(3)肝气犯胃:①加用掌横摩法于膻中穴、掌斜擦法于两胁,以温热的感觉为度;②用拇指按、揉法于期门、章门、足三里穴,每穴操作1分钟,以酸胀的感觉为度;③用较重的按、揉法于肝俞、胆俞穴,以酸胀的感觉为度。

(4)脾胃阳虚:①加用掌直擦法于督脉,掌横擦法于脾俞、胃俞,均以透热为度;②用拇指按、揉或一指禅推法于足三里穴,操作时间1~2分钟,以酸胀的感觉为度。

(三)其他治疗

1. 电针

取中脘、膈俞、内关、足三里,针刺得气后,加电刺激,刺激量逐渐加大,通电时间为半小时。

2. 耳针

取神门、膈、交感,用皮内针留埋6~8小时,可隔日1次。

【附注】

1. 保持心情舒畅,忌食生冷食物。
2. 对呃逆轻症,可用纸捻触鼻引嚏,或用语言诱导,猝然使患者精神转移,一般可取效。

七、呕　　吐

呕吐是临床常见的证候,可见于多种疾病。有声无物为呕,有物无声为吐,因两者常同时出现,故称"呕吐"。

本病可见于西医学的急性胃炎、肝炎、幽门痉挛或梗阻、胰腺炎、胆囊炎等病。

【病因病机】

1. 外感风寒暑湿之邪,内犯胃腑,以致通降失权而为呕吐。
2. 痰湿因于脾胃或过食生冷油腻,中焦不化,胃失和降而成呕吐。
3. 中气虚弱,运化无力,水谷不化,积于胃腑而致呕吐。
4. 肝气横逆犯胃,胃气不得下行,饮食随气上逆而致呕吐。

【辨证】

1. 感受外邪

寒客胃脘,则呕吐清水或稀涎,食入则吐,喜暖畏寒,便溏,苔白脉迟。邪热内蕴,食入即吐,呕吐酸苦热臭,口渴,喜寒恶热,便秘尿赤,苔黄脉数。

2. 痰饮内停

胸痞眩晕,呕吐痰涎,或心悸,苔白脉滑。

3. 饮食内停

脘腹胀痛,食入更甚,嗳气口臭,便秘矢气,苔厚腻,脉滑实。

4. 肝气犯胃

胃脘及胁肋胀痛,泛酸,嗳气,呕吐多在食后,精神抑郁不舒时发作,苔薄白,脉弦。

5. 脾胃虚弱

呕吐时作,食不甘味,纳少,便溏,神疲肢软,苔薄腻,脉弱无力。

【治疗】

(一)针灸治疗

治法:降逆止呕。

处方:中脘、内关、足三里、公孙。

热呕者加合谷、内庭;寒呕者加上脘、胃俞;痰饮者加丰隆;食积者加下脘、璇玑;肝气犯胃者加阳陵泉、太冲;中气虚者加脾俞、章门。

操作:诸穴均直刺,中脘、足三里、内关、公孙施平补平泻手法,璇玑施捻转泻法,章门向后斜刺施捻转补法,余穴均施提插泻法。

方义:中脘、胃俞为俞募配穴,加胃的下合穴足三里,可收和降胃气之功;内关为手厥阴之络穴,通阴维脉,手厥阴经脉下膈络三焦,阴维主一身之里,故有宣通上中二焦气机的作用;公孙通于冲脉,二穴相伍主治胃、心、胸疾患;上脘当胃之上口部,灸之可温胃散寒;合谷、内庭清泻阳明之热;丰隆为足阳明之络穴,降气而化痰;下脘、璇玑导气机而化宿食;阳陵泉、太冲疏肝降逆;脾俞、章门俞募相配,以调中健脾。

(二)推拿治疗

推拿对呕吐的治疗原则是以和胃降逆止呕为主。如属饮食停滞者,治宜消食导滞;脾胃虚寒者,治宜温中健脾,温化痰饮;肝气犯胃者,治宜疏泻肝气。

1. 基本治法

手法:按、推、揉、㨰、擦法。

取穴:气冲、巨阙、不容、神阙、天枢、脾俞、胃俞穴。

操作:患者取仰卧位。①用拇指按法于气冲穴,持续按压1分钟,使热觉直达足底;②用拇指直推法分别自巨阙、不容穴沿任脉、胃经神阙、天枢穴推动至曲骨、气冲穴,自上而下操作5~7遍;③用掌揉法于腹部,沿顺时针方向操作。

患者取俯卧位。①用㨰法于脊柱两侧膀胱经,自上而下反复操作3~5遍;②用拇指按、揉法于脾俞、胃俞穴,以酸胀的感觉为度,并于脾俞、胃俞穴施用掌横擦法,以透热为度。

2. 辨证施治

(1)饮食停滞:①加用腹部按法于下脘穴,使热觉深透腹部;②用掌摩法于胃脘部,沿胃的结构形态作顺时针方向摩动5~7周;③用捏脊法于脊柱两侧足太阳膀胱经第1侧线脏腑俞穴,从尾骨部至大杼穴部位,反复操作3~5遍。

(2)脾胃虚寒:①加用腹部按法于腹部中脘穴,使热觉深透胃腑;②用轻柔缓和的掌摩法于大腹部,操作3分钟;③如若兼有痰饮者,可用拇指按、揉或一指禅推法于丰隆、足三里穴,每穴操作1~2分钟,以酸胀的感觉为度。

(3)肝气犯胃:①加用轻缓的拇指按、揉法于期门、章门穴,每穴操作1~2分钟,并于章门穴施用指推法逆肝脉之循行推动至急脉穴,反复操作5~7遍;②用擦法反复斜擦于两胁,使之出现温热的感觉;③用拇指按、揉法于肝俞、胆俞、足三里、太冲穴,每穴操作1分钟,以酸胀的感觉为度。

(三)其他治疗

1. 耳针

选胃、肝、交感、三焦、神门等穴,每次取 2~3 穴,强刺激,留针 20~30 分钟,每日或隔日 1 次。

2. 穴位注射

选足三里、至阳、灵台等穴,每次 2 穴,注射生理盐水 2ml,每日或隔日 1 次。

【附注】

1. 禁食生冷、油腻、辛辣、煎炸之品,食物宜清淡,易于消化。
2. 严重的呕吐应禁食补液,及时纠正电解质紊乱。

八、泄 泻

泄泻,又称腹泻,是指大便次数增多,便质稀薄,甚至如浆水样的症状。本病分为急性和慢性两类。急性泄泻迁延失治,可转为慢性;慢性泄泻每因感染而急性发作,成为虚实夹杂之证。西医学之急慢性肠炎、肠结核、肠功能紊乱、结肠过敏属本病范畴。

【病因病机】

1. 急性泄泻

多因饮食生冷不洁之物,或兼受寒湿暑热之邪,扰于肠胃,气机不和,清浊不分成为泄泻。

2. 慢性泄泻

多由思虑劳倦伤脾、脾胃受损,或由肝气恣横、乘侮脾土,或由肾阳不振、命门火衰导致脾胃大小肠功能失调,水谷不分而成泄泻。

【辨证】

1. 急性泄泻

发病较急,便次与数量增多。如偏于寒湿,则见粪质清稀,水谷相杂,肠鸣腹痛,畏寒喜暖,苔白滑,脉迟。偏于湿热则所下黄糜热臭,腹痛,肛门灼热,小便短赤,苔黄腻,脉濡数。

2. 慢性泄泻

发病势缓,或由急性泄泻迁延而致,便泻次数较少。脾虚则大便溏薄,粪内夹有不消化食物,腹满肠鸣,面色萎黄,食少,苔白腻,脉濡缓。肝郁侮脾者多与情志因素有关,泄而不爽,胸胁胀痛,善太息,脉弦。肾虚则每于黎明前腹微痛,痛即欲便,腰膝酸软,畏寒肢冷,舌淡苔白,脉沉细。

【治疗】

(一)针灸治疗

1. 急性泄泻

治法：疏调肠胃气机。

处方：中脘、天枢、足三里、阴陵泉。

热盛加内庭、商阳、少泽点刺放血；**肢冷脉伏**加神阙，隔姜灸。

操作：诸穴均直刺1~1.5寸，中脘施捻转补法，足三里施提插补法，余穴施提插泻法。

方义：中脘为胃之募穴，天枢为大肠之募穴，故取二穴以调整胃肠，升清降浊；取足阳明合穴足三里可益气调中，扶正祛邪；阴陵泉健脾利湿，祛湿厚肠。

2. 慢性泄泻

治法：健脾，疏肝，温肾。

处方：中脘、天枢、足三里。

脾虚配脾俞、章门；**肝郁**配行间；**肾虚**配肾俞、关元。

操作：章门向后横刺，余穴均直刺。行间施捻转泻法，余穴均施补法。中脘、足三里、关元及背俞穴可加灸。

方义：中脘、足三里健中厚肠止泄。脾俞、章门为俞募配穴法，温阳运脾尤效，取天枢导滞理肠，配行间理气散郁，配肾俞、关元助阳温脾。

(二)推拿治疗

推拿治疗泄泻以慢性泄泻为主，其治疗原则是调理肠胃，健脾止泻。如属脾胃虚弱者，治宜健脾补胃；命门火衰者，治宜温肾健脾；肝木乘土者，治宜舒肝健脾。

1. 基本治法

手法：按、摩、揉、一指禅推、滚、擦法。

取穴：中脘、神阙、天枢、足三里、脾俞、胃俞、大肠俞、肝俞、胆俞穴。

操作：患者取仰卧位。①用腹部按法于中脘穴，取其"腑会"之意，使热觉深透腹部。②用掌团摩法自神阙穴团摩腹部，操作3分钟；③用拇指按、揉或一指禅推法于天枢、足三里穴，取其"肠募"和"胃合"之意，每穴操作1分钟。

患者取俯卧位。①用滚法沿背部两侧膀胱经从肝俞至大肠俞治疗，反复操作3~5遍；②用拇指按、揉法于脾俞、胃俞、大肠俞穴，每穴操作1分钟，以酸胀的感觉为度，并用掌横擦法于脾俞、胃俞、大肠俞穴，以透热为度。

2. 辨证施治

(1)脾胃虚弱：①加用轻柔而缓和的拇指按、揉法于建里、气海穴，每穴操作1分钟；②用掌摩、揉法于大腹部，取其"脾司大腹"之意，操作3分钟。

(2)命门火衰：①加用腹部按法于神阙穴，使热觉深透肠腑，直达丹田；②用掌直擦法于督脉，横擦法于命门、肾俞及腰骶部八髎穴，均以透热为度。

(3)肝木乘土：①加用轻柔的拇指按、揉法于章门、期门穴，每穴操作1~2分钟；②用擦法于两胁，以温热感为度；③用拇指按、揉法于肝俞、胆俞、太冲穴，每穴操作1~2分钟，以酸胀的感觉为度。

(4)湿热浸淫脾胃：患者取仰卧位。①用腹部按法于水分穴，使腹内出现温热的感觉；②用拇指按、揉法于天枢、曲池、箕门、足三里穴，每穴操作1分钟。

患者取俯卧位，用掌擦法自脾俞至骶部八髎穴，以透热为度。

(5)食滞泄泻:患者取仰卧位。用掌摩、揉法于腹部,反复操作3~5分钟,使腹部出现快然的感觉。

患者取俯卧位。用捏脊法于脊柱两侧足太阳膀胱经第1侧线脏腑俞穴,从尾骶部至大杼穴部位,反复操作3~5遍。

(三)其他治疗

1. 耳针

选大肠、小肠、胃、脾、交感、神门等穴,急性泄泻用中强刺激,每日1~2次,留针20~30分钟,慢性泄泻可隔日1次或用压丸法。

2. 皮肤针

取脊部背俞穴(胸8至腰3),下腹部脾胃经循行线,每日用皮肤针叩打1次。

【附注】

1. 针灸推拿治疗急慢性腹泻均有较好疗效。
2. 对严重脱水的患者或由恶性病变所引起的腹泻,则应采用综合疗法。

九、便　秘

便秘是指大便涩滞,秘结不通,秘结时间超过2天以上,或虽有便意而排便困难的病证。多伴有腹胀、食欲不振等,是中老年人的多发病。

西医学之结肠便秘、直肠便秘属本病范畴。

【病因病机】

1. 素体阳盛,嗜食辛辣香燥,以致肠胃积热,津液受灼,大便干燥,腑气不通,遂成"热秘"。
2. 情志不畅,气机阻滞,肝之疏泄失职,肠腑传导失常而成"气秘"。
3. 病后、产后气血未复,气虚则转运无力,血虚则肠失润下而为"虚秘"。
4. 老年下焦阳气虚惫,温煦无权,阴寒凝结,不能化气布津,肠道腑气受阻,而成"冷秘"。

【辨证】

1. 热秘

大便燥结不通,腹部按之有块,矢气频转,烦热口渴,面赤,苔黄燥,脉滑实。

2. 气秘

便秘而不甚干结,胸胁胀痛,嗳气频作,纳少,苔薄腻,脉弦。

3. 虚秘

腹无胀痛,但觉小腹不舒,有便意而努责乏力,多汗,短气,心悸乏力,面色少华,舌淡苔白,脉虚细。

4. 冷秘

大便艰涩不易排出,腹中冷痛,喜热畏寒,小便清长,舌淡苔白润,脉沉迟。

【治疗】

(一)针灸治疗

治法:导滞通便为主。热秘者兼清热保津;气秘者兼疏肝理气;虚秘者兼补气养血;冷秘者兼温肾壮阳。

处方:天枢、丰隆、左水道、左归来、外水道、外归来(左水道、左归来再向外开2寸)。热秘者加合谷、内庭;气秘者加行间;气血虚弱者加脾俞、胃俞;冷秘者加气海、关元。

操作:先刺双侧丰隆,施提插捻转泻法,天枢、左水道、左归来、外水道、外归来深刺2~3寸,施捻转泻法,留针20分钟;合谷、内庭施提插泻法;行间施捻转泻法;脾俞、胃俞、气海、关元施捻转补法,并可施灸。

方义:天枢为手阳明大肠募穴,有理肠下气、通腑行滞之效。丰隆为足阳明络穴,功专降气通便。加内庭、合谷清泻阳明,加行间疏肝行气,加脾俞、胃俞温运中州,加气海、关元益火壮阳。针左水道、左归来、外水道、外归来为经验处方,用治各种便秘,疗效卓著。

(二)推拿治疗

推拿对便秘的治疗原则是以通便为主。如属胃肠燥热者,治宜泻热降浊;气机郁滞者,治宜疏肝理气;气血亏损者,治宜健运脾胃,化生气血;阴寒凝结者,治宜壮阳散寒。

1. 基本治法

手法:按、揉、摩、推、㨰、擦法。

取穴:下脘、中脘、天枢、大横、肝俞至八髎穴。

操作:患者取仰卧位。①用腹部按法于下脘、中脘穴,指揉法于天枢、大横穴,以通降腑气;②用掌摩、揉法依顺时针方向,沿大肠的形态结构反复操作,并用推法于左少腹部,自上而下沿降结肠的外形轮廓反复推动,操作5分钟。

患者取俯卧位。①用轻快的㨰法于脊柱两侧的膀胱经,手法施术的重点自肝俞至八髎穴,操作3~5分钟;②用拇指按、揉法于大肠俞、八髎穴,并于八髎穴施用擦法,以透热为度。

2. 辨证施治

(1)胃肠燥热:①加重腹部掌摩、揉、推法的力度,由轻而重地进行;②用拇指按、揉或一指禅推法于上巨虚、内庭穴,每穴操作1分钟,以酸胀的感觉为度。

(2)气机郁滞:①加用掌横擦法于胸部膻中穴部位、斜擦法于两胁,以温热的感觉为度;②用轻柔的拇指按、揉法于章门、期门穴,每穴操作1分钟;③用一指禅推法于膈俞、脾俞、肝俞穴,每穴操作1分钟,以酸胀的感觉为度。

(3)气血亏损:①加用轻柔缓和的摩、揉法于大腹部,反复操作3分钟;②用拇指按、揉法于足三里穴,操作2分钟,以酸胀的感觉为度;③用拇指按、揉法于脾俞、胃俞穴,并于脾俞、胃俞穴施用掌横擦法,以透热为度。

(4)阴寒凝结:①加用腹部按法于神阙穴,以热觉深透丹田为度;②用掌直擦法于督脉自大椎穴至腰阳关穴,掌横擦法于肾俞、命门穴,均以透热为度。

(三)其他治疗

耳针：取大肠、直肠、三焦、交感，强刺激，留针1~2小时，每日1次。或用压丸法，3天更换1次。

【附注】

患者平时应多食水果、蔬菜，进行适当的体育锻炼，养成定时排便的习惯。

十、痢　疾

痢疾是以腹痛、里急后重、痢下赤白脓血为主症的疾病。本病为常见的肠道传染病，多发于夏秋季节，一般分为湿热痢、寒湿痢、噤口痢、休息痢等。

西医学之急慢性菌痢和阿米巴痢疾属本病的范畴。

【病因病机】

1. 外感暑湿疫毒和饮食不洁，或过食生冷，外邪与食滞交阻肠腑，大肠传导功能失职，湿热相搏，气血凝滞，脉络受损，而致痢下脓血。
2. 脾胃素虚，脏腑气弱，贪凉受寒，风冷暑湿乘虚而入，以致寒湿不化，成为寒湿痢。
3. 湿热留中，秽浊阻于肠腑，脾胃升降失常，以致呕恶不能食者，为噤口痢。
4. 久痢不愈，中气虚弱，正虚邪恋，每以受凉或饮食不当而反复发作，成为休息痢。

【辨证】

1. 湿热痢

腹痛，里急后重，下痢赤白，肛门灼热，小便短赤，苔黄腻，脉滑数。

2. 寒湿痢

下痢粘白冻，喜暖畏寒，胸脘痞闷，口淡不渴，苔白腻，脉濡缓或迟。

3. 噤口痢

湿热痢患者，因胃气虚弱，湿热乘虚上犯胃腑，以致恶心干呕、不思饮食或食入即吐、下痢赤白粘稠、高热、神疲、舌红、苔黄腻、脉浮数。

4. 休息痢

久痢不愈，屡发屡息，或轻或重，发则下痢脓血、腹痛、里急后重，休则大便时干时稀。

【治疗】

(一)针灸治疗

治法：清热化湿，调气和血。

处方：天枢、上巨虚、足三里、合谷。

湿热痢加曲池、内庭；寒湿痢减合谷，加中脘、气海；噤口痢加中脘、内关；休息痢加脾俞、肾俞，减合谷。

操作：天枢、合谷、足三里、上巨虚均施捻转泻法。曲池直刺，内庭向上斜刺，均施捻转或提插泻法。中脘、内关均直刺，施提插泻法。脾俞、肾俞向督脉方向斜刺，施捻转补法。证属寒湿，中脘、气海宜用灸法。

方义：合谷为手阳明之原穴，天枢为大肠之募穴，足三里为胃之下合穴，上巨虚为大肠之下合穴，痢疾病在大肠，取以上四穴通调大肠腑气，化湿行滞；曲池、内庭清泻肠胃湿浊之气；中脘和胃以化浊；气海调气以行滞，灸之则可温通散寒；内关宽胸和胃止呕；脾俞、肾俞温补脾肾。

(二)推拿治疗

推拿治疗痢疾主要为慢性痢疾，其治疗原则是以调理脏腑为主。如属湿热痢者，治宜清热化湿；寒湿痢者，治宜温化寒湿；虚寒痢者，治宜温中健脾。

1. 基本治法

手法：按、揉、摩、一指禅推、擦法。

取穴：下脘、天枢、曲池、上巨虚、下巨虚、膀胱经自肝俞至小肠俞穴。

操作：患者取仰卧位。①用腹部按法于下脘穴，指揉法于天枢穴，操作5分钟；②用轻柔缓和的摩、揉法于大腹，反复操作3分钟；③用拇指按、揉或一指禅推法于曲池、上巨虚、下巨虚穴，每穴操作1分钟，以酸胀的感觉为度。

患者取俯卧位。①用擦法于背部两侧膀胱经，手法施治的重点自肝俞至小肠俞穴，往返操作3分钟；②用拇指按、揉法于大肠俞、小肠俞穴，每穴操作1分钟，以酸胀的感觉为度。

2. 辨证施治

(1)湿热痢：①加用腹部按法于水分穴，以患者主观感觉有热气沿两股下行至足为度；②用拇指按、揉或一指禅推法于阴陵泉、内庭穴，每穴操作1分钟；③用拇指按、揉法于胆俞、三焦俞、膀胱俞穴，每穴操作1分钟，以酸胀的感觉为度。

(2)寒湿痢：①加用腹部按法于神阙穴，以热觉深透肠腑为度；②用拇指按、揉或一指禅推法于阴陵泉、三阴交穴，每穴操作1分钟，以酸胀的感觉为度；③用掌横擦法于肾俞、命门、大肠俞、小肠俞穴，以透热为度。

(3)虚寒痢：①加用拇指按、揉法于足三里穴，操作2分钟，以酸胀的感觉为度；②用掌直擦法于督脉，掌横擦法自脾俞至小肠俞穴，均以透热为度。

(三)其他治疗

1. 穴位注射

用5%葡萄糖注射液，分注两侧天枢穴，每穴1ml，每日1次。

2. 耳针

取大肠、小肠、胃、直肠、脾、肾等穴，每次取3~5次，急性痢疾用强刺激，留针20~30分钟，每日1~2次。慢性痢疾用轻刺激，留针5~10分钟，隔日1次，或用压丸法，3~5天更换1次。

【附注】

1. 发病期间须控制饮食或禁食，并实行床边隔离。

2. 注意饮食卫生。

十一、癃　闭

癃闭是以排尿困难,甚或小便闭塞不通为主症的疾患。癃与闭两者有轻重、缓急之分,病势缓,小便不利,点滴而下者谓之"癃";病势急,小便不通,欲溲不下者谓之"闭"。

西医学之尿潴留属本病范畴。

【病因病机】

1. 肾气不足,命门火衰,以致膀胱气化功能失权而为癃闭。
2. 中焦湿热不化,下注膀胱,膀胱气机阻滞,发为本病。
3. 跌仆外伤,以及外科手术后,膀胱气机受损而致尿闭。

【辨证】

1. 肾气不足

小便淋沥不爽,排尿无力,面色㿠白,神气怯弱,腰膝酸软,舌淡,脉沉细而尺弱。

2. 湿热下注

小便量少,热赤,甚至闭塞不通,小腹作胀,口渴,舌质红,苔黄,脉数。

3. 外伤

小便不利,欲溲不下,小腹胀满,有外伤或手术史。

【治疗】

(一)针灸治疗

治法:利尿通闭。

处方:膀胱俞、秩边透水道、中极、归来。肾气不足者加肾俞、命门;湿热下注者加三阴交、阴陵泉;外伤者加三阴交、血海、合谷。

操作:秩边透水道,令患者侧卧位,以6寸毫针由秩边进针,以提插泻法透向水道,至麻电感达前阴、肛门及会阴部为度。中极、归来均直刺,施提插泻法,令针感向前阴放射。肾俞、命门施捻转补法,余穴均用泻法。

方义:本病病位在膀胱。故取膀胱俞、秩边透水道、中极、归来,以疏利膀胱气机,利尿通闭。肾俞、命门培补肾气;三阴交、阴陵泉清利湿热;血海用泻法具有化瘀开决之功;合谷具有开闭利尿之功。

(二)推拿治疗

推拿对癃闭的治疗原则是以疏利气机,通利小便为主。如属膀胱湿热者,治宜清利湿热;肾气不足者,治宜温肾益气;尿路阻塞者,治宜行瘀散结;外伤影响膀胱气化功能者,可用指压利尿法治疗。

1. 基本治法

手法:㨰、按、揉、摩法。
取穴:膀胱经自肾俞至膀胱俞、气海、关元、中极、水道穴。
操作:患者取仰卧位。①用腹部按法于气海穴,按、揉法于关元、中极、水道穴,操作5分钟;②用摩法于小腹,沿顺时针方向操作3分钟。
患者取俯卧位。①用㨰法于背部两侧膀胱经自肾俞至膀胱俞穴,往返操作3分钟;②用拇指按、揉法于肾俞、膀胱俞穴,每穴操作1~2分钟,以酸胀的感觉为度。

2. 辨证施治

(1)膀胱湿热:①加用拇指按、揉法于五里、箕门、三阴交穴,每穴操作1分钟,以酸胀的感觉为度;②用掌横擦法于腰骶部八髎穴,以温热为度。

(2)肾气不足,命门火衰:①加用掌直擦法于督脉,掌横擦法于肾俞、命门穴,均以透热为度;②用拇指按、揉法于涌泉穴,并用擦法于足底涌泉穴,以透热为度。

(3)瘀血凝聚或尿路结石:①加用拇指按、揉法于五里、箕门、血海、三阴交穴,每穴操作1分钟,以酸胀的感觉为度;②用拇指按、揉法于三焦俞、志室穴,并用掌横擦法于腰骶部,以透热为度。

如因脊髓损伤或因外科手术后出现癃闭者,可用指压利尿法。

附:指压利尿法

患者取仰卧位。医者依据膀胱充盈在耻骨联合以上的不同位置,用拇指按压在膀胱上界的顶体部关元、气海穴,操作时随着患者的呼气,由轻而重徐徐向深部按压,按压的有效作用力是向脊柱方向和耻骨联合方向二力的合力。按压1~3分钟,尿即可排出。但在尿排出时,不要抬手,而应随膀胱充盈程度的降低因势利导地继续向深部按压,直至尿完全排尽,方可将手抬起,结束操作。

(三)其他治疗

1. 耳针
取肾、膀胱、交感、尿道、外生殖器等穴,每次取2~4穴,中强刺激,留针20~30分钟。
2. 电针
针双侧维道,针尖向曲骨,约2~3寸,通电15~30分钟。

【附注】

如为严重中枢性疾患,或膀胱及尿道损伤所致,本法不能奏效时,须行导尿术,以防出现各种变证。

十二、淋 证

淋证是指小便频数、淋沥刺痛、溲之不尽为主症的疾病。根据病机和症状的不同,临床一般分热淋、石淋、血淋、气淋、膏淋等5种类型。

西医学的急慢性尿路感染、结石、结核、急慢性前列腺炎及乳糜尿等病属本病范畴。

【病因病机】

1. 外感湿热或脾湿郁热下注,膀胱气化不利,小便频数热痛者为热淋。
2. 热壅下焦,尿液受其煎炼,浊质凝为砂石,发为石淋。
3. 湿热伤及血分,或棱石刺激,或久病阴虚火旺,络脉损伤,发为血淋。
4. 老年肾气衰惫,气化不及州都,排尿艰涩,余沥不尽者为气淋。
5. 久病脾肾两虚,脾虚则水谷精微不能输布,肾虚则固摄无权,以致清浊不分,发为膏淋。

【辨证】

1. 热淋

小便频急不爽,量少,色黄浑浊,尿路灼热刺痛,小腹坠胀,舌质红,苔黄腻。

2. 石淋

小腹及茎中胀急刺痛,排尿常因砂石阻塞而中断,变换体位常能通畅,苔白或黄腻,脉弦数。

3. 血淋

小便频急,热涩刺痛,尿中带血,小腹微有胀痛,苔黄腻或舌红少苔,脉细数。

4. 气淋

少腹及会阴部痛胀不适,排尿乏力,小便断续,甚则点滴而下,腰酸,少气神疲,舌淡,脉细弱。

5. 膏淋

小便浑浊如米泔,粘稠如膏,排尿不畅,口干,苔白微腻,脉濡数。

【治疗】

(一)针灸治疗

治法:疏利膀胱,利尿通淋。

处方:膀胱俞、中极、阴陵泉、行间、太溪。

淋而发热加外关、合谷;石淋加中封、委阳;血淋加血海、三阴交;小便如膏加肾俞、照海;久淋时作时止,遇劳即发,去行间,加肾俞、气海、关元。

操作:主穴均用泻法或平补平泻法。外关、合谷施提插或捻转泻法。劳淋取肾俞、气海、关元,用补法,或用灸法。其余配穴均用泻法。

方义:该证为膀胱之疾,故取膀胱募穴中极及膀胱俞疏理膀胱气机,配脾经合穴阴陵泉以利小便,使气化复常,小便通利。肝脉络阴器,故取肝经荥穴行间泻肝降火。太溪为肾经原穴,取之以益肾水而清其源。

(二)推拿治疗

推拿对淋证的治疗原则是以利尿通淋为主。如属湿热蕴结者,治宜清利湿热;脾肾两虚者,治宜健脾益肾。

1. 基本治法

手法：按、揉、一指禅推、摩、擦法。

取穴：气海、水分、中极、天枢、外陵、大巨、水道、归来、气冲、脾俞至膀胱俞穴。

操作：患者取仰卧位。①用腹部按法于气海穴，按、揉法于水分、中极穴，用一指禅推法自天枢穴沿外陵、大巨、水道、归来推动至气冲穴，反复操作3～5遍，操作7分钟；②用摩法于小腹，沿顺时针方向反复摩动3分钟。

患者取俯卧位。①用擦法于背部两侧膀胱经自脾俞至膀胱俞，往返操作3分钟；②用拇指按、揉法于脾俞、肾俞、膀胱俞穴，每穴操作1分钟，以酸胀的感觉为度。

2. 辨证施治

(1) 湿热蕴结：①加用拇指按、揉法于箕门、阴陵泉、复溜穴，每穴操作1分钟，以酸胀的感觉为度；②用掌横擦法于腰骶部八髎穴，以温热为度。

(2) 脾肾虚弱：①加用拇指按、揉法于足三里、三阴交、太溪、涌泉穴，每穴操作1分钟，以酸胀的感觉为度；②用掌直擦法于督脉，掌横擦法于脾俞、肾俞、命门、八髎穴，均以透热为度。

(三) 其他治疗

1. 电针

取肾俞、三阴交，通电5～10分钟，止痛效果较好。

2. 耳针

取膀胱、肾、交感、输尿管、肾上腺等穴，每次2～4穴，强刺激，留针20～30分钟，每日1次。

【附注】

1. 针灸推拿治疗尿路感染可改善其刺激症状，因结石引起肾绞痛者，可缓解其疼痛。
2. 妇女应重视经期及产期卫生，以防泌尿道感染。
3. 结石患者须多饮水，经常作跳跃活动，以利结石排出。

十三、遗 精

遗精可分为梦遗和滑精。凡睡梦中射精的称为"梦遗"；无梦或清醒时精自滑出的称为"滑精"。一般成年未婚或婚后长期分居，偶有遗精，且无不适症状，属生理现象，不需治疗。本病以遗精频繁为主症，并伴有头痛、失眠、疲乏、腰酸等兼症。

西医学的神经衰弱、精囊炎及睾丸炎等引起的遗精，可参考本节施治。

【病因病机】

1. 劳神太过，所欲不遂，使肾阴暗耗，心肾不交，致心火亢盛，相火妄动，扰及精室。
2. 恣食肥甘辛辣，湿热下注，扰动精室。
3. 恣情纵欲，或梦遗日久，或频犯手淫，致使肾元虚惫。阴虚则虚火妄动，精室受扰，阳虚则封藏失司，精关不固而致本病。

【辨证】

1. 梦遗

梦境纷纭，阳事易举而泄，如久遗而频繁者，可见头昏头晕，精神不振，腰酸，耳鸣，小便黄，或兼早泄，舌质偏红，脉细数。

2. 滑精

不拘昼夜，动念则常有精液滑出，腰部酸冷，面色㿠白，神疲乏力，甚或见心悸、阳痿，舌淡苔白，脉细弱。

【治疗】

(一)针灸治疗

1. 梦遗

治法：清心滋阴，交通心肾。

处方：心俞、肾俞、关元、神门、三阴交。

操作：用捻转补法，留针20分钟，中间行针1次，出针时手法宜轻，不宜再产生针感。

方义：心俞、神门清心安神；肾俞、关元补益元气；三阴交功通三阴，可滋阴补肾。

2. 滑精

治法：补益肾气，固摄精关。

处方：关元、志室、肾俞、足三里。

操作：足三里、志室用捻转补法，余穴同上。

方义：取关元以补益肾气，固涩精关；配用肾俞、志室二穴，治下元之虚衰；足三里以充生化之源。

(二)推拿治疗

推拿对遗精的治疗原则是以补肾摄精为主。如属肾阳不足者，治宜温肾壮阳；阴虚火旺者，治宜滋阴降火。

1. 基本治法

手法：按、揉、摩、擦法。

取穴：气海、关元、石关、梁门、大椎、心俞、脾俞、肾俞、膏肓俞、气海俞、关元俞穴。

操作：患者取仰卧位。①用腹部按法于气海、关元穴，使热觉深透丹田；②用拇指按、揉法于石关、梁门穴，每穴操作1分钟；③用掌摩法于小腹部，沿顺时针方向摩动3分钟，使小腹部出现温热的感觉。

患者取俯卧位。①用擦法于背部两侧膀胱经，手法施治的重点在腰脊柱两侧膀胱经，操作3分钟；②用拇指按、揉法于大椎、心俞、脾俞、肾俞、膏肓俞、气海俞、关元俞穴，每穴操作1分钟，以酸胀的感觉为度。

2. 辨证施治

(1)肾阳不足：①加用掌直擦法于督脉，自大椎穴擦至腰阳关穴；②用掌横擦法于腰骶部肾俞、命门、气海俞、关元俞、腰阳关及八髎穴,均以透热为度。

（2）阴虚火旺:①加用拇指按、揉法于章门、神门、风池、太溪、行间穴,每穴操作1分钟;②用掌横擦法于肾俞、命门穴,以温热为度;③用拇指按、揉法于涌泉穴,并于涌泉穴施用擦法,以引火归原。

(三)其他治疗

1. 耳针

选交感、生殖器、神门、心、肾等穴,每次针刺2~3穴,用轻刺激,留针20~40分钟,每10~15分钟捻针1次。

2. 穴位注射

选取关元、中极二穴,用少量维生素 B_1 注射液或当归注射液注入穴位,进针后待针感传向前阴时将药液徐徐推入。隔日1次,10次为1疗程。

3. 皮肤针

叩刺腰骶部及下肢内侧三阴交一带,每次20分钟,以皮肤微现红晕为度,每日或隔日1次。

【附注】

1. 遗精多属功能性,在治疗的同时,应指导患者消除疑虑心理,克服诱发遗精的因素,讲究精神卫生,养成良好的生活习惯,坚持适当的体育锻炼,以利于提高疗效。

2. 对于某些器质性疾病引起者,须同时治疗原发病。

十四、阳　　痿

阳痿,又称阴痿,是指男子未至性功能衰退时期而出现阴茎不能勃起或勃起不坚而言。同时可伴有遗精、早泄、腰膝酸软等症状。

西医学的神经衰弱、内分泌机能紊乱、生殖器官神经性损害、海绵体炎、睾丸疾病及其他慢性疾病表现以阳痿为主症者,均可参照本节内容辨证治疗。

【病因病机】

1. 多由早婚纵欲,或年少误犯手淫,损伤肾气,以致命门火衰,精气亏乏所致。
2. 恐惧忧虑,伤及肾气,气血失常,导致阳痿。

【辨证】

阴茎痿软不举或举而不坚,常伴有头晕目眩、腰膝酸软、精神萎靡、遗精早泄、舌质淡、脉细弱。

【治疗】

(一)针灸治疗

治法:补益肾气。

处方:肾俞、命门、三阴交、关元。

操作:用补法或灸法。针刺关元时,以针感向阴茎传导为佳。

方义:本证主要由于肾气虚衰,故取肾俞、命门、关元以补肾培元,恢复肾之作强功能。三阴交为足三阴之交会穴,可调补脾、肝、肾之功能以化生肾之精气。

(二)推拿治疗

推拿对阳痿的治疗原则是以温肾壮阳为主。如属纵情恣欲者,治宜健脾滋肾;恐惧忧虑者,治宜安神宁心。

1. 基本治法

手法:按、揉、摩、擦法。

取穴:神阙、气海、关元、中极、心俞、肾俞、命门、八髎穴。

操作:患者取仰卧位。①用腹部按法于神阙穴,使热觉深透丹田及会阴部,操作3～5分钟;②用按、揉法于气海、关元、中极穴,每穴操作1分钟;③用摩法于小腹,反复操作3分钟,以小腹出现温热的感觉为度。

患者俯卧位。①用拇指按、揉法于心俞、肾俞、命门、八髎穴,以酸胀的感觉为度;②用掌直擦法于腰脊柱督脉,掌横擦法于腰骶部肾俞、命门、八髎穴,均以透热为度。

2. 辨证施治

(1)纵情恣欲:①加用腹部按法于中脘穴,并用摩法于大腹部,操作5分钟;②用拇指按、揉法于足三里、三阴交、膈俞、脾俞穴,每穴操作1分钟,以酸胀的感觉为度。

(2)恐惧忧虑:①加用轻柔缓和的一指禅推法,自印堂穴沿督脉经神庭、上星、前顶推至百会穴,反复操作3～5遍;②用双手拇指分抹法,自印堂穴沿眉弓抹至太阳穴,并于太阳穴施用按、揉法,反复操作3～5遍;③用擦法于背部两侧膀胱经,并于肝俞、胆俞穴施用拇指按、揉法,以酸胀的感觉为度。

(三)其他治疗

1. 电针

选八髎、然谷和关元、三阴交两组穴,用低频脉冲,通电3～5分钟,两组穴可交替使用。

2. 耳针

选交感、外生殖器、睾丸、心、肾、神门,中等刺激,留针15分钟。每次选用2～3穴,每日或隔日1次。

3. 穴位注射

选取关元、中极及肾俞,用维生素B_1注射液50mg或丙酸睾丸素5mg,轮流注入上述穴位,每隔2～3天1次,4次为1疗程。

【附注】

1. 针灸推拿疗法对原发性阳痿效果较好,对继发性阳痿如外伤截肢、前列腺炎、糖尿病等所致者应治疗原发病。
2. 本病多属功能性,因此在治疗同时,须配合心理疗法,解除患者精神压力,有利于病情恢复。
3. 治疗期间应暂停房事。

十五、不　寐

不寐,通称失眠。凡经常不易入睡、睡眠时间短,或睡眠不深,或彻夜不眠,均属本病范畴。有因一时情绪紧张或环境不宁、卧榻不适等而引起失眠者,不属病理范围,只要解除有关因素,即可恢复正常。因发热、咳喘、疼痛等疾患引起的失眠,则应着重处理原发病。

西医学的神经衰弱、神经官能症、贫血等常导致不寐。

【病因病机】

1. 思虑过度,内伤心脾,心神失养。
2. 抑郁恼怒,肝火上扰,心神不宁。
3. 房劳伤肾,肾阴亏耗,阴虚火旺,心肾不交。
4. 脾胃不和,湿痰内生,痰热上扰神明。

【辨证】

1. 心脾两虚

夜来不易入寐,寐则多梦易醒,心悸,健忘,易汗出,面色少华,精神疲乏,脘痞,便溏,舌质淡,苔薄白,脉细弱。

2. 阴虚火旺

虚烦不寐,或稍寐即醒,手足心热,惊悸,盗汗,口干咽燥,头晕耳鸣,健忘,遗精,腰酸,舌质红,脉细数。

3. 胃腑不和

少寐多梦,呕哕痰涎,脘腹痞满,便秘或便溏,舌苔白腻,脉弦滑。

4. 肝火上扰

头晕而痛,不能入睡,心烦易怒,目赤耳鸣,或伴有胁痛,口苦,舌苔薄黄,脉弦数。

【治疗】

(一)针灸治疗

1. 心脾两虚

治法:补脾益气,养血安神。

处方:神门、三阴交、脾俞、心俞、足三里。

操作:用补法,不宜针感过强,留针时间可稍长。

方义:神门为心经原穴,三阴交属脾经,为肝、脾、肾三经交会穴,二穴相伍,是安神定志的常用穴。心俞合神门增强养血安神的作用。脾俞、足三里健脾胃而益气血。

2. 阴虚火旺

治法:滋阴降火,交通心肾。

处方:神门、三阴交、大陵、太溪、肾俞。

操作:用补法,针感不宜过强,适当久留针。

方义:大陵为心包经原穴,清心火,协神门、三阴交以安神。太溪、肾俞滋肾阴而使水火相济。

3. 胃腑不和

治法:健脾化痰,和胃安神。

处方:神门、三阴交、中脘、丰隆、足三里。

操作:神门、三阴交用补法,他穴用泻法。

方义:丰隆为化痰要穴。中脘、足三里既可健脾和胃,又可助丰隆化痰。

4. 肝火上扰

治法:疏肝解郁,降火安神。

处方:神门、三阴交、行间、风池。

操作:神门、三阴交用补法,他穴用泻法。

方义:行间为足厥阴肝经荥穴,有清火抑肝的作用。风池降肝胆之火而助安眠。

(二)推拿治疗

推拿对不寐的治疗原则是以健脾安神为主。如属虚证者,治宜滋阴养血;实证者,治宜清热化痰。

1. 基本治法

手法:按、一指禅推、抹、揉法。

取穴:中脘、印堂、神庭、百会、阳白、太阳、角孙、风池穴。

操作:患者取仰卧位。①用腹部按法于中脘穴,使患者双下肢乃至全身出现发热和快然的感觉为度;②用轻柔的一指禅推法自印堂穴沿督脉经神庭推动至百会穴,反复操作3~5遍;③用双手拇指分抹法自印堂穴沿眉弓经阳白抹至太阳穴,旋即由太阳穴沿发际经角孙抹至风池穴,反复操作3~5遍,并于风池穴改用中指钩揉法,操作1分钟;④用双掌分抹法自前额正中线向头部两侧抹动,反复操作3~5遍。

2. 辨证施治

(1)心脾两虚:①加用拇指按、揉法于神门、足三里、三阴交穴,每穴操作1分钟;②用拇指按、揉法于心俞、肝俞、脾俞穴,每穴操作1分钟;③用掌直擦法于背部督脉和膀胱经,以透热为度。

(2)阴虚火旺:①加用轻缓的推法于桥弓穴,两侧交替进行,各推20遍;②用拇指按、揉法于三阴交、太溪穴,每穴操作1分钟;③用掌横擦法于肾俞、关元俞穴,以温热为度,并用擦法于涌泉穴,以引火归原。

(3)胃腑不和:①加用摩、揉法于胃脘部,沿顺时针方向反复操作3分钟;②用拇指按、揉于脾俞、胃俞、足三里、丰隆穴,每穴操作1分钟,以酸胀感觉为度;③用捏脊法于背部膀胱经,自下而上,反复操作3~5遍。

(4)肝火上扰:①加用按、揉法于上脘、章门、期门、日月、曲泉、太冲穴,操作5分钟;②用指推法自章门穴逆肝脉循行推至急脉穴,反复操作3~5遍;③用按、揉法于肝俞、胆俞穴,并于肝俞、胆俞穴施以掌横擦法,以透热为度。

(三)其他治疗

1. 耳针

选心、肾、脑、皮质下、神门、枕,每次用其中3~4穴,交替使用。用毫针刺,或以王不留行籽压贴。

2. 梅花针

自项至腰部督脉线及膀胱经第1侧线上,自上而下,每隔1cm叩刺1下,叩刺8~10分钟,使皮肤微红,每日或隔日1次。

【附注】

合理安排起居,加强身体锻炼。

十六、心　　悸

心悸是指自觉心脏跳动不宁、惊惕不安、善惊易恐的一类病证。心悸多呈阵发性,也有发作频繁或呈持续性者,可伴胸闷胸痛、气短喘息头晕失眠等症。本病包括古籍中的惊悸、怔忡两种病证。惊悸是因突然受惊而作,怔忡起因每与惊恐无关。惊悸呈阵发性,病情较轻;怔忡稍劳即发,发作较频繁,病情较重。

本病证常见于西医学的心律失常、心脏神经官能症、各种心脏病、甲状腺功能亢进、贫血等。

【病因病机】

1. 平素体质虚弱,心虚胆怯,或恼怒,或遇险临危,以致心动神摇,不能自主,发为心悸。
2. 心血不足,心失所养。
3. 饮食伤脾,水饮内停;或心阳不振;或痰郁化火,上扰心神,心气不宁。
4. 久病入络,心脉痹阻,气血不通。

【辨证】

1. 气虚

心脏悸动不安,难以自主,善惊易怒,短气,手心多汗,神疲,不易入睡,静卧休息,症状可以自动减轻,舌淡苔白,脉细弱。

2. 血虚

心悸不宁,思虑劳累尤甚,面色少华,头晕目眩,短气,舌质淡红,脉细数。若心中烦热,少寐多梦,口干耳鸣,面赤,舌尖深红,脉细数,为阴虚火旺。

3. 痰火

心悸时发时止,烦躁不宁,胸闷头晕,失眠多梦,口苦,咯痰或黄或稠,小便黄,大便不爽,舌苔黄腻,脉滑数。

4. 血瘀

心悸持续多年,日渐加重,或伴有阵发性胸痛,舌质紫暗,脉细涩结代。

【治疗】

(一)针灸治疗

1. 气虚

治法:益气补心,宁神定悸。

处方:心俞、巨阙、内关、神门、足三里。

操作:用补法。心俞向督脉方向斜刺。巨阙不可针刺过深,微向下斜刺。

方义:心俞、巨阙为俞募配穴法,功专补心安神;内关、神门养心气,安心神,均为治疗心悸的常用效穴,适用于各种原因导致的心悸。足三里为胃的下合穴,是常用的补气腧穴。

2. 血虚

治法:补心养血,宁神定悸。

处方:心俞、巨阙、内关、神门、三阴交、膈俞、血海。

操作:用补法。针三阴交时应从胫骨内侧面后缘直刺0.5～1寸,用捻转补法,以局部酸胀为主,不宜针感过强。

方义:三阴交、血海同属脾经,三阴交又为肝、脾、肾三经交会穴,膈俞为血会,故此三穴为补心养血的常用穴。余穴方义同前。

3. 痰火

治法:清火化痰,宁心定悸。

处方:心俞、巨阙、内关、神门、丰隆、阴陵泉。

操作:丰隆、阴陵泉均直刺,施泻法或平补平泻法。余穴刺法如前。

方义:丰隆为化痰要穴,阴陵泉健脾渗湿,能助丰隆以化痰,痰湿得以内消,则郁火自平。余穴方义同前。

4. 血瘀

治法:行气活血,化瘀定惊。

处方:内关、心俞、巨阙、厥阴俞、郄门、气海、血海、膈俞。

操作:厥阴俞、心俞、膈俞均向督脉方向斜刺,施捻转泻法。气海针尖稍向下斜刺,郄门直刺,施泻法或平补平泻法。余穴刺法同前。

方义:厥阴俞为心包之背俞穴,郄门为心包经郄穴,功可理气化瘀以定心悸。气海补气行气,更合血海、膈俞,共奏行气活血之能。余穴方义同前。

(二)推拿治疗

推拿对心悸的治疗原则是以宁心定悸为主。如属气虚者,治宜补气宁心定悸;血虚者,治宜养血宁心定悸;痰火者,治宜清火涤痰,宁心定悸;血瘀者,治宜活血散瘀,宁心定悸。

1. 基本治法

手法:摩、揉、按、擦法。

取穴:膻中、内关、神门、心俞穴。

操作:患者取仰卧位。①用轻缓的指摩、揉法于膻中穴,取其"气会膻中"之意,操作1~2分钟;②用拇指按、揉法于内关、神门穴,每穴操作1~2分钟。

患者取俯卧位。①用轻柔的擦法、揉法交替沿背部膀胱经反复操作,手法操作的重点在第1~6胸椎两侧的背俞穴,操作5分钟;②用拇指按、揉法于心俞穴,操作1分钟。

2. 辨证施治

(1)气虚:①加用腹部按法于气海穴,取其"气海为元气所集聚之处",使热觉深透丹田;②用拇指按、揉或一指禅推法于百会、足三里穴,每穴操作1分钟;③用拇指按、揉法于脾俞、胃俞、气海俞穴,每穴操作1分钟,以酸胀的感觉为度。

(2)血虚:①加用腹部按法于中脘穴,取其"中焦受气,取汁,变化而赤,是谓血"之意,使热觉深透腹部;②用拇指按、揉法于膈俞、脾俞、胃俞穴,每穴操作1分钟,并于脾俞、胃俞穴施用掌横擦法,以透热为度。

(3)痰火:①加用腹部按法于上脘穴,以热觉沿两股下行至足部为度;②用较重的拇指按、揉法于丰隆、内庭穴,每穴操作1分钟;③用拇指按、揉法于胆俞、三焦俞穴,每穴操作1分钟,以酸胀的感觉为度。

(4)血瘀:①加用拇指按、揉法于章门、期门穴,每穴操作1分钟;②用拿法于血海、三阴交穴,以酸胀微痛的感觉为度;③用拇指按、揉法于膈俞、肝俞穴,每穴操作1分钟,并于膈俞、肝俞穴施用擦法,以透热为度。

(三)其他治疗

1. 耳针

选心、神门、胸、肺、皮质下、肾、肝,每次选用上述2~3穴,交替使用。用毫针刺,留针10~20分钟,隔10分钟捻转1次,每日1次。或用王不留行籽压贴,每日用手指捏压1~3次。

心悸发作,可即时压按,以耳部稍有胀痛感为度,切勿太重。

2. 拔罐

选心俞、厥阴俞、肝俞、脾俞,每日1~2次,交替使用。

【附注】

注意调和情志,保持心情舒畅,节制烟酒。

十七、癫　　狂

癫狂是精神失常的病证,以精神错乱、言行失常为主症。癫证多安静,属阴;狂证多躁扰,属阳。二者在病理上有一定的联系,病情亦可相互转化,故统称癫狂。青壮年发病率较高。

西医学之精神分裂症、狂躁性及抑郁性精神病、更年期精神病等属本证范畴。

【病因病机】

1. 癫证

思虑过度,所欲不遂,以致肝失条达,脾失健运,津液凝滞成痰,蒙蔽心窍,神明失常,发为癫证。

2. 狂证

痰火素盛,复因忧思恼怒,情志抑郁,肝胃火盛,夹痰上扰神明,神明错乱,遂成狂证。

【辨证】

1. 癫证

沉默痴呆,精神抑郁,表情淡漠,多疑妄想,语无伦次,哭笑无常,不知秽洁,不思饮食,舌苔薄腻,脉弦细或弦滑。

2. 狂证

始则性情急躁,头痛失眠,面色赤,两目怒视,继则妄言责骂,不分亲疏,或毁物伤人,力逾寻常,虽数日不食,仍精神不倦,舌苔黄腻,脉象滑数。

【治疗】

(一)针灸治疗

1. 癫证

治法:开郁化痰,宁心安神。

处方:内关、神门、肝俞、脾俞、膻中、丰隆。

操作:肝俞、脾俞均向督脉方向斜刺,膻中平刺。诸穴均施平补平泻法,或用泻法。

方义:本证由肝气郁结,脾气不升,聚液生痰,蒙蔽神明而致,故取肝俞、脾俞以疏肝开郁,配膻中以理气,丰隆以化痰;内关为心包经络穴,神门为心经原穴,二穴配合有解郁理气、宁心安神之功。

2. 狂证

治法:清火化痰,醒脑安神。

处方:人中、内关、大陵、上星、印堂、丰隆。

操作:人中朝鼻中隔下进针,施雀啄术,以眼球湿润为度,内关、大陵直刺,上星、印堂平刺,诸穴均用泻法。

方义:狂证多由火气痰浊上扰心神,神明逆乱所致,故取人中、内关醒神开窍,配大陵以清心泻火,丰隆以蠲除痰浊。上星、印堂亦具开窍醒脑之功。

(二)其他治疗

1. 耳针

选取心、皮质下、肾、枕、额、神门,每次选用3~4穴,留针30分钟。癫证用轻刺激,狂证用强刺激。

2. 穴位注射

取心俞、膈俞、间使、足三里、三阴交,用25~50mg氯丙嗪注射液,每日1次,每次选用1~2穴,各穴交替使用。

3. 电针

选取百会、人中、通里、丰隆,针后在四肢穴位通以脉冲电流15~30分钟。癫证用断续波作时间较短的强刺激,狂证用连续波作时间较长的刺激。

【附注】

1. 针灸治疗本病有一定疗效,必要时应配合中西药物治疗。
2. 对本病进行心理治疗是很重要的,如对病人加以安慰、开导,并照顾护理好病人,可提高疗效。

十八、痫 证

痫证是一种发作性神志失常的疾病,俗称羊痫风。发作时突然仆倒,昏不知人,口吐涎沫,双目上视,四肢抽搐,或有鸣声,醒后如常人。临床分为原发性和继发性两种。

本病相当于西医学之癫痫。

【病因病机】

1. 先天遗传,常发于儿童时期。
2. 脾胃湿聚成痰,或情志刺激,肝郁不舒,导致肝、脾、肾等脏气机失调,骤然阳升风动,痰气上涌,阻闭清窍而发本病。

【辨证】

1. 实证

痫证初期,发病时猝然昏倒,不省人事,牙关紧闭,口吐白沫,角弓反张,抽搐颈急,或有吼叫声,发作后肢体酸痛疲乏,略加休息即可恢复如常人。

2. 虚证

痫证后期,发作频繁,抽搐强度减轻,额有冷汗,呼吸困难有鼾声,舌紫,脉弦细。醒后神疲,眩晕,心悸,食少,腰膝酸软,表情痴呆,智力减退,舌淡少苔,脉细无力。

【治疗】

(一)针灸治疗

1. 实证

治法:醒脑开窍,化痰止痉。

处方:水沟、大椎、鸠尾、丰隆、太冲。

操作:水沟向鼻中隔方向斜刺,施雀啄手法,余穴均施泻法。

方义:水沟属督脉,为醒脑开窍之要穴;大椎为六阳经之交会穴,鸠尾为任脉之络穴,两穴合用,具有协调阴阳的功能;丰隆和胃降浊,清热化痰,太冲平肝熄风。

2. 虚证

治法:健脾养心,化痰镇痉。

处方:心俞、脾俞、通里、丰隆、足三里、阳陵泉。

操作:诸穴均用毫针刺,施捻转补法。

方义:证缘心脾不足,故取心俞、脾俞健脾养心;通里为心经络穴,足三里为胃之合穴,配合使用可益心脾;丰隆功专化痰浊,配筋会、阳陵泉以柔筋止痉。

(二)其他治疗

1. 穴位注射

取足三里、内关、大椎、风池等穴每次2~3穴,用维生素 B_1 100mg 或维生素 B_{12} 注射液0.5mg,每穴注射0.5ml。

2. 埋线

取大椎、腰奇、鸠尾等穴,每次选2~3穴,埋入医用羊肠线,隔20天1次。

【附注】

1. 继发性癫痫,应重视原发病的治疗。
2. 持续发作伴有高热、昏迷等危重病例必须采取综合疗法。
3. 针灸治疗本病能改善症状,可作为辅助治疗。

十九、眩　　晕

眩晕是一种临床常见的自觉症状。眩指眼花,晕指头旋,因常同时出现,故合称"眩晕"。轻者发作短暂,平卧闭目片刻即安;重者如坐舟车,旋转不止,难以站立。可兼见泛恶、呕吐、头胀痛等。

西医学的高血压、动脉硬化、贫血、神经官能症所致的眩晕及耳源性眩晕可参照本节辨证治疗。

【病因病机】

1. 素体虚弱,复因劳伤心脾,致气血生化乏源不能上荣头目;或因房室不节,肾阴暗耗,不能生精益脑,髓海空虚,皆可致眩晕。

2. 情志失调,郁怒伤肝,肝阳偏亢,风阳上扰;或因嗜食肥甘,湿盛生痰,风阳夹痰浊上扰清窍,遂成眩晕。

【辨证】

1. 虚证

头晕目眩,劳累易于复发或症状加重,泛泛欲吐,面色少华,神疲乏力,心悸失眠,腰酸耳鸣,舌淡脉细。

2. 实证

眩晕呈阵发性,视物昏花旋转,头胀痛或昏重如裹,心烦易怒,胸胁胀闷,恶心呕吐,不思饮食,舌质偏红,舌苔厚腻或兼浮黄,脉弦或滑数。

【治疗】

(一)针灸治疗

1. 虚证

治法:培补气血,益肾健脑。

处方:百会、风池、膈俞、脾俞、肾俞、足三里、三阴交。

操作:膈俞、脾俞、肾俞斜刺;百会针尖向前平刺,其他穴直刺。均用补法。

方义:本方取百会以升清阳,风池以疏风止晕;膈俞、肾俞补血生精,脾俞、足三里补中益气;三阴交通脾、肝、肾三经而补阴益精。诸穴共用以培补气血生化之源,使髓海得以充养而眩晕可止。

2. 实证

治法:滋水涵木,平肝潜阳。

处方:合谷、太冲、阴陵泉、太溪、印堂、太阳。耳鸣、耳聋者加翳风、耳门。

操作:毫针刺,用泻法。印堂、太阳亦可用三棱针点刺放血。

方义:本方取合谷、太冲平肝降逆;足少阴肾经原穴太溪以滋阴潜阳;印堂、太阳为经外奇穴,清头目而止眩晕;配脾经合穴阴陵泉化湿祛痰。凡肝阳夹痰浊上扰而致眩晕者,本方均可治之。

(二)推拿治疗

推拿对眩晕的治疗原则是以调理脏腑功能为主,兼以清利头目。如属肝阳上亢者,治宜平肝潜阳,清火熄风;痰湿中阻者,治宜健脾和胃,燥湿祛痰;气血亏虚者,治宜健运脾胃,补养气血;肾精不足者,治宜滋阴补肾。

1. 基本治法

手法:一指禅推、运、扫散、拿法。

取穴:印堂、神庭、百会、攒竹、鱼腰、丝竹空、太阳、瞳子髎、承泣、睛明、头维、风池、大椎穴。

操作:患者取坐位。①用一指禅推法自印堂穴沿督脉经神庭推至百会穴,反复操作3~5遍;②用双手拇指运法于攒竹穴,分别沿目眶经鱼腰、丝竹空、太阳、瞳子髎、承泣至睛明穴环周旋绕,反复操作20~30周;③用扫散法自太阳穴经头维、耳后高骨向后推至风池穴,左右两侧各操作3~5遍;④用五指拿法于头部的五经(督脉和两侧的足太阳、足少阳经),自前发际沿头顶向后拿至项部,并于项部的风池穴改用三指拿法沿颈椎两侧拿至大椎穴,反复操作3~5遍。

2. 辨证施治

(1)肝阳上亢:①加用腹部按法于上脘穴,拇指按、揉法于章门、期门穴,操作5分钟;②用拇指直推法于桥弓穴(耳后翳风穴至缺盆穴成一线),两侧交替操作各20遍;③用拇指按、揉法于太冲、行间、肝俞、胆俞穴,每穴操作1分钟,以酸胀的感觉为度。

(2)痰湿中阻:①加用腹部按法于中脘穴,拇指按、揉法于天枢穴,操作5分钟;②用按、揉法于内关、丰隆、足三里穴,每穴操作1分钟;③用拇指按、揉法于脾俞、胃俞穴,并于脾胃、俞穴施用掌横擦法,以透热为度。

(3)气血亏虚:①加用腹部按法于中脘穴,拇指按、揉法于气海穴,操作5分钟;②用摩、揉法于大腹部,操作3分钟;③用拇指按、揉法于足三里、脾俞、胃俞穴,每穴操作1分钟,以酸胀的感觉为度,并用掌横擦法于脾俞、胃俞、气海俞、小肠俞穴,掌直擦法于背部督脉,均以透热为度。

(4)肾精不足:①加用腹部按法于关元穴,使热觉深透丹田;②用拇指按、揉法于三阴交、太溪、涌泉穴,每穴操作1分钟,使之出现酸胀的感觉,并用擦法于足底涌泉穴,以透热为度;③用掌直擦法于督脉,掌横擦法于肾俞、命门、关元俞穴,均以透热为度。

(三)其他治疗

1. 耳针

选取肾、神门、枕、内耳及皮质下,中等刺激,每次取2~3穴,留针20~30分钟,间歇捻针。每日1次,5~7天为1疗程。

2. 头针

取双侧晕听区,每日1次,5~10天为1疗程。

3. 穴位注射

选取合谷、太冲、翳明、内关、风池、四渎,每次选2~3穴,每穴注射5%或10%葡萄糖液1~2ml,或维生素B_{12}500mg、维生素$B_1$100mg注射液。隔日1次,5~7次为1疗程。

【附注】

1. 头晕发作时,可令患者闭目、安卧或安坐,作悠缓细匀的呼吸动作,嘱其以双手之食、中指轻揉双眼球,或以指按压印堂、太阳,令头面部经气疏畅,可使眩晕减轻。

2. 如有长期使用链霉素、新霉素、卡那霉素药物史者,多属药物中毒引起的眩晕,往往以失聪耳鸣为主症,若听神经受损严重,则针灸疗效多不理想。

二十、头 痛

头痛是临床常见的一种自觉症状,发生于多种急慢性疾病中。其病因病机较为复杂,本节仅就病史较长、反复发作的慢性头痛加以论述。至于急性温热病所致的头痛,不在本节论述范围。

西医学的偏头痛、神经性头痛及高血压、颅内肿瘤等引起的头痛可参照本节辨证施治。

【病因病机】

1. 风邪侵袭,上犯巅顶络脉,则经络阻闭、气血不畅,久则络脉留瘀。每因气候骤变,或偶感风邪而头痛发作。

2. 情志不畅,气郁化火,上犯巅顶;或肾阴素亏,水不涵木,肝阳上亢,风阳旋扰而致头痛。

3. 禀赋不足,血气素亏,或久病失血,血虚不能上荣脑髓,髓海精气不充,每值操劳或用脑过度而发头痛。

4.头痛日久,久痛入络,络脉瘀滞,或因跌仆撞击,损伤脑髓,致瘀血停滞,经络痹阻而发头痛。

【辨证】

1.风邪袭络

痛势阵作,如锥如刺,或抽掣、胀急,其痛在巅顶或满头皆痛。痛无定处,多因遭受风寒而反复发作,一般无其他兼证,舌苔白,脉弦紧。

2.肝阳上亢

头痛目眩,尤以颞侧、巅顶为重,多烦易怒,面部烘热,目赤口苦,舌红苔黄,脉弦数。

3.气血亏虚

痛势绵绵,头昏而痛,神疲乏力,面色不华,操劳或用脑过度则加剧,休息痛减,舌质淡,脉细弱。

4.瘀血阻络

头痛如刺,经久不愈,或有外伤史,痛处固定,兼见视物昏花,健忘心悸,反应迟钝,舌紫暗或有瘀斑,脉涩或弦紧。

【治疗】

(一)针灸治疗

1.风邪袭络

治法:疏风散寒,通经活络。

处方:风池、头维、通天、合谷、昆仑。前头痛加上星、阳白,头顶痛加百会、前顶,后头痛加天柱、后顶,侧头痛加率谷、太阳。

操作:毫针刺,用泻法。刺风池时,针尖对准鼻尖,以侧头及眉上部有酸胀感为佳。

方义:本方以近部取穴为主,辅以远部取穴。通天、昆仑疏散太阳风邪;风池和解少阳,清利头目;头维、合谷疏泄阳明风邪。本方疏散三阳经之风邪,通调三阳经气,使气血通畅,则头痛可止。

2.肝阳上亢

治法:平肝降逆,熄风潜阳。

处方:风池、悬颅、合谷、太冲、太溪、太阳。

操作:太阳穴用三棱针点刺放血,或在太阳穴周围怒张的静脉血管上放血。余穴用泻法。

方义:足厥阴肝经上巅,足少阳胆经布于头之两侧,故取两经病部与远部穴位相配以平熄亢进之风阳;取太溪滋肾以育阴潜阳;合谷、太冲为四关穴,功可平肝熄风而止头痛。

3.气血亏虚

治法:益气养血,和络止痛。

处方:百会、气海、足三里、三阴交。

操作:毫针刺,用补法。

方义:本方取百会升提清阳,补益脑髓;气海以生元气,足三里、三阴交以健脾养胃,使气血生化有源,以治其本。诸穴合用,血气充则头痛可止。

4. 瘀血阻络

治法:活血化瘀,行气通络。

处方:阿是穴、合谷、三阴交、风池、太冲。

操作:阿是穴用围刺法,在疼痛区的周围向中心区平刺,每次3~5针,或用散刺法,使局部微出血。合谷用补法,余穴均用泻法。

方义:瘀血头痛多由外伤或久痛入络而致,故取阿是穴,以痛为腧;同时补合谷以行气通络,泻三阴交以活血化瘀,风池可通络止痛,太冲以理气活血。

眉棱骨痛加攒竹,侧头痛加太阳,后头痛加后顶,头顶痛加四神聪,以疏通局部经络气血。

(二)推拿治疗

推拿对头痛的治疗原则是以通经络、行气血为主。如属风寒头痛者,治宜祛风散寒;风热头痛者,治宜疏风清热;肝阳头痛者,治宜平肝潜阳;血虚头痛者,治宜益气养血;瘀血头痛者,治宜活血祛瘀。

1. 基本治法

手法:擦、一指禅推、按、揉、拿、推法。

取穴:风池、风府、天柱、印堂、神庭、百会、鱼腰、太阳、大椎穴。

操作:患者取坐位。①用擦法、一指禅推法于项部两侧膀胱经,反复操作3~5分钟;②用拇指按、揉法于风池、风府、天柱穴,操作3分钟;③用拿法于风池穴及项部两侧足太阳经,操作3~5遍。

患者取坐位。①用一指禅推法自印堂穴沿督脉经神庭穴推至百会穴,操作3~5遍;②用双手拇指分推法自印堂穴经鱼腰推至两侧太阳穴,操作3~5遍;③用五指拿法从头顶拿至风池穴,并于风池穴改用三指拿法至大椎穴,操作3~5遍。

2. 辨证施治

(1)风寒头痛:①加用擦法于肩及上背部,操作3分钟;②用拇指按、揉法于肺俞、风门穴,并配合拿法于两侧肩井穴,操作3分钟;③用掌直擦法于背部两侧膀胱经,以透热为度。

(2)风热头痛:①加用拇指按、揉法于大椎、肺俞、风门穴,并配合拿肩井穴,操作3分钟;②用拇指按、揉或一指禅推法于曲池、外关、合谷穴,每穴操作1分钟;③用拍法于背部膀胱经,以皮肤微红发热为度。

(3)肝阳头痛:①加用推桥弓,自上而下两侧交替操作各20遍;②用扫散法于头部两侧胆经循行部位,自头前上方向后下方两侧交替进行各20次,配合按角孙穴;③用按、揉法于章门、期门、太冲、行间穴,以酸胀的感觉为度,并用擦法于涌泉穴,以透热为度。

(4)血虚头痛:①加用腹部按法于中脘穴,摩法于大腹部,使热觉深透腹部;②用拇指按、揉法于足三里、三阴交穴,操作2分钟;③用拇指按、揉法于心俞、膈俞、脾俞、胃俞穴,并用掌直擦法于背部督脉和膀胱经,以透热为度。

(5)瘀血头痛:①加用拇指按、揉或一指禅推法于攒竹、太阳、阳白、头维穴,每穴操作1分钟;②用指、掌抹法于前额,并用擦法于前额,以温热为度;③用拇指按、揉法于血海、地机、膈俞、肝俞、脾俞穴,以酸胀的感觉为度。

(三)其他治疗

1. 耳针

取枕、额、皮质下、神门,每次取一侧或双侧,强刺激,留针20~30分钟,间隔5分钟捻转1次,或埋针3~7天。顽固性头痛,可取耳背静脉放血。

2. 皮肤针

用皮肤针重叩太阳、印堂及阿是穴,使其出血,本法适用于风袭经络、肝阳上亢和瘀血阻络所致的头痛。

【附注】

应注意与颅脑器质性疾病引起的头痛作鉴别,以便及时治疗原发病。

二十一、腰 痛

腰痛又称"腰脊痛",疼痛的部位或在肾中,或在一侧,或两侧俱痛,是临床常见的证候之一。

本证常见于西医学腰部软组织损伤、肌肉风湿以及脊柱和内脏病变等。

【病因病机】

1. 劳累汗出,衣着湿冷,当风受寒,或久卧湿地,冒雨涉水,寒湿之邪客于经络,气血阻滞而成寒湿腰痛。

2. 负重闪挫,跌仆撞击,络脉受损,气滞血瘀;或弯腰劳作过久,气血运行不畅,逐致劳损腰痛。

3. 老年肾气疲惫,或久病肾亏,或劳欲过度,精血不足,筋骨失于充养而成肾虚腰痛。

【辨证】

1. 寒湿腰痛

腰部重痛、酸麻,或拘急强直不可俯仰,或痛连骶、臀、股、腘。患部发凉喜暖,天气寒冷则两侧发作或加重,舌苔白腻,脉沉。

2. 劳损腰痛

多有陈伤宿疾,劳累时加剧,腰部强直酸痛,其痛固定不移,转侧俯仰不利,舌脉多无变化。

3. 肾虚腰痛

起病缓慢,隐隐作痛,或酸多痛少,缠绵不已。如兼神疲、肢冷、滑精、舌淡者为肾阳虚;如伴有虚烦、溲黄、舌红、脉细数者为肾阴虚。

【治疗】

(一)针灸治疗

治法:益肾壮腰,通络止痛。

处方：肾俞、委中。劳损、肾虚腰痛者，加志室、腰阳关、命门、太溪；寒湿腰痛者，加三阴交、关元、阿是穴。

操作：寒湿腰痛者，肾俞、三阴交可用提插捻转的复式补法加温针治疗。偏于劳损和肾阳虚的腰痛，诸穴可用提插捻转补法或加温针治疗，偏于肾阴虚者宜以针为主。委中穴宜用平补平泻法，使针感向远心端放散。

方义：委中为足太阳膀胱经之合穴，主治腰痛；肾俞、志室补肾强腰；命门、腰阳关为督脉穴，循脊正中而与膀胱经交会，腰脊酸痛而属肾精气化虚衰者，当取而补之；太溪为肾经原穴以益肾；三阴交以益阴兼健脾化湿；关元以温补肾阳。

(二)推拿治疗

推拿对腰痛的治疗原则是以舒筋通络、活血止痛为主。如属慢性劳损者，治宜温通经络；外伤者，治宜理筋整复；寒湿者，治宜散寒祛湿；肾气虚惫、精血不足者，治宜补肾填精。

1. 基本治法

手法：滚、揉、按、擦法。

取穴：肾俞、委中穴。

操作：患者取俯卧位。①用滚、揉法于腰骶脊柱两侧的膀胱经，由轻而重，由浅入深地操作3～5分钟；②用拇指按、揉法于肾俞、委中穴，每穴操作1分钟，以酸胀的感觉为度；③用掌横擦法于腰骶脊柱两侧，以透热为度。

2. 辨证施治

(1)慢性劳损：①在施用滚、揉法于腰骶脊柱两侧的膀胱经时，要加大滚、揉的力度，并用较重的拇指按、揉法于大肠俞、八髎、秩边穴，以酸胀的感觉为度；②用叩击法于腰骶部两侧骶棘肌，以皮肤微红为度。

(2)外伤：①可先用轻柔缓和的滚、揉法在压痛点周围治疗，并逐渐移向压痛点；②用指拨法于紧张、痉挛的筋肉，手法宜柔和而深沉；③用斜扳法于腰部。操作时，患者取健侧卧位，使患侧腰部在上，对患侧在上的腰部进行斜扳。

(3)寒湿：①加用腹部按法于神阙穴，以热觉深透腰部为度；②用拇指按、揉法于阴陵泉、三阴交穴，每穴操作1分钟，以酸胀的感觉为度；③用掌横擦法于脾俞、肾俞、命门穴，以透热为度。

(4)肾虚：①加用腹部按法于气海穴，使热觉深透丹田；②用掌直擦法于腰背脊柱督脉、足底和涌泉穴，均以透热为度。

(三)其他治疗

1. 耳针

取腰骶椎、肾、神门，用强刺激，取患侧，进针后频频捻转，并嘱患者活动腰部。

2. 穴位注射

用10%葡萄糖注射液5～10ml加维生素B_1注射液100mg，或用复方当归注射液，注入压痛点肌层。隔日1次，10次为1疗程。本法适用于慢性腰肌劳损。

【附注】

注意保暖,亦可在疼痛处用热敷,早晚各1次,可减轻腰痛和防止腰痛发作。

二十二、胁 痛

胁痛是指一侧或两侧胁肋部疼痛而言,为临床常见的症状之一。《灵枢·五邪》指出:"邪在肝,则两胁中痛。"肝与胆为表里,肝脉布胁肋。胆脉循胁里,过季胁,可见胁痛与肝胆的关系甚为密切。

本证可见于肝、胆囊、胸膜等急慢性疾患,肋间神经痛以及胸胁部外伤。

【病因病机】

1. 情志不遂,肝气郁结,或肝胆湿热内郁,疏泄失常,或跌仆闪挫,胁肋络脉受损,血瘀气滞,均可致肝胆经络气机阻滞,血行不畅,发为胁痛。

2. 久病精血亏损或湿热内羁,郁热伤阴,致使肝胆经络失于濡养而发胁痛。

【辨证】

1. **实证**

胁痛多见于一侧,多由恼怒抑郁而致,或左或右,胸闷不舒,嗳气泛酸,善怒少寐,饮食减少,脉弦者,为肝气郁结。如湿热内郁肝胆,则见胁肋胀痛、偏于右侧、恶心呕吐、口苦心烦、或见寒热、畏进油腻食物、苔厚腻或黄腻、脉弦数;如因闪挫跌仆,则胁痛如刺、痛处不移、拒按、舌质偶见瘀点、瘀斑、脉细涩或弦,属络脉留瘀。

2. **虚证**

胁痛隐隐,无膜胀重着之感,劳累或体位变动时疼痛明显,面色少华,头晕心悸,颧红低热,舌质偏红少苔,脉细数。

【治疗】

(一)针灸治疗

1. **实证**

治法:疏泄肝胆,化湿通络。

处方:期门、支沟、阳陵泉、足三里、太冲、日月、肝俞、胆俞。

操作:毫针刺用泻法,施捻转、提插相结合手法。

方义:肝与胆相为表里,厥阴、少阳之脉同布于胁肋,故取期门、日月、太冲、肝俞、胆俞疏利肝胆气血;支沟、阳陵泉是治疗胁肋痛的常用配穴,泻之能和解少阳,清利湿热;佐以足三里和胃降气,清除痞满。

2. **虚证**

治法:滋阴养血,和络定痛。

处方:肝俞、肾俞、期门、行间、足三里、三阴交。

操作:毫针刺用泻法,或平补平泻。

方义:取肝俞、肾俞,用补法以益肝血、滋肾阴;期门为肝之募穴,近取以理肝经气血;行间为肝经荥穴,用泻法以泻络中之虚热;配足三里、三阴交扶助脾胃,以资生化之源。

(二)推拿治疗

推拿对胁痛的治疗原则是以通为主。如属肝气郁结者,治宜疏肝理气;瘀血停着者,治宜活血祛瘀;肝胆湿热者,治宜清热利湿;肝阴不足者,治宜滋阴柔肝。

1. 基本治法

手法:按、揉、摩、擦法。

取穴:支沟、期门、日月、肝俞、胆俞。

操作:患者取仰卧位。①用拇指按法于支沟穴,由轻而重徐徐向深部按压,当患者出现明显的酸胀感觉时,要"按而留之",操作2分钟;②用拇指按、揉法于期门、日月穴,每穴操作1分钟。

患者取侧卧位(患侧在上)。①用擦法于背部患侧膀胱经,手法施治的重点部位在肝俞、胆俞区,并于肝俞、胆俞穴施用拇指按、揉法,以酸胀的感觉为度;②用擦法于患侧胁肋部,自患侧脊背部沿肋间隙擦向胸部,往返操作,使之出现温热的感觉。

2. 辨证施治

(1)肝气郁结:①加用腹部按法于上脘穴,按、揉法于章门穴,操作5分钟;②用指摩、横擦法于膻中穴,以温热为度。

(2)瘀血停着:①加用拇指按、揉法于心俞、膈俞、脾俞穴,并于心俞至脾俞施用掌横擦法,以透热为度;②用拿法于血海、天井、肩井穴,以酸胀的感觉为度。

(3)肝胆湿热:①加用腹部按法于下脘穴,使热觉沿两股下行至足;②用拇指按、揉法于阴陵泉、三阴交、阳陵泉、太冲穴,每穴操作1分钟,以酸胀的感觉为度。

(4)肝阴不足:①加用腹部按法于关元穴,使少腹出现发热的感觉;②用拇指按、揉法于曲泉、三阴交、太溪、太冲穴,以酸胀的感觉为度。

(三)其他治疗

1. 耳针

选取肝、胆、神门、胸,取患侧,实证用强刺激,虚证用轻刺激,留针30分钟,或埋皮内针。

2. 穴位注射

用10%葡萄糖液10ml,或加维生素 B_{12} 注射液1ml,注射于相应节段的夹脊穴,直刺达神经根部附近,待有明显针感后,将针稍向上提,注入药液。取穴宜与胁肋痛点成水平,可分几次注射。适用于肋间神经痛。

3. 皮肤针

用皮肤针轻轻叩刺胁肋部痛点,及与痛点成水平的背俞穴上中下三个俞穴,并加拔火罐,适用于劳作胁痛。

【附注】

宜以清淡饮食为主,少食酒、肉、辣椒等滋腻辛辣之品。

二十三、腹 痛

腹痛泛指腹部疼痛而言,是临床极为常见的一种证候。可伴发于多种脏腑疾患。由于腹痛的原因及受累之脏腑经脉不同,故腹痛的性质、部位及其伴随症状也不相同。本节仅就寒邪内积、脾肾阳虚以及饮食停滞所致的腹痛进行论述。

西医学的急慢性肠炎、肠痉挛、消化不良、肠神经官能症等所引起的腹痛,可参照本节辨证施治。

【病因病机】

1. 平日过食生冷,寒凝气滞,或脐腹为寒邪侵袭,寒性收引,以致气机痹阻,不通则痛。
2. 阳气素弱,脾阳不振则运化失职,肾阳虚命门火衰,不能温煦脏腑经脉,而成虚性腹痛。
3. 暴饮暴食,饮食不洁或过食辛辣厚味,食积化热,壅滞肠间,腑气通降不利而腹痛。

【辨证】

1. 寒邪内积

痛势急迫,喜温怕冷,大便溏薄,四肢不温,舌淡苔白滑,脉沉紧。

2. 脾肾阳虚

腹痛隐隐,时作时止,腹部喜按,大便溏泄,面色少华,神疲乏力,腰膝酸沉畏寒,舌质淡胖,边有齿痕,苔白,脉沉细而迟。

3. 饮食停滞

脘腹胀痛,痛处拒按,恶食,嗳腐吞酸,或腹痛欲泻,泻后痛减,苔腻,脉滑。

【治疗】

(一)针灸治疗

1. 寒邪内积

治法:温中散寒。

处方:中脘、神阙、关元、足三里、公孙。

操作:神阙用隔盐灸法,以大艾炷多灸重灸,以腹暖痛减为度。关元用隔姜灸,他穴用平补平泻法。

方义:取中脘以升清降浊,通降胃肠腑气;配足三里、公孙以健运脾胃;神阙、关元温暖下元而消寒积。

2. 脾肾阳虚

治法:温补脾肾。

处方:脾俞、肾俞、章门、关元、神阙、阴陵泉。

操作:神阙、关元用灸法,壮数可比寒邪内积腹痛略少。他穴用捻转补法,留针30~40分钟,每隔15分钟行针1次。

方义:脾俞、章门、阴陵泉健脾益气,肾俞、关元补肾壮阳祛寒,脏腑得以温养,则虚痛可除。

3. 饮食停滞

治法:消食导滞。

处方:中脘、天枢、气海、足三里、里内庭。

操作:用平补平泻法。

方义:本方取中脘、足三里、天枢、气海通调胃肠功能,通降腑气;里内庭为治疗伤食停滞的经验效穴,数穴合用,则消化和传导功能得复,腹痛得止。

(二)推拿治疗

推拿对腹痛的治疗原则是以温通为主。如属寒邪内积者,治宜温肾散寒;脾肾阳虚者,治宜温补脾肾;饮食停滞者,治宜消食导滞。

1. 基本治法

手法:摩、按、揉、擦法。

取穴:天枢、足三里、肝俞至膀胱俞。

操作:患者取仰卧位。①用轻柔缓和的摩法于腹部,沿顺时针方向操作3分钟;②用拇指按、揉法于天枢穴,操作2分钟;③用拇指按、揉法于足三里穴,操作2分钟,以酸胀的感觉为度。

患者取俯卧位。①用擦法、揉法于脊柱两侧膀胱经,并用拇指按、揉法自肝俞至膀胱俞穴,操作5~7分钟;②对背部患者主观感觉的痛点或在手法进程中出现的痛点是手法施治的重点部位。

2. 辨证施治

(1)寒邪内积:①加用腹部按法于神阙穴,以热觉深透腹部为度;②用掌直擦法于督脉和背部两侧膀胱经,自上而下往返操作,用掌横擦法于肾俞、命门穴,均以透热为度。

(2)脾肾阳虚:①加用腹部按法于中脘、气海穴,使热觉透大腹、小腹部;②用掌直擦法于督脉,用掌横擦法自脾俞至气海俞,均以透热为度。

(3)饮食停滞:①加用掌揉法于腹部,沿顺时针方向反复揉动3分钟;②用拇指按、揉法于脾俞、胃俞、大肠俞穴,每穴操作1分钟,以酸胀的感觉为度;③用捏脊法于背部两侧膀胱经,自上而下反复操作3~5遍。

(三)其他治疗

1. 耳针

选大肠、小肠、胃、脾、神门、交感,中等刺激,每次选用2~3穴,留针10~20分钟。每日或隔日1次,10次为1疗程。

2. 拔罐

采用大口径火罐,选取上述处方中腹部穴和背俞穴拔罐,每次3~4穴,每日1~2次。本法适用于寒邪内积和饮食停滞所致的腹痛。

【附注】

1. 针灸推拿治疗腹痛效果较好,不仅有明显的止痛作用,而且能治疗原发病,如急慢性肠炎、急性阑尾炎、溃疡病等。但对肿痛、结石等病,有时只能起缓解疼痛的作用,需要配合其他疗法。

2. 如属急腹症,在针灸治疗同时,应严密观察,凡适应手术的急腹症,须立即转科作相应处理。

3. 注意气候变化,避免外邪入侵。告诫病人慎饮食,防止暴饮暴食,以免损伤脾胃。

二十四、痹　证

痹是指闭阻不通的一种病理现象。凡外邪侵入肢体的经络、肌肉、关节,气血闭阻不畅,引起疼痛、酸胀、重着或麻木等症,甚至影响运动功能者,称为痹证。临床根据病邪的偏胜和症状特点,分为行痹、痛痹、着痹和热痹。

西医学的风湿热、风湿性关节炎、骨关节炎、纤维组织炎及神经痛等可参考本证施治。

【病因病机】

本证多由卫气不固,腠理空疏,或劳累之后,汗出当风,涉水冒寒,久卧湿地等,以致风寒湿邪乘虚侵入肌体,经络痹阻不通而致。《素问·痹论》说:"风寒湿三气杂至,合而为痹。"其中风气胜者为行痹,寒气胜者为痛痹,湿气胜者为着痹。此外有因阳盛之体,复受风寒湿邪,郁而化热,发为热痹者。

【辨证】

1. 行痹

肢体关节走窜疼痛,彼伏此起,痛无定处,有时兼见寒热,舌苔薄白或淡黄,脉浮弦。

2. 痛痹

肌肉关节疼痛,痛有定处,得热痛减,遇冷则剧,喜揉按,舌苔薄白,脉浮紧。

3. 着痹

肢体关节酸重麻木,重着不移,肌肤微肿,阴雨风冷每易发作,舌苔白腻,脉濡缓。

4. 热痹

四肢关节酸痛,红肿灼热,痛不可近,关节活动不利,兼见发热、咽痛、口渴、小便短赤,舌苔黄腻,脉象濡数。

【治疗】

(一)针灸治疗

治法:蠲痹止痛。

处方

肩部:肩髃、肩髎、臑俞;

肘臂：曲池、外关、合谷、天井、尺泽；
腕部：阳池、外关、阳溪、腕骨；
脊背：水沟、身柱、腰阳关；
髀部：环跳、居髎、悬钟；
股部：秩边、承扶、阳陵泉；
膝部：犊鼻、梁丘、阳陵泉、膝阳关；
踝部：申脉、照海、昆仑、丘墟。

行痹加膈俞、血海；痛痹加肾俞、关元；着痹加足三里、商丘；热痹加大椎、曲池。

操作：行痹、热痹用毫针泻法浅刺，并可用皮肤针叩刺；痛痹多灸，深刺留针，如疼痛剧烈的可兼用揿针或隔姜灸；着痹针灸并施，或兼用温针、皮肤针和拔罐法。

方义：治疗本证，一是根据病所的经络循行部位选穴，以疏通经络气血的阻滞，使营卫调和则风寒湿三气无所依附而痹痛得解。二是审因选穴，大椎、曲池清热解表以治热痹；膈俞、血海有活血、养血的作用，以治行痹，取血行风自灭之意；着痹取商丘、足三里，是因湿停关节，必先由中土不运，脾主四肢，健脾为治湿之本，取之以健运脾胃而化湿；至于痛痹久延，阳气受损，配关元、肾俞以温阳散寒。

（二）推拿治疗

推拿对痹证的治病原则是以通痹止痛为主。如属风寒湿痹者，治宜活血祛风、散寒除湿；热痹者，治宜疏风活血，通络蠲痹。

1. 基本治法

手法：㨰、按、揉、捏、拿、搓、捻、摇法。

取穴：病痛关节周围的腧穴（参照上述针灸取穴配方）。

操作：①用轻柔的㨰法于病痛关节周围，由轻而重地操作；②用按、揉法于病痛关节周围的穴位，并配合运用捏、拿法，以酸胀的感觉为度；③病痛关节较大者，可用搓法治疗；病痛关节较小者，则可用捻法治疗；④关节活动受限者，可酌情施用摇法；⑤上肢的痹证，可用按法于缺盆穴；下肢痹证，可用按法于气冲穴。

2. 辨证施治

（1）风寒湿痹：①加用擦法于病痛关节周围，以透热为度；②如病痛部位局限而深在，可加用一指禅推法做定点推；③如病变累及经筋或沿经脉循行分布部位，可用㨰、捏、拿、搓或按、揉、一指禅推法沿经筋或经脉循行分布治疗。

如为行痹，在施用按、拿法于病痛关节周围穴位的同时，尚可依据病痛关节的部位，配合按拿风池、大椎、风门、肩井、曲池、合谷、肾俞、委中、昆仑、太溪等，并用擦法于背部两侧膀胱经。

如为痛痹，加用腹部按法于神阙穴，掌擦法于肾俞、命门穴，掌直擦法于督脉、背部膀胱经。

如为着痹，加用腹部按法于中脘穴，横擦法于脾俞、胃俞穴。

（2）热痹：①如病痛的关节部位红肿拒按，可先用按法、一指禅推法于病痛关节部位有经脉联系的穴位，或先用轻柔缓和的㨰、揉法于病痛关节周围治疗，逐渐移向病痛部位；②用轻快的拿法于病变关节周围，并配合按、揉法于病痛关节周围的穴位，以酸胀的感觉为度；③用摇法于病痛关节，做缓和小幅度的摇动。

(三)其他治疗

1. 刺络拔罐

用皮肤针重叩脊背两侧或关节局部,使叩处出血少许,并加拔火罐。本法适用于热痹关节肿痛。

2. 穴位注射

采用当归、防风、威灵仙等注射液,注射于肩、肘、髋、膝部穴位,每穴0.5~1ml,注意勿注入关节腔。每隔1~3日注射1次,10次为1疗程。每次取穴不宜过多,如为多发性关节病变,可选取重点部位注射,以后轮换进行。

【附注】

1. 针灸推拿治疗痹证有较好的效果,但类风湿性关节炎病情缠绵反复,非一时能获效。
2. 本证须与骨结核、骨肿瘤鉴别,以免延误病情。
3. 平时注意保暖,避免风冷侵袭。

二十五、痿　　证

痿证是指肢体痿弱无力,不能随意活动,或伴有肌肉萎缩的一类病证,其证以下肢痿弱较多见,故又称"痿躄"。

本证多见于西医学的多发性神经炎、小儿麻痹后遗症、早期急性脊髓炎、重症肌无力、癔病性瘫痪及周围性瘫痪等。

【病因病机】

1. 外受风邪,侵袭于肺,耗伤肺之津液,以致筋脉失于濡润所致。
2. 湿热之邪蕴蒸阳明,阳明受病则宗筋弛缓,不能束筋骨利关节而致本病。
3. 久病体虚,房室过度,肝肾精血亏损,筋脉失于荣养而致本病。

【辨证】

痿证以四肢筋肉弛缓无力,失去运动功能为主症,与痹证的酸重疼痛妨碍运动的症状不同。病起多有发热,继则上肢或下肢,偏左或偏右,痿软无力,重者完全不能活动,肌肉日渐瘦削,并有麻木、发凉等症状。

1. 肺热

兼有发热,咳嗽,心烦,口渴,小便短赤,舌红苔黄,脉细数。

2. 湿热

兼有身重,小便浑浊,胸闷,或两足发热,得冷则舒,舌苔黄腻,脉濡数。

3. 肝肾亏虚

兼有腰脊酸软,遗精早泄,头晕目眩,舌质红少苔,脉细数。

【治疗】

(一)针灸治疗

治法:通经活络。

处方

上肢:肩髃、曲池、合谷、阳溪;

下肢:髀关、梁丘、足三里、解溪;

肺热:尺泽、肺俞;

湿热:阴陵泉、脾俞;

肝肾亏虚:肝俞、肾俞、悬钟、阳陵泉。

操作:属肺热及湿热者,单针不灸,用泻法,或兼用皮肤针叩刺;肝肾阴亏者,针用补法。

方义:本方根据《内经》"治痿独取阳明"的治则而设。阳明为多气多血之经,又主宗筋,宜用泻法,以清其热,热退后,方可用灸法或针灸并施。配尺泽、肺俞清肺热,配阴陵泉、脾俞化湿热,因肺主治节,脾主运化,清上源,健中州,使热清湿化。肝肾两亏,当取肝俞、肾俞两穴以补肝肾;筋会阳陵,髓会悬钟,四穴相配有坚强筋骨的功效。

(二)推拿治疗

推拿对痿证的治疗原则是依据"治痿独取阳明"所设。如属肺热津伤者,治宜清热润燥;湿热浸淫者,治宜清热利湿;肝肾亏虚者,治宜滋养肝肾。

1. 基本治法

手法:按、擦、捏、揉、搓、擦、拿法。

取穴:中脘、缺盆、气冲、肩髃、曲池、手三里、合谷、肩井、肾俞、秩边、环跳、委中、承山、昆仑、太溪、髀关、伏兔、风市、阳陵泉、悬钟、解溪。

操作:患者取仰卧位。用腹部按法于中脘穴,拇指按法于缺盆、气冲穴,使患者四肢出现发热的感觉。

如病变累及上肢,用擦、捏、按、揉法于颈脊柱督脉及其两侧膀胱经和上肢受累肌群,并配合按、揉肩髃、曲池、手三里、合谷等穴,搓法于上肢,擦法于项部,拿法于肩井穴,操作10分钟。

若病变累及下肢,用擦、捏、按、揉法于腰脊柱督脉及其两侧膀胱经和下肢受累肌群,并配合按、揉腰及下肢后面的肾俞、秩边、环跳、委中、承山、昆仑、太溪穴,按、揉下肢前外侧的髀关、伏兔、风市、阳陵泉、悬钟、解溪穴,搓法于下肢,拿法于委中、昆仑、太溪穴,操作10分钟。

2. 辨证施治

(1)肺热津伤:①加用拇指按、揉法于肺俞穴,操作1分钟,以酸胀的感觉为度;②用掌横擦法自大椎穴至两肩部,以温热为度;③用拿法于曲池、合谷穴,以酸胀的感觉为度。

(2)湿热浸淫:①加用拇指按、揉法于箕门、三阴交、足三里、太冲穴,每穴操作1分钟;②用较重的拇指按、揉法于肝俞、胆俞、脾俞、胃俞、三焦俞、膀胱俞穴,以酸胀的感觉为度。

(3)肝肾亏虚:①加用轻柔的拇指按、揉法于肝俞、气海俞穴,每穴操作1分钟;②用掌直擦法于督脉自筋缩至腰阳关穴,用掌横擦法于腰骶部八髎穴,均以透热为度。

(三)其他治疗

1. 皮肤针

用皮肤针叩刺上述阳明经穴。上肢加脊背(3~5椎);下肢加脊背(13~21椎)。病变部位的腧穴须反复叩刺。

2. 水针

选穴:肩髃、曲池、手三里、外关、髀关、足三里、阳陵泉、绝骨。

方法:以维生素 B_1 100mg、维生素 B_6 50mg、维生素 B_{12} 500mg 等注射液注射于上述穴位,每次 2~4次,每穴注入 0.5~1ml。隔日1次,10次为1疗程。

【附注】

1. 本证疗程较长,需耐心施治。
2. 可配合药物等方法以提高疗效。
3. 注意功能锻炼。

二十六、面　瘫

面瘫是以口眼歪斜为主要症状的一种疾病,又称为"口喎"、"口眼喎斜"等。春、秋两季发病较高,可发生于任何年龄,以20~40岁者居多,男性略多。本病发病急速,为单纯性的一侧面颊筋肉弛缓,无半身不遂、神志不清等症状。

西医学的周围性面神经麻痹相当于本证,可参照本节施治。

【病因病机】

本病多由脉络血虚,风寒之邪乘虚侵袭阳明、少阳脉络,以致经气阻滞,经筋失养,筋肉纵缓不收而成。

【辨证】

起病突然,每于睡眠醒来,发觉一侧面部板滞、麻木、松弛,不能作蹙额、皱眉、启齿、鼓颊等动作,口角歪向健侧,病侧露睛流泪,额纹消失,鼻唇沟平坦。部分病人初起时有耳后、耳下及面部疼痛,还可见患侧舌前2/3味觉减退或消失、听觉过敏等症。若病程延久,可因瘫痪面肌挛缩,口角歪向病侧,名为"倒错"现象。

【治疗】

(一)针灸治疗

治法:祛风散寒,调和气血。

处方:风池、翳风、颊车、地仓、合谷、迎香。鼻中沟歪斜加水沟;颏唇沟歪斜加承浆;目不能合加阳白、攒竹或申脉、照海;面颊板滞加四白、巨髎。

操作:初起宜浅刺或轻刺激,1周后酌予平刺透穴或斜刺,如颊车透地仓等。

方义:本病为风寒侵袭面部阳明、少阳脉络,故取风池、翳风以疏散风寒之邪,其中翳风可祛风止痛,适用于病初起见耳后乳突痛;颊车、地仓同属阳明,平刺透穴以推动经气;合谷、太冲为循经远取法,合谷配迎香善治头面诸疾。

(二)推拿治疗

推拿对面瘫的治疗原则是活血散风,疏调面颊部经筋。

手法:一指禅推、按、揉、运、捏、拿法。

取穴:印堂、神庭、百会、头维、阳白、上关、下关、颊车、地仓、迎香、睛明、攒竹、鱼腰、丝竹空、瞳子髎、四白、风池、合谷穴。

操作:患者取坐位。①用一指禅推法自印堂穴沿督脉循行神庭穴推至百会穴,反复操作3~5遍;②用拇指按、揉或一指禅推法于头维、阳白、上关、下关、颊车、地仓、迎香穴,以酸胀的感觉为度;③用拇指运法自睛明穴沿目眶经攒竹、鱼腰、丝竹空、瞳子髎、四白穴,作环周旋绕,反复操作3~5遍。

患者取坐位。①用拇、食、中三指捏法于患侧面颊部肌肉(主要是咬肌和颊肌),以酸胀的感觉为度;②用拿法将患侧面颊部肌肉提起,并将口牵正后再作轻轻抖动,反复操作3~5遍;③用一指禅推法于风池及项部,并用拿法于风池、合谷穴结束操作。

(三)其他治疗

1. 穴位注射

用维生素 B_1 100mg 或维生素 B_{12} 250mg 注射液注射翳风、牵正等穴,每穴 0.5~1ml,每日或隔日 1 次,以上穴位可交替使用。

2. 电针

选取面部穴针刺后,通电 10~15 分钟,采用断续波或疏密波以瘫痪肌肉出现收缩现象为好,每日或隔日 1 次。

3. 皮肤针

用皮肤针叩刺阳白、太阳、四白、牵正等穴,使轻微出血,用小罐吸拔 5~10 分钟,隔日 1 次。本法适用于发病初期,或面部有板滞感觉等面瘫后遗症。

4. 穴位敷贴

将马钱子锉成粉,约 1~2 分,撒于膏药或胶布上,贴于患侧的下关穴,隔 2~3 日更换 1 次,一般更换 4~5 次。

【附注】

1. 在采用针灸推拿治疗的同时,可以配合热敷理疗。保护患侧眼球,防止干燥及感染,可每天点数次消炎眼药水,必要时可戴眼罩保护。

2. 面神经麻痹有周围性和中枢性两种,应注意鉴别。

二十七、高 热

凡体温超过 39℃时,称为高热。中医文献所称"壮热"、"实热"、"日晡潮热"等,均属于高热范畴。由于导致高热的病因病机不同,与高热同时并见的兼症亦各不同。

西医学的急性感染、急性传染病、寄生虫、中暑、风湿热、结核病、恶性肿瘤等,均可引起高热。

【病因病机】

引起发热的原因有两大类,一是外感发热,一是内伤发热,以外感发热者为多。外邪内侵,或肺卫失宣,或在气分,或在营血,或内陷心包,均可导致发热。本节只讨论外感发热。

【辨证】

1. 风热犯肺

发热,咳嗽,微恶风寒,汗出头痛,咽喉肿痛,口干而渴,或吐黄色粘痰,舌苔薄黄,脉浮数。

2. 温邪内陷

温邪内陷有邪入气分或邪入营血之分。邪入气分,高热,不恶寒反恶热,面目红赤,口渴饮冷,或大便秘结,舌苔黄燥,脉洪数。邪入营血,高热夜甚,烦躁不安,甚至神昏谵语,或斑疹隐隐,或见吐血、衄血、便血,舌红绛而干,脉细数。

3. 暑热蒙心

壮热,心烦不安,口渴引饮,口唇干燥,肌肤灼热,时有谵语,甚则神昏痉厥,舌红绛而干,脉洪数。

4. 疫毒熏蒸

壮热,头面红肿热痛,咽喉肿痛,烦躁不安,或见丹痧密布肌肤,咽喉腐烂作痛,舌红苔黄,脉数。

【治疗】

(一)针灸治疗

治法:散风清热。

处方:大椎、曲池、合谷、外关。咽喉肿痛加鱼际、少商,神昏加十宣、水沟,热入营血加内关、曲泽,丹痧加曲泽、委中、血海。

操作:用泻法。大椎、少商、十宣、曲泽、委中用放血法。水沟用雀啄术,针尖略向上。

方义:大椎、曲池、合谷、外关为常用的退热要穴。大椎属督脉,为诸阳经交会穴;曲池、合谷属大肠经,大肠与肺相表里,多气多血;外关属少阳经,通阳维脉,阳维主阳主表,故四穴退热之功甚强。少商、鱼际属肺经,其经脉通咽喉(肺系),故咽喉肿痛加此2穴。水沟、十宣醒脑开窍。内关、曲泽属心包经,心主血,故此2穴具清营凉血之效。曲泽、委中、血海清热解毒以治丹痧。

(二)其他治疗

1. 耳针

选耳尖、神门、皮质下、交感,耳尖放血5~10滴,余穴用毫针强刺激手法,留针15~30分钟。

2. 穴位注射

选大椎、曲池、合谷,用柴胡注射液,每次总量 0.5～1ml;或用安痛定注射液,每穴 0.1～0.2ml。

【附注】

1. 应结合西医查明原因,给予中西医结合治疗。针灸为辅助疗法,对退热有良好效果。
2. 热性病易动血、动风,应随时观察病情变化,做相应处理。

二十八、抽　　搐

抽搐是指四肢肌肉不随意地抽动,或兼有颈项强直、角弓反张。抽搐同时常见意识丧失,或发作后昏迷。临床分发热性抽搐和无热性抽搐两类。属古病名"痉证"范畴。

本症常见于流行性脑脊髓膜炎、流行性乙型脑炎,继发于各种感染的脑膜炎、脑肿瘤、高热惊厥、破伤风、癔病等。

【病因病机】

1. 温热之邪伤及营血,或热邪内犯心包,热盛动风,或高热伤津,筋脉失养而成抽搐。
2. 脾虚生痰,痰郁化火;或脾肾阳虚久泄耗液,津液内耗,筋脉失养,肝风内动,痰蒙清窍。

【辨证】

1. 热入营血者,多兼壮热神昏,舌红绛,苔黄燥,脉弦数。高热伤津者,多兼口渴引饮,苔黄,脉弦数。
2. 脾虚生痰者,多见平素郁闷不舒,急躁易怒,每因情志刺激而发作。久泄久痢者,可见消瘦无力,饮食减少,面色少华。破伤风有病史可查。

【治疗】

(一)针灸治疗

治法:熄风定惊。

处方:百会、印堂、水沟、合谷、太冲。高热加大椎、曲池;昏迷加十宣;痰盛加内关、丰隆。

操作:百会、印堂、水沟间歇运针,均用泻法;大椎、十宣宜用放血疗法。

方义:百会、印堂、水沟属督脉,督脉总督一身之阳,阳主动,故泻此三穴通调督脉而熄风定惊;合谷、太冲合称四关,是开窍醒神、熄风定惊的常用穴。

(二)其他治疗

1. 耳针

取脑点、神门、皮质下、四肢、肝,直接针刺或用王不留行籽压法。用于缓解期治疗。

2. 头针

取运动区、感觉区、足运感区为主,平刺,每穴捻转1～5分钟。用于发作和缓解期治疗。

3. 刺络

取大椎、膈俞、十宣、耳尖。大椎、膈俞用刺络拔罐法,他穴以三棱针点刺出血,用于高热患者。

【附注】

1. 针灸治疗抽搐疗效较好。
2. 在抽搐发作时,必要时要给予解热、镇静、吸氧等法。
3. 在治疗抽搐的同时,积极治疗原发病。

二十九、晕　厥

晕厥是指骤起而短暂的意识和行动的丧失。一般时间较短,醒后无后遗症,但也有一厥不复而死亡者。

西医学的休克、虚脱、昏厥、暑厥、低血糖昏迷等,可参照本节辨证治疗。

【病因病机】

1. 元气虚弱,病后气血未复,产后失血过多,每以操劳过度,骤起骤立,引起经脉气血不能上充,阳气不能达于四末。
2. 情志异常变动,或外伤剧烈疼痛,以致气机逆乱,气血运行失调,致使清窍受扰而突然昏倒。

【辨证】

1. 实证

身体强壮,偶因恼怒,突然昏倒,不省人事,牙关紧闭,四肢厥冷,面赤唇紫,舌质正常或红,脉沉弦。

2. 虚证

素体虚弱,眩晕昏仆,四肢震颤,面色苍白,目陷口张,自汗肢冷,脉沉细而微。

【治疗】

(一)针灸治疗

1. 实证

治法:开闭苏厥,醒脑开窍。

处方:水沟、合谷、太冲、中冲、内关。

操作:水沟施雀啄术;中冲毫针浅刺;内关施以捻转与提插相结合的手法;百会针尖向后,用泻法。

方义:水沟属督脉,其脉入脑上巅,可接续阴阳经气,开窍醒神;中冲、内关属心包经,开心气以醒神;合谷、太冲合称四关,有开闭苏厥的作用。

2. 虚证

治法：回阳救逆，苏厥醒神。

处方：百会、气海、足三里。

操作：百会针尖向前，用补法；他穴均用捻转与提插相结合的补法；气海亦可用灸法。

方义：百会醒神开窍，气海回阳救逆，两穴一任一督，协调阴阳，回阳苏厥。足三里为补后天之气的要穴。

(二)推拿治疗

推拿对晕厥的治疗原则是以理气开窍为主。如属气厥实证者，治宜理气开郁；气厥虚证者，治宜补气还阳；血厥实证者，治宜理气活血；血厥虚证者，治宜健脾温阳；痰厥证者，治宜行气豁痰；食厥证者，治宜和中消导；暑厥证者，治宜清暑益气。

1. 基本治法

对晕厥的患者，要进行急救。首先注意保持呼吸道的通畅，如喉间有痰者，需用吸痰器或进行口对口吸痰，通畅呼吸道；然后将患者平卧，进行紧急处理。

手法：掐、按、抹、拿、揉、擦、摩、㨰、捏法。

取穴：人中、攒竹、合谷、太冲、百会、印堂、太阳、肩井、膻中、中府、章门、期门、肺俞、心俞、膈俞、脾俞、胃俞、风府、风池。

操作：患者取仰卧位。①用掐法于人中、攒竹穴，按或掐法于合谷、太冲穴，按法于百会、印堂穴，并从印堂穴抹至太阳穴，往返操作数遍；②用拿法于肩井穴，以窍开神清为度。

患者取仰卧位。①用拇指按、揉法和擦法于膻中穴和前胸部，操作3分钟；②用拇指按、揉法于中府、章门、期门穴，每穴操作1分钟；③用摩、揉法于腹部，沿顺时针方向操作3分钟。

患者取俯卧位。①用㨰法于背部两侧膀胱经，往返操作3分钟，并用拇指按、揉法于肺俞、心俞、膈俞、脾俞、胃俞穴，每穴操作1分钟；②用捏、拿法于颈脊柱两侧，并配合按风府、拿风池穴，以酸胀的感觉为度。

2. 辨证施治

(1)气厥实证：①加用较重的拇指按、揉法于肝俞、胆俞穴，以酸胀的感觉为度；②用擦法沿肋间隙斜擦两胁，以温热为度。

(2)气厥虚证：①加用腹部按法于气海穴，使热觉深透丹田；②用拇指按、揉法于内关穴，以酸胀的感觉为度；③用掌直擦法于督脉，从大椎穴擦至腰阳关穴，以透热为度。

(3)血厥实证：①加用按、掐法于神门、地机穴，每穴操作1分钟；②用擦法斜擦两胁肋部，以温热为度。

(4)血厥虚证：①加用腹部按法于中脘穴，以热觉深透胃腑为度；②用拇指按、揉法于足三里穴，以酸胀的感觉为度；③用掌横擦法于脾俞、胃俞，以透热为度。

(5)痰厥：①加用拇指按、揉法于天突、丰隆、足三里穴，每穴操作1分钟；②用掌横擦法于脾俞、胃俞和八髎穴，以透热为度。

(6)食厥：①加用按、揉法于下脘、足三里穴，操作4分钟；②用掌横擦法于骶部八髎穴，以透热为度。

(7)暑厥：①加用一指禅推或拇指按、揉法于颈椎棘突两侧往返治疗，操作3~5分钟；②用拇指按、揉法于大椎、肺俞、足三里,拿法于委中,以酸胀的感觉为度。

(三)其他治疗

耳针:选缘中、心、枕、脑,毫针刺,间歇运针,留针1~2小时。

【附注】

1. 针灸可作为抢救措施之一,必要时应结合其他疗法。
2. 积极诊断和治疗原发病。

第二节 儿科、妇科病证

一、婴儿腹泻

婴儿腹泻是以大便稀薄或完谷不化,甚至便如水样,排便次数增多为临床特征的病证。为儿科常见病,四季皆有,以夏秋季居多。

西医学的消化不良、急性肠炎、慢性肠炎等病可参照本病治疗。

【病因病机】

1. 饮食不当,喂养不当,损伤脾胃。
2. 素体阳虚,脾胃虚弱,运化腐熟失常。
3. 外感寒湿暑热,致使脾胃功能失调。

【辨证】

1. 伤食

腹胀腹痛,痛则欲泻,泻后痛减,大便酸臭,状如败卵,或便质稀薄,含有未消化食物残渣,嗳气酸腐,苔厚腻,脉滑,指纹紫滞。

2. 阳虚

食后作泻,时泻时止,便色淡而不臭,面黄神疲,久则泄泻不止,或五更泻,形寒肢冷,脉沉细微。

3. 外感

便稀多沫,臭气不甚,肠鸣腹痛,兼发热恶寒,清涕,苔白润,脉浮为风寒;大便暴注下迫,色黄或绿,恶臭或有少许粘液,肛门灼热发红,舌质红,苔黄腻,脉滑数为湿热。

【治疗】

(一)针灸治疗

1. 伤食泄泻

治法：消食导滞，和中止泻。
处方：四缝、中脘、天枢、足三里、内关。
操作：四缝穴用三棱针点刺，以出现黄色粘液为度。其余诸穴，采用提插捻转复式泻法，不宜留针。
方义：中脘为胃之募穴，可调理脾胃以消食导滞；天枢为大肠募穴，足三里为胃的下合穴，可调理胃肠气机、消食止泻；四缝具有消食、除满、调理脾胃的作用；内关为心包经与阴维的交会穴，阴维主一身之里，故有宣通中焦气机之功。

2. 阳虚泄泻
治法：健脾补肾，温阳止泻。
处方：中脘、天枢、足三里、脾俞、关元、神阙、命门。
操作：中脘、天枢施提插补法，足三里、脾俞、关元、命门施捻转补法，留针20分钟，可针后加灸。神阙用回旋灸，使局部皮肤微红为度。
方义：足三里、脾俞健脾益气；关元、命门可温补肾阳；神阙温阳止泻；中脘、天枢调理胃肠气机。

3. 外感泄泻
治法：解表除湿，清热调中。
处方：合谷、天枢、大肠俞、中脘、足三里。风寒加外关、神阙；湿热加上巨虚、三阴交、曲池。
操作：合谷、曲池、外关施提插捻转泻法；中脘、天枢施提插平补平泻法；大肠俞施捻转平补平泻法；足三里用提插捻转补法；神阙用回旋灸；上巨虚、三阴交用捻转泻法。
方义：合谷、外关、曲池解表除湿；天枢、中脘、大肠俞、足三里、上巨虚、三阴交可调理肠胃，化湿止泻。

(二)推拿治疗

推拿对婴儿腹泻的治疗原则是健脾利湿止泻。

1. 基本治法
取穴：脾经、内八卦、大肠、小肠、脐、腹、七节骨、龟尾。
操作：患儿坐位，医者与之相对而坐，以左手持其左手，以右手依次作补脾经200次，运内八卦100次，推大肠300次，清小肠200次，健脾利湿。
患儿仰卧位，医者位其左，以掌作逆时针揉脐，逆时针摩腹各200次，健脾和胃。
患儿俯卧位，医者位其左，依次按揉龟尾50次，推上七节骨300次，以疏调肠腑而止泻。

2. 辨证施治
(1)伤食泻：加用揉中脘100次，清脾胃各200次，分阴阳30次，推箕门100次，揉板门100次，以消食行滞而止泻。
(2)外感泻：加用开天门100次，运太阳100次，推坎宫100次，推天柱骨200次，揉外劳宫100次，揉一窝风100次，以解表退热止泻。
(3)脾虚泻：加用补肾经200次，推三关100次，揉左端正50次，捏脊5遍，擦八髎，以透热为度。温阳补中，健脾固肾而止泻。

(三)其他治疗

1. 耳针

选神门、交感、脾、胃、大肠、小肠,每次用2~3穴,毫针刺,轻刺激,留针10分钟或不留针,双耳交替施治。

2. 梅花针

选胸腰椎两侧、中脘、天枢、足三里,用梅花针轻轻叩刺,每日1次。

【附注】

1. 对严重脱水及电解质紊乱者应配合药物疗法。
2. 治疗期间须控制饮食,予少量母乳或米汤等易消化食物。
3. 提倡母乳喂养及科学喂养。

二、疳 积

疳积是以面黄发枯、虚弱羸瘦、腹胀厌食或饮食反常为临床特征的一种慢性疾病。本病起病缓,病程长,多见于5岁以下的儿童。

西医学的婴幼儿消化系统疾病,如单纯性消化不良、中毒性消化不良、肠道寄生虫、结核病等可参考本节治疗。

【病因病机】

1. 乳食不节,饥饱无常或偏食,或病后失调损伤脾胃,致脾胃不和,积滞内停,久则气血亏耗。
2. 饮食不洁,感染虫疾,耗夺气血,脏腑肌肉失于濡养。

【辨证】

1. 脾胃不和

形体瘦弱,面色萎黄,毛发稀疏,纳差腹胀,甚则青筋暴露,便溏或便秘,舌质淡,苔薄白或腻,脉沉缓。日久可见低热,烦躁,精神不振,动作异常,苔黄腻或光剥,脉细数或虚弱。

2. 感染虫积

消瘦,毛发枯槁如穗,脘腹胀大,青筋暴露,嗜食异物,睡中磨牙,面色苍黄,舌淡,脉弦细。

【治疗】

(一)针灸治疗

1. 脾胃不和

治法:健脾和胃,理气化湿。

处方:中脘、下脘、天枢、足三里、四缝。

操作:四缝用三棱针点刺,挤出黄水;余穴用毫针浅刺,施平补平泻法,留针20分钟。

方义:中脘、下脘均为任脉之穴,健脾化湿,和胃降逆,消食化积;足三里为胃之下合穴,天枢为大肠募穴,健脾和胃,调理胃肠,理气导滞;四缝是治疗疳积的经验穴,消积导滞。

2. 感染虫疾

治法:驱虫消积。

处方:下脘、巨阙、足三里、天枢、百虫窝。

操作:诸穴用提插或捻转泻法,各施术1分钟,留针20分钟;足三里可针后加灸。

方义:巨阙为任脉穴,与天枢合用行气导滞;足三里、中脘调理脾胃,消食导滞;百虫窝可驱除虫积。

(二)推拿治疗

推拿对疳积的治疗原则是健脾和胃,消导积滞。

1. 基本治法

取穴:脾经、四横纹、内八卦、中脘、足三里。

操作:患儿正坐位,医者与之相对而坐。医者以左手持其左手,右手拇指偏峰依次补脾经400次,运内八卦200次,推四横纹100次,揉中脘200次,按揉足三里100次,以理气调中,消积除胀。

2. 辨证施治

(1)积滞伤脾:加用清肝经100次,揉板门200次,分腹阴阳100次,揉天枢100次,以抑木扶土,疏调肠胃积滞。

(2)气血两亏:加用推三关200次,揉外劳宫100次,按揉脾俞、胃俞各100次,捏脊5遍,以补益气血,温中导滞。

(3)感染虫积:加用摩腹,沿升结肠、降结肠的次序以顺时针方向摩之,以疏通肠腑。加揉一窝风200次,拿肚角5次以止腹痛。

(三)其他治疗

1. 刺血

选脐中四边穴(脐中上下左右各1寸处)、合谷、少商、商阳,诸穴以三棱针点刺出血,重则每日1次,轻则隔日1次。多用于脾虚夹积证。

2. 梅花针

选华佗夹脊穴,用梅花针由上至下反复叩击,以叩击处皮肤微红为度。

【附注】

1. 凡因肠寄生虫病或结核引起的,须治疗原发病。
2. 饮食须定时定量,不宜过饱过饥,或过食香甜油腻。
3. 婴儿断乳时应注意合理喂养。

三、小儿发热

小儿发热是以发热为主要临床特征的一种病证。外感多致发热,内伤易发低热。本病四季皆有,伴有不同的症状。

西医学的上呼吸道感染、急性扁桃体炎、流行性感冒、肺炎和消化不良等引起的发热可参考本节治疗。

【病因病机】

1. 六淫之邪侵袭肌表,邪正相争,闭塞肌腠,发热骤起。外邪不解,内入气分或内陷营血,发为高热。

2. 乳食不节,食阻胃脘郁而化热;喂养不当,或素禀脾胃虚弱,久成疳积,耗伤气阴而低热绵绵。

【辨证】

1. 外感

发热恶寒,鼻塞或流清涕,苔薄白,脉浮紧为风寒型;身热,口鼻气粗,咽痛口渴,苔薄黄,脉浮数为风温型;高热烦渴,无汗,身痛嗜睡,甚则神昏、抽搐为暑热型;壮热不休,大汗饮冷,斑疹谵语,舌质红绛,苔焦黄起刺,脉滑数为里热炽盛型。

2. 内伤

食滞者身热不扬,午后较著,脘腹胀满,嗳腐厌食,便溏或便秘,苔黄垢腻,脉弦滑。气阴虚者,低热不退,颧赤盗汗,脉细数。

【治疗】

(一) 针灸治疗

1. 外感发热

治法:宣肺解表,清热祛邪。

处方:大椎、合谷、曲池、外关。风寒、风温加风池;暑热加曲泽、委中;神昏者加水沟;里热炽盛加十宣。

操作:合谷、曲池、外关用捻转泻法;大椎用三棱针点刺出血,亦可用毫针刺0.5~1寸,行泻法;水沟用雀啄泻法,以眼球湿润为度。

方义:大椎属督脉,为诸阳经交会穴,解表退热;曲池为手阳明之合穴,合谷为手阳明原穴,清肺泻热;外关为手少阳络穴,通于阳维,解表疏邪;风池为足少阳、阳维之会,祛邪解表;曲泽、委中清心除热,疏泄暑邪;人中醒神开窍;十宣放血清泻诸经邪热。

2. 内伤发热

治法:消食,导滞,除热。

处方:合谷、曲池、中脘、足三里、内庭、膏肓、四缝。

操作:中脘用提插泻法;合谷、曲池、足三里、内庭用捻转泻法;膏肓用捻转补法。留针30分钟。四缝用三棱针点刺出黄水。

方义:中脘为胃之募穴,足三里为胃之下合穴,二穴可和胃通肠,清热消食;内庭为足阳明之荥穴,有通降胃气,和肠化滞之功;合谷、曲池通腑气、清热;膏肓育阴清热,适用于阴虚发热者;四缝为消食化积,治疗疳积的常用效穴。

(二)推拿治疗

推拿对小儿发热的治疗原则是清热祛邪。

1. 基本治法

取穴:肺经、天河水、六腑、天柱骨。

操作:患儿正坐位,医者与之相对而坐,左手持患儿左手,右手拇指偏峰依次清肺经 200 次,清天河水 300 次,退六腑 200 次,推天柱骨 200 次,以清解脏腑之热。

2. 辨证施治

(1)外感:加用开天门 30 次,推坎宫 30 次,运太阳 50 次,推攒竹 50 次,以解表、发散外邪而退热。

(2)内伤食滞:加用清脾胃经各 200 次,清大肠 100 次,运内八卦 100 次,揉板门 200 次,仰卧摩腹 50 次,以理气导滞,清泻里热。

(3)阴虚发热:加用揉上马 100 次,补脾经 100 次,运内劳宫 200 次,揉肾顶 200 次,按揉足三里 50 次,推涌泉 50 次,以滋阴健脾而清热。

(三)其他治疗

1. 刺络拔罐

大椎用三棱针点刺 3~5 次,用闪火法拔罐。隔日 1 次。

2. 耳针

选肺、气管、咽喉、对屏尖、内鼻,每次选 2~3 穴,用 32 号毫针强刺激,不留针;屏尖可用三棱针刺血。适用于外感发热。

【附注】

1. 注意原发病的治疗。
2. 热退后应注意饮食调养,以免"食复"。

四、百日咳

百日咳是感染百日咳杆菌引起的呼吸道传染病。以阵发性咳嗽,咳后伴有特殊吸气性吼声为临床特征。本病四季均可发生,冬春季节尤多。多发于 5 岁以下小儿,年龄愈小病情愈重。病程较长,可持续 2~3 个月以上。

中医学的顿咳、疫咳可参考本节治疗。

【病因病机】

本病主要因素体不足,调护失宜而内蕴伏痰,复感时行疫毒之邪,侵袭肺卫,内外相引而发。

【辨证】

1. 邪袭肺卫（初咳期）

初起似感冒，咳嗽、喷嚏、流涕，或有发热，二三天后咳嗽日渐加重，痰稀白量不多，或痰稠不易咳出，咳声不畅。偏于风寒者，畏寒无汗，咽痒，苔白，脉浮，指纹淡红；偏于风热者，发热有汗，咽红而痛，苔薄黄，脉浮数，指纹紫。

2. 痰热壅肺（痉咳期）

阵发性痉咳，咳后有鸡鸣样吼声，常需咳出或呕吐痰涎后方能缓解，日轻夜重，反复不已。咳甚可出现二便失禁，眼睑浮肿，眼睛充血，鼻衄或咯血等。大便秘结，小便黄赤，舌红，苔厚腻，脉数有力，指纹青紫。

3. 脾肺气虚（恢复期）

阵发性咳嗽渐减，吼声亦渐消失，咳而声低，痰少而稀或干咳无力，形体虚弱，神疲体倦，面色欠华，食少便溏，舌淡红，苔薄白，脉沉细弱。

【治疗】

（一）针灸治疗

1. 邪袭肺卫

治法：宣肺化痰止咳。

处方：大椎、列缺、合谷、风门、肺俞。

操作：大椎向上斜刺0.5寸；列缺向肘部平刺0.5寸；合谷直刺；风门、肺俞向脊椎斜刺0.8寸。均用捻转泻法，与医生合作的患儿可留针10分钟。

方义：大椎系督脉与诸阳经之会，解表祛邪；列缺为肺之络穴，合谷为手阳明大肠经之原穴，二穴合用以宣通肺气；配风门增强祛风之力；肺俞可宣肺化痰。五穴合用有解表宣肺，止咳化痰之功。

2. 痰热壅肺

治法：清热泻肺，止咳化痰。

处方：大椎、身柱、列缺、丰隆、尺泽。

操作：列缺针向肘部，诸穴均采用捻转泻法，不留针。

方义：大椎可通阳解表，退热祛邪；身柱为督脉穴，在两肺俞之间，宣通肺气，止咳平喘；列缺宣肺解表，祛风通络；丰隆为足阳明经络穴，为化痰要穴；尺泽为肺经合穴，取"实则泻其子"之意，以泻肺止咳。

3. 脾肺气虚

治法：益肺健脾。

处方：肺俞、足三里、列缺、太渊、脾俞。

操作：肺俞、脾俞向脊柱斜刺；列缺向肘部平刺；足三里、太渊直刺。留针15分钟。

方义：补肺俞可肃金气，祛外邪；补脾俞可健脾气，化湿痰；足三里健脾益气；太渊为肺经之原穴，与列缺相配，共奏补益肺气之功。

(二)推拿治疗

推拿对百日咳的治疗原则是清肺降气,镇咳化痰。

1. 基本治法

取穴:肺经、掌小横纹、上马、天突、膻中、乳旁、乳根、肺俞、天河水。

操作:患儿正坐位,医者与之相对而坐,左手持患儿右手,右手拇指指腹依次清肺经 300 次,清天河水 100 次,掐揉掌小横纹 200 次,配揉二人上马 100 次,以清肺化痰。

患儿仰卧位,医者位其左,按揉天突 100 次,分推膻中 200 次,揉乳旁、乳根各 100 次,以宽胸降气,止咳化痰。

患儿俯卧位,医者位其左,按揉肺俞 200 次,分推肺俞 200 次,以顺气化痰,肃肺镇咳。

2. 辨证施治

(1)寒咳:加用黄蜂入洞 50 次,拿风池 50 次,拿肩井 50 次,以发汗解表止咳。

(2)热咳:加用清大肠 200 次,清天河水 200 次,推天柱骨 200 次,以清热止咳。

(3)脾肺气虚咳:加用补脾经 200 次,补肺经 100 次,按揉中脘、脾俞、胃俞各 300 次,以益肺健脾止咳。

(4)阴虚燥咳:加用揉肺俞 200 次,补胃经 200 次,揉总筋 100 次,补肾顶 200 次,以滋阴润燥止咳。

(三)其他治疗

1. 耳针

选肺、支气管、肾上腺、交感、咽喉,每次取 2~3 穴,两耳交替,捻刺进针,留针 30~60 分钟,留针期间可捻针 1~3 次。每日治疗 1 次。

2. 穴位注射

选肺俞、尺泽、奇穴(大椎与大杼之中点),用 0.25% 的普鲁卡因或小剂量链霉素等,亦可用蒸馏水,每穴注射 0.5ml。每日 1 次。

【附注】

1. 应配合药物治疗。
2. 患儿应隔离,其衣服用具应煮沸或用紫外线照射消毒,防止传染。
3. 患儿应安置在空气清新温暖的房间,避免尘烟及异常气味刺激。

五、小 儿 惊 风

小儿惊风是指以四肢抽搐、口噤、角弓反张、神识不清为主要临床表现的一种病证。本病四季皆有发生,好发于 5 岁以下的婴幼儿,并有年龄越小,发病率越高的特点。根据起病之急、缓,形证之有余与不足,分为急惊风和慢惊风。

现代医学中各种脑炎、脑脊髓膜炎、各种高热、癫痫、脑发育不全等疾病出现抽搐时参照本节治疗。

【病因病机】

1. 外感六淫,内夹宿食,生痰化热,热极生风;或因大惊猝恐,引动肝风,发为急惊风。
2. 失治误治,损伤脾胃;素禀不足,脾胃虚损,脾虚生风;肾阴不足,肝血亏虚,木失濡养,虚风内动而为慢惊风。

急惊风病变主要在心、肝二经;慢惊风病变主要在脾、肝、肾三脏。

【辨证】

1. 急惊风

壮热,四肢抽搐,神识不清,甚至口噤,角弓反张。先期兼见发热,头痛,咽红,舌苔薄黄,脉浮数有力为外感;兼发热,气粗,喉间痰鸣,便秘或大便腥臭,苔黄腻,脉弦滑而数为痰热;有惊恐史,无发热,睡眠不安,醒后哭啼易惊,舌淡红,苔薄白,脉沉弦为惊恐。

2. 慢惊风

抽搐无力,时作时止,精神淡漠,昏睡露睛,纳呆,溲清便溏,四肢不温,舌质淡,苔薄白,脉沉微;或面色潮红,手足心热,神萎便干,无苔少津,脉细数无力。

【治疗】

(一)针灸治疗

1. 急惊风

治法:清热熄风,镇肝止惊。

处方:水沟、印堂、合谷、十宣、大椎、太冲、阳陵泉。外感加曲池;痰热加中脘、丰隆;惊恐加百会、四神聪、涌泉。

操作:水沟用雀啄泻法,印堂、合谷、太冲、阳陵泉用捻转泻法,留针20分钟或不留针。十宣、大椎用三棱针点刺出血,十宣用单侧手的腧穴即可。

方义:水沟通于督脉,与印堂共奏开窍醒神之功;太冲为肝经原穴,阳陵泉为筋会,两穴熄肝风而止痉;十宣、合谷、大椎清热镇惊;曲池祛邪除热;中脘、丰隆清热化痰;百会、四神聪可镇惊安神;涌泉穴熄风止痉。

2. 慢惊风

治法:扶土抑木,育阴潜阳。

处方:足三里、气海、关元、百会、印堂、太溪、中脘、华佗夹脊。

操作:用补法,阳虚者可加灸。华佗夹脊用梅花针叩刺。

方义:足三里、中脘培补后天之气,以益气血之源;气海、关元、太溪补先天之气,育阴潜阳;百会、印堂调阳气而定惊。本方为治本之法,若在抽搐之时,应参照急惊风的处方治疗。

(二)推拿治疗

推拿对小儿惊风的治疗原则是熄风镇惊。

1. 基本治法

取穴:人中、老龙、精宁、威灵、昆仑、肩井、山根、囟门。

操作:患儿仰卧位,医者位其左,以拇指指端掐人中10次,掐老龙10次,掐精宁10次,掐威灵10次,掐山根5次,揉囟门10次,拿昆仑10次,拿肩井10次,以熄风开窍,镇惊止搐。

2. 辨证施治

(1)急惊风:加清心经200次,清肝经200次,退六腑200次,清天河水300次,推天柱骨200次,推脊10次,按天突10次,揉丰隆100次,以清热平肝降气、豁痰开窍;加清肺经200次,揉耳后高骨30次,推天柱骨200次,清天河水200次,揉二扇门100次,推脊10次,以清热解表;加逆运内八卦100次,清大肠200次,清肺经400次,揉中脘100次,按弦走搓摩100次,摩腹30次,以消食导滞涤痰。

止惊恐:加掐少商10次,掐五指节5次,按揉百会100次,掐小天心300次。

(2)慢惊风:加用按揉百会50次,补脾经200次,清肝经100次,补肾经100次,推三关100次,摩腹100次,捏脊5次,按揉足三里100次,以醒神镇惊、温补脾肾、扶正祛邪。

(三)其他治疗

1. 耳针

选交感、神门、脑、心、皮质下,毫针刺,强刺激,留针60分钟,每隔10分钟捻转1次。

2. 挑刺

选印堂穴,以圆利针轻挑,挤压出血,每周1次。多用于慢惊风。

【附注】

1. 针灸推拿对本病有很好的止痉效果,但需注意用综合疗法治疗原发病。
2. 保持周围环境安静,避免惊恐。
3. 患儿抽搐时,切勿强力牵拉,以免扭伤筋骨。将多层纱布置患儿上下牙之间,以免咬伤舌头。

六、小儿遗尿

小儿遗尿是指3周岁以上儿童,睡眠中小便经常自遗,醒后方觉的一种病证,又称尿床。本病属于西医学中单纯性功能失调性疾患。

【病因病机】

小儿素禀不足,下元虚冷,不能温养膀胱,膀胱气化功能失调,水道失约而发病。

【辨证】

睡中经常遗尿,醒后方觉,或兼神疲乏力,肢冷畏寒,小便清长,腰膝无力,舌质淡胖,有齿痕,苔薄白,脉沉弱。

【治疗】

(一)针灸治疗

治法:补益肾气,固摄下元。

处方:关元、中极、肾俞、膀胱俞、太溪、神门。

操作:肾俞、膀胱俞、神门、太溪用捻转补法;关元、中极针尖略向下用提插补法,使局部有较强酸胀感或向下传导感,留针20分钟,针后加灸。

方义:关元为任脉与足三阴经交会穴,太溪为足少阴之原穴,合肾俞穴,三穴共奏补益肾气之功;中极与膀胱俞俞募相配,以振奋膀胱机能,约束水道;神门调心气,以养君主之官。

(二)推拿治疗

推拿对小儿遗尿的治疗原则是温补脾肾,固摄下元。

1. 基本治法

取穴:肾经、上马、三关、外劳宫、肾俞、八髎、龟尾、百会、丹田、三阴交。

操作:患儿正坐位,医者与之相对而坐,依次补肾经200次,揉二人上马100次,推三关100次,揉外劳100次。外劳宫性温,三关温热,上四穴合用以达温阳补肾益气之效。

患儿俯卧位,医者位其左,以掌在两肾俞之间来回作擦法200次,再擦八髎200次,拇指揉龟尾100次,按揉百会100次,按揉三阴交100次,以温阳升提,通调一身之阳气,助膀胱气化。

患儿仰卧位,医者位其左,以掌心按丹田1分钟,再逆时针方向掌揉200次,以补益肾气。

2. 辨证施治

(1)脾肺气虚:加用补脾经200次,补肺经200次,补肾经100次,揉外劳宫100次,揉中脘100次,以补中益气,升阳举陷而止遗尿。

(2)肺气郁闭:加用清肺经200次,清天河水100次,分推膻中100次,飞金走气10次,以宽胸理气,通调水道。

(三)其他治疗

1. 耳针

选肾、膀胱、皮质下、尿道、敏感点,每次选2~3穴,中等刺激,每日1次,留针20分钟,亦可用耳穴埋针或压丸法。

2. 梅花针

选腰背部、下腹部、腹股沟部,用轻、中度刺激,叩刺顺序由上而下,由外向内,每日1次,重点叩刺中脘、关元、百会、三阴交及有阳性反应处。

【附注】

1. 针灸推拿治疗本病疗效较好。
2. 自幼儿期开始培养其按时排尿的习惯。
3. 控制患儿临睡前之入水量。

七、小儿麻痹后遗症

因感染脊髓灰质炎病毒而引起的急性传染病的后遗症,称为小儿麻痹后遗症。以继发于发热等症之后的肢体痿软,肌肉弛缓,甚至肌肉萎缩,骨骼畸形为临床特征。本病四季皆有,夏秋季节发病率较高,多见于5岁以下小儿。

本病属于中医学小儿痿证范畴。

【病因病机】

温热之邪,侵犯肺胃,浸淫筋脉,邪热耗伤肺胃阴液,阳明受病,宗筋弛缓;久病累及肝肾,阴血不足,筋脉骨骺失养,均可致痿。

【辨证】

肢体痿软瘫痪,以下肢多见。久则肌肉萎缩,骨骺畸形,舌淡,苔薄白或少苔,脉沉细。

【治疗】

(一)针灸治疗

治法:疏调经气。

处方(按部处方)

上肢:瘫痪,取颈部夹脊、肩髃、肩髎、曲池、手三里、合谷、中渚;举臂困难,加天宗、臂臑;手内旋加阳池、阳溪;手外旋加后溪、少海;腕下垂加阳池、外关。

下肢:瘫痪,腰部夹脊、环跳、承扶、殷门、伏兔、足三里、阳陵泉、昆仑;抬腿无力;加髀关;膝屈曲加阴市;膝反屈加承山、委中;足下垂加解溪、下巨虚;足内翻加悬钟、丘墟;足外翻加太溪、三阴交。

操作:病程短者一般浅刺多针,施平补平泻法,留针20分钟或不留针;病程长久者多为虚证,采用补法,留针30分钟。

方义:按"经脉所过,主治所及",由此本病的治疗根据瘫痪肌肉所属的经脉而分部定经选穴,以达疏调经气之目的。阳明乃多气多血之经,主润宗筋,根据"治痿独取阳明"的原则,以取手足阳明经穴为主,随瘫痪的具体情况选用配穴。上肢瘫痪、举臂困难,配合手太阳小肠、手少阳三焦经穴;腕下垂、手内旋,配手少阳三焦经穴;手外旋配手太阳小肠经穴。下肢瘫痪可酌情配用足少阳胆经、足太阳膀胱经、足三阴经穴。

(二)推拿治疗

推拿对小儿麻痹后遗症的治疗原则是行气活血,温通经络,矫正畸形。

1. 基本治法

取穴:中脘、足三里、阳陵泉、绝骨、解溪、肺俞、脾俞、肾俞。

操作:患儿仰卧位,医者位其左,用腹部掌按法于中脘穴,持续按压约5分钟,使患儿腹部出现发热的感觉,以温补中阳,取脾主四肢之意;用按、揉或一指禅推法于足三里、阳陵泉、绝骨、解溪穴，用轻缓的揉法和搓法，从腹股沟向下经股四头肌到小腿前外侧往返约10分钟，以舒筋通络。

患儿俯卧位，医者位其左，用一指禅法推肺俞、脾俞、肾俞穴各100次，调节脏腑气机；用揉、搓法从腰部向下到尾骶部、臀部，循大腿后侧往下至跟腱，往返约10分钟，以伸展筋肉，柔筋缓急。

2. 辨证施治

(1)面部畸形：患儿坐位，医者与其相对而坐，加用推揉法自攒竹斜向瞳子髎、牙关、地仓穴，往返操作5次，以活血通络、荣筋。

(2)颈及上肢畸形：加用推法自天柱至大椎、肩井等穴往返数次，推揉肩关节周围，推拿上臂到总筋处，往返10次，以行气活血、温通经络。

(三)其他治疗

1. 梅花针

选华佗夹脊穴用梅花针由上向下叩刺，使局部皮肤微红为度。隔日1次。

2. 耳针

选神门、肺、皮质下、颈椎、胸椎、腰骶椎，每次选2~3穴，中等刺激，每日1次，留针30分钟。

【附注】

1. 配合适宜的功能锻炼。
2. 关节严重畸形者应进行矫正手术。

八、小儿肌性斜颈

小儿肌性斜颈又称先天性斜颈，是以患儿头向一侧倾斜，颜面斜向健侧为特征的疾病。

【病因病机】

1. 分娩时一侧胸锁乳突肌受产道或产钳挤压，受伤出血，血肿机化形成挛缩。
2. 分娩时胎儿头位不正，阻碍血运供应，引起该肌缺血性变化，肌纤维水肿、坏死及继发性纤维增生，最后引起肌肉挛缩，造成肌性斜颈。
3. 胎儿在子宫内头部向一侧偏斜，阻碍一侧胸锁乳突肌血运供应，引起该肌缺血性改变所致。

【辨证】

患儿出生后，如颈部一侧有肿块，继则头部倾斜时，多数是因胸锁乳突肌发生纤维挛缩形成。

(一)针灸治疗

治法：舒筋活络。

处方：完骨、天鼎、扶突、天窗、水突、气舍、后溪、合谷、足三里、外关、昆仑。

操作：颈部每次选2～3穴，四肢选1～2穴，均用平补平泻法，不留针。

方义：胸锁乳突肌为手足阳明、手足太阳、手足少阳经脉和经筋分布区，选用局部和远端腧穴，可疏通气血、舒筋活络。

(二)推拿治疗

推拿对小儿肌性斜颈的治疗原则是舒筋缓急，行气活血，松解粘连，软坚散结。

取穴：风池、肩井。

操作：揉颈。患儿取仰卧位，医者位于患儿患侧，用一手托扶患儿项部，使其后伸，另一手用拇指揉法自胸锁乳突肌的乳突部，自上而下地沿其轮廓反复揉动，并在肿块周围加重揉动的力量，操作时间约5分钟，以调和气血、舒筋缓急。

捏颈。用一手拇、食、中三指捏法于患侧胸锁乳突肌，重点在肿块部位，用力要深达肌层，犹如将肿块捏瘪、挤散一样，操作时间约5分钟，以散瘀消肿。手法不宜过重，并需与揉法相交替进行，以避免因疼痛而致患儿哭叫。

弹拨。医患体位不变，用一手拇指和食、中指对置在肿块两侧，先用力进行左右拨动，再将肿块拿起后又迅速放下，反复操作3～5次，以伸展筋肉、松解粘连。

引颈。医患体位不变，用一手扶住患侧肩部，用另一手扶住患儿头顶，使患儿头部渐渐向健侧肩部倾斜。反复操作10余次，使患侧胸锁乳突肌得以牵伸，以纠正畸形。

揉捏患侧斜方肌，以缓解斜方肌反射性肌紧张，并配合拿风池、肩井结束操作。

【附注】

严重者应配合其他疗法综合治疗。

九、月经不调

月经不调是指月经周期、经量、经色等发生异常并伴有其他症状的病证。本节介绍经早（月经先期）、经迟（月经后期）、经乱（经行先后无定期）等型。本症是妇科常见病。由于气候环境、生活和情绪波动等因素引起月经周期的暂时改变，不作病态论。

西医学的垂体前叶病变、卵巢功能异常等均可出现本病。

【病因病机】

1. 忧思郁结，久而化火，或热蕴胞宫，或劳倦体虚，致血热妄行或气虚统摄无权而经早。
2. 寒邪阻滞胞宫，或阳虚血少，冲任不调而发生经迟。
3. 郁怒伤肝，房劳伤肾，致肝肾不足、冲任失养，故经乱。

【辨证】

1. 经早

月经周期提前1周以上，甚至1月2次。若经色鲜红或紫，伴烦热口苦，舌红苔黄，脉数为实热；伴胸胁胀满，口苦，脉弦为郁热；伴潮热盗汗，舌红少苔，脉细数为虚热。若经色淡，神疲，纳呆,舌淡,脉沉为气虚。

2. 经迟

月经周期错后7天以上,甚至40~50天一潮。若经少色淡,质稀,伴畏寒肢冷,喜暖,舌淡苔白,脉沉为虚寒;伴面色㿠白,口唇色淡,舌淡苔白或少苔,脉沉细为血虚。若经少色暗,小腹冷痛,畏寒肢冷,脉沉紧为寒实。

3. 经乱

经期或提前,或错后,先后无定期。若色红质粘,伴胸胁乳房胀痛,脉弦为肝郁;若经色淡质稀,伴头晕耳鸣,脉沉弱为肾虚。

【治疗】

(一)针灸治疗

治法:调理冲任、和血调经。

处方:气海、气穴、大赫、三阴交。

气虚加关元、足三里;血虚加脾俞、血海;肾虚加肾俞、太溪;血热加太冲、膈俞;肝郁气滞加肝俞、行间;血瘀加膈俞、太冲、合谷。

操作:毫针刺。虚证用补法或针后加灸,实证用泻法。

方义:气海属任脉,可调一身之气;气穴、大赫为冲脉与足少阴之会;三阴交功通三阴,又为妇科调经要穴。诸穴配合,共收调养冲任,和血调经之效。气虚加关元、足三里,补益先后天之本,取气能行血,亦能摄血之义;血虚加脾俞、血海以生血养血;肾虚加肾俞、太溪以培补下元;血热加太冲、膈俞以凉血止血;肝郁加肝俞、行间以理气行滞;血瘀不化则加膈俞、合谷、太冲以化瘀活血。

(二)推拿治疗

推拿对月经不调的治疗原则是以调理冲任为主。如属肝郁者,治宜疏肝理气调经;肾虚者,治宜补肾调经;气虚者,治宜补气调经;血虚者,治宜养血调经;寒凝胞宫者,治宜散寒调经;血热者,治宜清热凉血调经。

1. 基本治法

手法:按、揉、摩、擦、擦法。

取穴:气海、中脘、关元、膈俞、心俞、肺俞、肝俞、脾俞、胃俞、肾俞、气海俞、关元俞、八髎穴。

操作:患者取仰卧位。①用腹部按法于气海穴,按、揉法于中脘、关元穴,操作5分钟;②用摩、揉法于小腹、少腹部,操作5分钟。

患者取俯卧位。①用擦法于背部两侧膀胱经,手法施治的重点在腰骶部两侧膀胱经,并配合运用按、揉法于肺俞、心俞、膈俞、肝俞、胃俞、肾俞、气海俞、关元俞穴,以酸胀的感觉为度;②用擦法于八髎穴,以透热为度。

2. 辨证施治

(1)肝郁:①加用轻柔的拇指按、揉法于章门、期门穴,每穴操作1分钟;②用擦法于两胁,沿肋间隙往返操作,以温热为度;③用按、掐法于太冲、行间穴,以酸胀的感觉为度。

(2)肾虚:①加用掌横擦法于肾俞、命门穴,掌直擦法于背部督脉,均以透热为度;②用按、揉法于阴谷、太溪穴,每穴操作1分钟,以酸胀的感觉为度;③用擦法于足底涌泉穴,以透热为度。

(3)气虚:①加用掌直擦法于督脉,掌横擦法于脾俞、胃俞穴,均以透热为度;②用横擦法于锁骨下前胸部膻中穴,以温热为度;③用拇指按、揉或一指禅推法于足三里穴,操作1~2分钟,以酸胀的感觉为度。

(4)血虚:①加用掌横擦法于背部两侧膀胱经,自膈俞擦至胃俞,以透热为度;②用掌摩、揉法于大腹部,操作5分钟;③用拇指按、揉或一指禅推法于足三里、三阴交穴,每穴操作1分钟,以酸胀的感觉为度。

(5)寒凝胞宫:①加用擦法于两侧少腹部,以温热为度;②用掌直擦法于腰脊柱督脉,掌横擦法于命门、肾俞穴,均以透热为度。

(6)血瘀:①加用拇指按、揉法于章门、期门穴,每穴操作1分钟;②用擦法于两侧少腹部,以温热为度;③用按、拿法于血海、三阴交穴,以酸胀的感觉为度。

(7)血热:①加用较重的推法于背部督脉,自大椎穴推至尾椎,反复操作5~7遍;②用按、拿法于大椎、肩井、血海、水泉、行间穴,以酸胀的感觉为度。

(三)其他治疗

1. 耳针

选内分泌、卵巢、肾、内生殖器,每次取2~3穴,中强刺激,留针15~20分钟,隔日1次。也可用耳穴埋针或耳穴压丸法。

2. 梅花针

选足三阴经及冲、任、督、带等经脉在脐以下腹部及第2腰椎以下腰骶部的走行路线,用梅花针叩刺,中等度刺激,每日1次。

【附注】

注意摄养和经期卫生,如保持情绪舒畅、适寒温、节饮食、注意休息等。

十、痛 经

妇女随月经周期而发生下腹部疼痛,称为痛经。以行经前后,或行经期间,小腹疼痛为临床特性。以青少年为多见。

本病可见于西医学子宫发育不良、子宫内膜异位症、子宫肌瘤等疾患。

【病因病机】

1. 经期感寒饮冷,或坐卧湿地,寒湿客于胞宫,经血运行不畅。
2. 情志不舒,肝郁气滞,血行受阻。
3. 禀赋不足,或多产房劳,或久病血虚,致冲任空虚,胞脉失养。

【辨证】

1. 寒湿凝滞

经前或经期小腹冷痛,重则连及腰背,得热痛减,伴经行量少、色暗、有血块,畏寒,苔白,脉沉紧。

2. 气滞血瘀

经前或经期小腹胀痛,气滞者胀甚,血瘀者痛甚,血中有瘀块,瘀块下后腹痛则减,胸胁乳房胀痛,舌质暗红有瘀斑,脉沉弦。

3. 肾虚血亏

行经后期小腹隐痛,喜温喜按,经量少色淡,质稀,腰酸软,神疲乏力,头晕耳鸣,舌淡苔薄白,脉沉无力。

【治疗】

(一)针灸治疗

1. 寒湿凝滞

治法:利湿祛寒,温经止痛。

处方:中极、归来、地机、三阴交、命门、次髎。

操作:中极、归来用提插补法;地机、三阴交、次髎用捻转补法。留针30分钟。命门用灸法,使局部皮肤微红为度。

方义:中极属任脉,可温通胞脉,归来属胃经,三阴交属脾经,与中极合用,可温经散寒,除湿止痛;命门可温阳散寒;次髎为膀胱经穴,可调理局部气机以止痛。

2. 气滞血瘀

治法:疏肝解郁,行气活血。

处方:气海、中极、太冲、三阴交、地机。

操作:气海、中极用提插泻法;太冲、三阴交、地机用捻转泻法。留针20分钟。

方义:气海、中极皆属任脉,可通调冲任;太冲为足厥阴肝经原穴,可疏肝解郁行气;三阴交为脾经穴,又为足三阴交会穴,与脾经郄穴地机共同调理血分之瘀。

3. 肾虚血亏

治法:补肾养血,调和冲任。

处方:关元、肾俞、太溪、足三里、三阴交。

操作:关元用提插补法;肾俞、太溪、足三里、三阴交用捻转补法。留针30分钟,可针后加灸。

方义:关元为任脉与足三阴经交会穴,可补益肝肾,调和冲任;太溪为肾经原穴,与肾俞相配,可补肾益精;足三里为胃的下合穴,与三阴交合用,可补脾胃,益气血生化之源。

(二)推拿治疗

推拿对痛经的治疗原则是以通调气血为主。如属气滞血瘀者,治宜行气活血;寒湿凝滞者,治宜散寒祛湿;肾虚血亏者,治宜补肾养血。

1. 基本治法

手法:按、揉、摩、擦、捏脊、擦法。

取穴:中脘、气海、关元、膈俞、肝俞、脾俞、肾俞、气海俞、关元俞、八髎穴。

操作:患者取仰卧位。①用腹部按法于中脘穴,按、揉法于气海、关元穴,操作5分钟;②用掌摩、揉法于小腹、少腹部,操作5分钟。

患者取俯卧位。①用擦法于背部两侧膀胱经,并配合运用按、揉法于膈俞、肝俞、脾俞、肾俞、气海俞、关元俞,或用捏脊法于背部两侧膀胱经,自下而上反复操作3~5遍;②用拇指按、揉法于八髎穴,并于八髎穴施用掌横擦法,以透热为度。

2. 辨证施治

(1)气滞血瘀:①加用拇指按、揉法于章门、期门穴,每穴操作1分钟;②用擦法斜擦两胁,以温热为度;③用按、拿法于血海、地机穴,以酸胀的感觉为度。

(2)寒湿凝滞:①加用掌直擦法于背部督脉,掌横擦法于肾俞、命门穴,均以透热为度;②用拇指按、揉法于血海、三阴交穴,每穴操作1分钟。

(3)肾虚血亏:①加用掌直擦法于背部督脉,掌横擦法于脾俞、胃俞、肾俞、命门穴,均以透热为度;②用拇指按、揉法于涌泉、太溪、足三里穴,以酸胀的感觉为度。

(三)其他治疗

1. 穴位注射

选上髎、次髎用1%普鲁卡因1ml,注射于穴位,每穴0.5ml,每日1次。

2. 拔罐

选肾俞、腰部、关元、骶椎两侧,选用大小适当的玻璃罐,用闪火法将罐吸附于所选部位上,每次拔2~3罐,留罐5分钟,每日1次。

【附注】

1. 应查找病因,及时治疗原发病。
2. 注意经期饮食、起居的调适。

十一、经　　闭

女子年逾18岁,月经未潮或已有月经而突然停经3月(妊娠与哺乳期除外)以上者,称为经闭。

本病见于西医学卵巢及内分泌功能障碍、子宫内膜剥脱、生殖系统发育不全等疾患。

【病因病机】

1. 房室不节,产育过多,失血,素禀不足,阴血耗损,致血海空虚而经闭。
2. 七情郁结,风冷所伤,湿痰内阻,致胞宫气机不畅,阻碍血行而经闭。

【辨证】

1. 血枯精少

月经超龄未至,或经期错后,量少,渐至经闭,舌质淡或嫩红,脉沉细。伴肝肾不足,则腰酸腿软,头晕耳鸣,潮热盗汗;伴脾胃虚弱,则心悸怔忡,神疲乏力,纳少便溏;伴营血亏损,则面色㿠白,皮肤干燥,形体消瘦。

2. 气滞血瘀

月经数月不行。肝郁气滞者,兼见胸胁胀满,小腹胀痛,烦躁易怒,舌质暗,脉沉弦;寒凝血滞者,兼见小腹冷痛,形寒肢冷,苔白,脉沉紧;痰湿阻滞者,兼见形体肥胖,胸脘满闷,白带量多,苔腻,脉滑。

【治疗】

(一)针灸治疗

1. 血枯精少

治法:滋补肝肾,益气养血。

处方:肝俞、肾俞、膈俞、气海、血海、足三里、三阴交。

操作:肝俞、肾俞、膈俞、血海用捻转补法;足三里、三阴交用提插捻转补法;气海或提插或呼吸补法,留针30分钟。

方义:肝俞、肾俞可滋补肝肾;足三里为胃之下合穴,三阴交为脾经穴,又为足三阴经交会穴,可健脾益气,助生化之源;气海为任脉穴,总调一身之气;膈俞为血会,血海为足太阴经穴,可养血调血。

2. 气滞血瘀

治法:行气活血,化瘀通络。

处方:中极、膈俞、太冲、地机、合谷、三阴交。

操作:膈俞、太冲、地机施捻转泻法;中极、三阴交用提插捻转泻法;合谷用捻转补法,留针20~30分钟。

方义:中极调经和血;膈俞为血会,地机为脾之郄穴,均有行血化瘀之功;太冲与合谷相配,古人称为四关,功擅疏肝理气、行血理血;且合谷与三阴交配合,为攻逐瘀血的常用配穴。

(二)推拿治疗

推拿对经闭的治疗原则是以理气活血、通调冲任为主,但在临床上仍遵照"虚则补之,实则泻之"进行辨证施治。

1. 基本治法

手法:按、揉、摩、推、滚法。

取穴:关元、气海、中脘、巨阙、曲骨、气冲、膈俞、肝俞、脾俞、肾俞穴。

操作:患者取仰卧位。①用腹部按法于关元穴,揉、按法于气海、中脘穴,操作5分钟;②用摩、揉法于小腹、少腹部,操作5分钟;③用指推法于腹部任脉,自巨阙推至曲骨穴,自上而下反复操作5～7遍;④用拇指按法于气冲穴,使热觉直达足底,以引血下行。

患者取俯卧位。①用擦法于背部两侧膀胱经,手法施治的重点在腰脊柱两侧的膀胱经,往返操作5分钟;②用拇指按、揉法于膈俞、肝俞、脾俞、肾俞穴,每穴操作1分钟,以酸胀的感觉为度。

2. 辨证施治

(1)肝肾不足:①加用掌直擦法于督脉,掌横擦法于肝俞、肾俞穴,均以透热为度;②用轻柔的一指禅推或拇指按、揉法于期门、中极、三阴交、太溪穴,每穴操作1分钟。

(2)气血虚弱:①加用掌摩、揉法于大腹部,沿顺时针方向操作5分钟;②用一指禅推或拇指按、揉法于足三里、三阴交穴,以酸胀的感觉为度;③用掌直擦法于督脉,横擦法于前胸膻中穴和背部两侧膀胱经的膈俞、脾俞、胃俞,均以透热为度。

(3)肝气郁结:①加用按、揉法于章门、期门穴,每穴操作1分钟;②用擦法斜擦两胁,以温热为度;③用按、掐法于地机、太冲穴,以酸胀的感觉为度。

(4)寒凝血滞:①加用掌直擦法于背部督脉,掌横擦法于膈俞、肝俞、肾俞、命门、八髎穴,斜擦法于少腹部,均以透热为度;②用指推法自章门穴逆肝脉循行推至急脉穴,反复操作5～7遍;③用拇指按、拿法于血海、地机穴,以酸胀的感觉为度。

(三)其他治疗

1. 耳针

选内分泌、卵巢、子宫、脑、肝、肾、脾,每次取4～5个穴位,用毫针中等刺激,留针20～30分钟。留针期间可捻转2～3次,每日1次,两耳交替施治。月经来潮后,应继续治疗10～20次。也可用耳穴埋针。

2. 电针

选关元配三阴交,归来配足三里,中极配血海,每次可选用1对或2对穴,以毫针刺入穴位,接通电针仪,以疏密波或断续波中度刺激,每次施治20分钟,每日治疗1次。

【附注】

1. 应进行必要检查,明确病因,采取相应的治疗措施。
2. 注意与早期妊娠相鉴别。

十二、带 下 病

阴道分泌量过多,连绵不断,或有色、质、气味改变,或伴有全身症状,称为带下病。以白带为多。

本病可见于西医学的阴道炎、宫颈炎、盆腔炎等生殖系疾患。

【病因病机】

1. 饮食不节,劳倦过度,损伤脾气,运化失司,水湿内停,伤及任带二脉。
2. 素体肾虚或房劳多产,伤及下元,任带不固。
3. 经行产后,胞脉空虚,因外阴不洁,或久卧湿地,或手术损伤,致湿邪乘虚而入,蕴而化热,湿热下注,伤及任带。

【辨证】

1. 脾虚带下

带下色白或稍呈淡黄,质粘稠,无臭味,绵绵不断,面色㿠白或萎黄,神疲肢冷,纳少便溏,舌淡苔白或腻,脉缓而弱。

2. 肾虚带下

带下清冷,色白带多,质稀薄,终日淋漓不断,腰酸腰痛,夜间尿频,舌淡苔白,脉沉迟,尺脉尤甚。

3. 湿热浸淫

带下量多,色黄或黄赤,质粘稠,或浑浊如米泔,臭秽,阴中瘙痒,口苦咽干,溲赤便结,舌红苔黄,脉滑数。

【治疗】

(一) 针灸治疗

1. 脾虚带下

治法:健脾益气,升阳除湿。

处方:脾俞、气海、带脉、足三里、三阴交、阴陵泉。

操作:用补法留针30分钟后加灸。

方义:脾俞以健脾补气,振奋中阳;带脉为胆经穴,可固护带脉经气;气海为任脉穴,补任脉而化湿浊;足三里为胃的下合穴,三阴交、阴陵泉为脾经穴,可健脾益气、利湿止带。

2. 肾虚带下

治法:补肾培元,固涩止带。

处方:关元、肾俞、带脉、次髎、三阴交。

操作:用补法,留针30分钟,可针后加灸。

方义:关元为任脉穴,与带脉合用可补肾培元,调补任带;肾俞可加强补肾之功;次髎为足太阳膀胱经穴,可固摄止带;三阴交补肾气而利湿止带。

3. 湿热浸淫

治法:清热利湿,化浊止带。

处方:带脉、阴陵泉、中极、下髎、太冲。

操作:用泻法,留针20分钟。

方义:中极为任脉穴,太冲为肝经穴,与带脉合用,可清下焦湿热、化浊止带;阴陵泉为脾经合穴,疏导湿热下行;下髎为膀胱经穴,清热解毒以止带浊。

(二) 推拿治疗

推拿对带下的治疗原则是以调摄任、带二脉为主。如属脾虚者,治宜健脾益气除湿;肾阴虚者,治宜滋肾降火;肾阳虚者,治宜温肾壮阳;肝气郁结者,治宜疏肝解郁;湿毒内蕴者,治宜清热利湿。

1. 基本治法

手法：按、一指禅推、揉、摩、滚、擦、搓法。

取穴：神阙、上脘、中脘、下脘、气海、关元、中极、带脉、章门、期门、肾俞、白环俞、命门、腰阳关穴。

操作：患者取仰卧位。①用腹部按法于神阙穴，使热觉深透小腹、会阴部；②用一指禅推法于腹部任脉，自上脘穴经中脘、下脘、气海、关元穴操作至中极穴；③用拇指按揉法于带脉、章门、期门穴，每穴操作1分钟；④用掌摩、揉法于腹部，作顺时针方向操作3~5分钟。

患者取俯卧位。①用轻柔的滚法于腰脊柱两侧及骶部治疗，操作3~5分钟；②用一指禅推法于腰骶部两侧膀胱经，自肾俞穴操作至白环俞穴；③用拇指按、揉法于肾俞、命门、腰阳关、白环俞穴，以酸胀的感觉为度；④用擦法于命门穴，以透热为度，并由命门穴用搓法，沿带脉的循行分布操作至胁部。

2. 辨证施治

(1) 脾虚：①加用拇指按、揉法于脾俞、胃俞穴，并于脾俞、胃俞穴施用掌横擦法，以透热为度；②用拇指按、揉法于足三里、丰隆穴，每穴操作1分钟，以酸胀的感觉为度。

(2) 肾阴虚：①加用掌横擦法于肾俞、命门穴，以温热为度；②用拇指按、揉法于三阴交、太溪、涌泉穴，以酸胀的感觉为度；③用掌直擦法沿足底纵轴直擦，以透热为度。

(3) 肾阳虚：①加用掌横擦法于肾俞、命门穴和大肠俞、腰阳关穴，以透热为度；②用掌直擦法于腰脊柱督脉，以透热为度。

(4) 肝气郁结：①加用拇指按、揉法于肝俞、胆俞、阳陵泉、太冲穴，以酸胀的感觉为度；②用擦法于两胁，沿肋间隙反复擦动，以温热为度。

(5) 湿毒蕴结：①加用一指禅推或按、揉法于八髎、蠡沟、三阴交穴，以酸胀的感觉为度；②横擦腰骶部督脉及两侧膀胱经，以透热为度。

(三) 其他治疗

1. 耳针

选盆腔、内生殖器、内分泌、膀胱、肾、三焦、外生殖器，每次用2~4穴，中等刺激，每日1次或隔日1次。

2. 穴位注射

选三阴交(双侧)在穴位处常规消毒，选5或6号针头，抽取2~6ml黄连素注射液，每侧注入1~3ml，每日或隔日1次。

【附注】

1. 注意房事卫生，多吃含维生素丰富的食品，加强锻炼。
2. 养成良好的卫生习惯，经常保持外阴部清洁。

十三、胎位不正

妊娠7个月，胎儿在宫体内位置异常，称为胎位不正。本病多见于腹壁松弛的孕妇和经产妇。

【病因病机】

素体肾虚,或房事过度,或多产伤肾,精血亏虚,胞脉失养,胎儿转动不利,故发本病。

【辨证】

妊娠7个月,经产前检查发现枕位、臀位、横位、斜位等胎位异常,孕妇无明显不适感觉。

【治疗】

(一)针灸治疗

治法:矫正胎位。

处方:至阴。

操作:令孕妇放松腰带,仰卧于床,用艾条悬灸双侧至阴穴,每次灸20~60分钟,每日1~2次。

方义:至阴为足太阳膀胱经井穴,又为足太阳与足少阴交会之处,故补肾助阳,调节二经之气而转胎。

(二)其他治疗

1. 耳穴埋压

选交感、皮质下、脾、肝、腹,常规消毒后,按压王不留行籽,复以胶布贴敷。每隔3~4天换药1次,每日早晚揉按15分钟。

2. 激光穴位照射

选至阴穴,将电流量为6mA的激光束直接照射于双侧至阴穴,距离25~30cm,每侧照射5~8分钟,每日1次。

【附注】

如骨盆狭窄、子宫畸形,应由产科处理。

十四、子宫脱垂

子宫位置沿阴道下移,低于坐骨嵴水平,甚至脱出阴道口外,称为子宫脱垂。本病常发于产后。

本病属于中医学"阴挺"等范畴。

【病因病机】

1. 素体虚弱,中气不足,或因分娩用力过度,或因产后过早从事过重体力劳动,致中气内陷,无力系胞。

2. 孕育过多,或房劳伤肾,带脉失约,冲任不固,不能系胞。

【辨证】

1. 中气下陷

阴中有物脱出,劳则加重,小腹下坠,精神疲惫,四肢乏力,白带量多,尿少便溏,舌淡苔薄白,脉缓弱。

2. 肾气不固

阴中有物脱出,小腹下坠,腰酸腿软,小便频数,白带清稀量多,头晕耳鸣,舌淡胖有齿痕,脉沉弱。

【治疗】

(一)针灸治疗

1. 中气下陷

治法:补中益气,升阳举陷。

处方:关元、气海、百会、维胞、脾俞、足三里、三阴交。

操作:百会、脾俞、足三里、三阴交用捻转补法;关元、气海、维胞用提插补法。留针30分钟至1小时,针后加灸。

方义:百会属督脉,总督一身之阳,有升阳举陷之功;关元、气海均为任脉要穴,可调理冲任,培元益气;维胞为经外奇穴,对子宫脱垂有特效;足三里、三阴交可健脾益气,培补中州。

2. 肾气不固

治法:补肾培元,固摄胞宫。

处方:关元、气海、大赫、维胞、肾俞、照海。

操作:维胞用提插补法,以患者子宫有上提感为佳,余穴均用捻转补法,留针30分钟至1小时。

方义:关元为任脉及足三阴经之会,气海为补气调气要穴,大赫、照海均为肾经穴,与肾俞配合,益肾培元之力尤强,维胞为治子宫脱垂病之经验选穴。

(二)推拿治疗

推拿对子宫脱垂的治疗原则是健脾益气,升阳举陷。

1. 基本治法

手法:按、揉、拿、搓、擦法。

取穴:气海、中脘、维道、归来、子宫、八髎、脾俞、肾俞、气海俞、关元俞、白环俞。

操作:患者取仰卧位。①用腹部按法于气海,以热觉深透胞宫为度;②用拇指按、揉法于中脘、维道、归来、子宫,每穴操作1分钟;③用拿法于脐下任脉和带脉,反复提拿3~5遍。

患者取俯卧位。①用搓法于腰骶部,并配合按、揉八髎,以酸胀的感觉为度;②用拇指按、揉法于脾俞、肾俞、气海俞、关元俞,每穴操作1分钟;③用拿法于背部两侧膀胱经,自白环俞至脾俞,反复操作3~5遍;④用掌横擦法于八髎,以透热为度。

2. 辨证施治

(1)中气下陷：①加用拇指按、揉法于百会、足三里，每穴操作1分钟；②用掌直擦法于背部督脉，掌横擦法于脾俞、肾俞，均以透热为度。

(2)肾虚：①加用拇指按揉法于三阴交、曲泉，每穴操作1分钟；②用掌横擦法于肾俞、命门和大肠俞、腰阳关，以热觉深透小腹为度。

(三)其他治疗

1. 头皮针

选两侧生殖区、足运感区间歇捻转，留针15~20分钟，每日1次。

2. 穴位注射

选足三里、三阴交，用5%当归注射液或胎盘组织液，每次注入0.5~1.0ml，隔日1次。

【附注】

1. 治疗期间不应参加重体力劳动。
2. 病情重者应配合药物治疗。

十五、乳　少

产后或哺乳期内乳汁分泌过少，不能满足婴儿的需要，称为乳少或缺乳。

西医学认为哺乳方式不当或产妇营养不良，或情绪紧张，内分泌功能失调，均可引起乳少。

【病因病机】

1. 素体脾胃虚弱，气血不足，不能化乳。
2. 产后情志抑郁，肝失条达，气机不畅，以致经脉涩滞，阻碍乳汁排出。

【辨证】

1. 气血虚弱

乳汁不足，甚或全无，乳房不胀，兼见面色苍白，气少神疲，唇爪无华，便溏，舌质淡，脉虚细。

2. 肝郁气滞

产后乳汁不行，乳房胀满而痛，伴胸闷胸胀，精神抑郁，舌红苔薄白，脉弦。

【治疗】

(一)针灸治疗

1. 气血虚弱

治法：补虚通乳。

处方：膻中、乳根、少泽、脾俞、足三里。

操作：膻中先向上平刺，再分别向两乳斜刺，乳根、少泽均直刺，脾俞向督脉斜刺，诸穴施捻转补法；足三里用提插捻转补法，留针30分钟。乳根穴应捻针至乳房有明显酸胀感。

方义:膻中属任脉,为气会,调补中气以生乳汁;乳根为局部取穴,疏通阳明经气以通乳;少泽为手太阳小肠经穴,小肠主液所生病,为通乳要穴;脾俞、足三里健脾和胃,益气养血。

2. 肝郁气滞

治法:行气通乳。

处方:膻中、乳根、少泽、内关、太冲、肝俞。

操作:诸穴用捻转泻法,各施术1分钟,留针20分钟。

方义:膻中可调气通乳;乳根可疏调局部经气以通乳;少泽为通乳效穴;内关宽胸理气;太冲与肝俞疏肝解郁,调理气机。

(二)推拿治疗

推拿对乳少的治疗原则是以通乳为主。如属气血亏虚者,治宜补气生血;肝气郁滞者,治宜舒肝行气。

1. 基本治法

手法:按、揉、一指禅推法、擦、掐、搂法。

取穴:膻中、乳根、少泽、肺俞、心俞、膈俞。

操作:患者取仰卧位。①用轻柔缓和的拇指按、揉或一指禅推法于膻中穴,并于膻中穴施用擦法,以温热为度;②用拇指按、揉法于乳根穴,掐法于少泽穴,以酸胀的感觉为度。

患者取俯卧位。①用搂法于胸椎脊柱两侧足太阳经,往返操作3~5分钟;②用拇指按、揉法于肺俞、心俞、膈俞,以酸胀的感觉为度。

2. 辨证施治

(1)气血不足:①加用腹部按法于中脘穴,掌摩法于大腹部,操作5分钟;②用拇指按、揉法于足三里、三阴交,以酸胀的感觉为度;③用拇指按、揉法于脾俞、胃俞,并用掌横擦法于脾俞、胃俞,以透热为度。

(2)肝郁气滞:①加用腹部按法于上脘穴,拇指按、揉法于章门、期门,操作5分钟;②用擦法于两胁,以温热为度;③用拇指按、揉法于肝俞、胆俞、太冲、内关、支沟,以酸胀的感觉为度。

(三)其他治疗

1. 耳针

选胸、内分泌、肝、肾,用中等刺激,每日1次,每次留针15~20分钟,也可用埋针法。

2. 梅花针

选背部第3至第5胸椎旁开2寸,乳房周围及乳晕部。胸椎旁由上至下垂直叩打,两乳房放射部叩打,乳晕部作环形叩打,轻刺激,以局部皮肤微红为度。每日1次。

【附注】

1. 针灸推拿对本病有较好的疗效。

2. 患者应食富含营养,易消化之食物。

3. 保持精神舒畅。

第三节 骨伤科病证

一、扭　伤

扭伤是指近关节附近的软组织损伤,如皮肤、肌肉、肌腱、韧带、血管等,而无骨折、脱位、皮肤破损等损伤症状。临床主要表现为损伤部肿胀疼痛和关节活动受限。

【病因病机】

多由剧烈运动或负重不当、跌仆、牵拉以及过度扭转等原因,引起经筋、络脉及关节损伤,以致经脉气血运行受阻,气血壅遏局部而成。

【辨证】

扭伤部瘀阻而肿胀疼痛,伤处局部肌肤出现红、青、紫等色。如见红色,多系皮肤损伤;如见青色,多系筋伤;如见紫色,多系瘀血留滞。新伤局部微肿,肌肉压痛,表示伤势较轻;如红肿高大,关节屈伸不利,表示伤势重。损伤部位常发生于肩、肘、腕、腰、髀、膝、踝等处。并应明确患部属何经所过。

【治疗】

(一)针灸治疗

治法:舒筋活血,和络止痛。

处方

肩部:肩髃、肩髎、肩贞、臑俞、阳陵泉;

肘部:曲池、少海、天井、肘髎;

腕部:阳池、阳溪、阳谷、外关;

腰部:肾俞、命门、腰眼、水沟、委中;

膝部:梁丘、犊鼻、膝眼、膝阳关、承山;

髀部:环跳、秩边、阳陵泉、委中;

踝部:解溪、昆仑、丘墟、申脉、照海。

操作:针刺患部周围的腧穴,可采用提插泻法或阻力针法。伤损部位红肿压痛明显,可取局部疼痛处为阿是穴,予刺络拔罐,直折留瘀而通络止痛。

方义:伤损局部及周围腧穴可以疏通局部气血,取通则不痛之义。远端取穴则起疏通经络之目的。

(二)推拿治疗

推拿对扭伤(伤筋或软组织损伤)的治疗原则是舒筋通络,活血散瘀,理筋整复。

手法：按、揉、㨰、摩、擦、拿、捏、摇、拔伸、扳法。

取穴：损伤局部的腧穴（可参照上述针灸选穴处方）。

操作

肘部：患者取坐位。①掌心向上伸直患肢，肘下垫一枕。用拇指按法于曲池、少海、天井、肘髎，每穴操作1分钟，以酸胀的感觉为度；②用㨰法或摩、擦法于压痛点周围，以温热为度；③用一手拇指按法于压痛处，一手握其腕逐渐屈伸患肘关节，在屈伸同时，一手拇指着力按压；④用拿、捏法于前臂部，结束操作。

腕部：患者取坐位。①用拇指按、揉法于阳池、阳溪、阳谷、外关，每穴操作1分钟，以酸胀的感觉为度；②用㨰或揉法于损伤处周围，操作3～5分钟；③用拿法弹伤筋处；④用摇法于手腕部，在拔伸的情况下，被动地使腕作绕环、背屈、掌屈、侧偏动作，反复操作3～5遍；⑤用**擦法**于损伤处，以透热为度。

腰部：①患者取俯卧位，用㨰法于压痛点周围，逐渐移至疼痛处，并在伤侧顺骶棘肌方向用㨰法操作，反复3～5遍，配合腰部后伸被动活动；②患者取俯卧位，用㨰法、揉法于肾俞、命门、腰眼，拿法于委中，以酸胀的感觉为度，并在压痛点上、下方，用柔和深沉的弹拨法治疗；③患者取俯卧位，用擦法于受伤侧骶棘肌纤维方向操作，以透热为度；④患者侧卧位，患侧在上，斜扳其腰部。

膝部：患者取仰卧位。①用拇指按、揉法于梁丘、犊鼻、膝眼、膝阳关、承山，每穴操作1分钟，以酸胀的感觉为度；②用摩、擦法于损伤局部周围，以透热为度；③用一手按膝上，另一手握踝前，作膝关节屈伸活动，反复操作3～5遍。

髋部：①患者取侧卧位。用按、揉法于环跳、秩边、阳陵泉、委中，每穴操作1分钟，以酸胀的感觉为度，并用弹拨法于痉挛部位；②患者取仰卧位，助手用两手分别插入患者两腋下，术者用双手呈前后位持握患侧下肢，左手在大腿前侧，右手在小腿后侧与助手作对抗牵引。继而屈髋屈膝关节至最大限度，最后将髋放于90°屈曲位，向上提拉牵引下外旋外展并伸直其髋关节。

踝部：患者取仰卧位。①用按、揉法于解溪、昆仑、丘墟、申脉、照海，每穴操作1分钟，以酸胀的感觉为度；②用摩、揉法于小腿及损伤局部周围，反复操作3～5遍；③提拿腓肠肌下端及跟腱部；④用一手握足跟，一手握其足掌，双手相向用力牵引，作背屈、跖屈扳法，并用摇法于踝部，操作7分钟。

上述各部位扭伤，在新鲜伤期肿痛较明显，手法宜轻；日后随肿痛逐渐地消退，手法可逐渐加重。

（三）其他治疗

1. 刺络拔罐

以皮肤针叩刺痛处至微出血，加拔火罐。

2. 耳针疗法

选相应的敏感点、脑、神门，用毫针刺，中强刺激，留针10～20分钟，每日1次。

【附注】

1. 针灸与推拿相结合，治疗本病效果明显。

2. 必须排除骨折、脱位、韧带断裂等疾患。

二、漏 肩 风

漏肩风又称"肩凝证",以单侧或双侧肩关节酸重疼痛,运动受限为主症。患者年龄多在50岁左右,故亦称"五十肩"。女性发病率略高于男性。

西医学的肩关节周围炎、冈上肌腱炎、肩峰下滑囊炎、肱二头肌长头肌腱鞘炎可参照本病证治疗。

【病因病机】

1. 气血虚弱,筋脉失养,络脉不通,不通则痛。
2. 感受风寒湿之邪,或劳累挫闪,或习惯偏侧而卧,筋脉受长期压迫,遂致气血阻滞而成本病。若日久不愈,可蕴郁成湿热,以致患处发生肿胀,甚则关节僵直,肘臂不能举动。

【辨证】

初病时单侧或双侧肩部酸痛,并可向颈部和整个上肢放射,日轻夜重,患部畏风寒,手指麻木,肩关节呈不同程度僵直,手臂上举、外旋、后伸等动作均受限。病情迁延日久,可导致患部肌肉萎缩。

对本病的辨证,主要应从虚实辨证和经脉辨证两方面着眼。实证发病较急,病程短,痛势较剧,身体壮实;虚证发病缓慢,病程长,痛势绵绵,身体虚弱。经脉辨证则要明确患部属哪一条或哪几条经脉所过。

【治疗】

(一)针灸治疗

治法:疏风散寒,通络止痛。

处方:肩髃、肩髎、臑俞、阳陵泉、阿是穴。肩后外侧疼痛明显者,加肩贞、条口透承山;肩前内侧疼痛者,加肩内陵、臂臑。

操作:毫针刺,用泻法。取阳陵泉或条口透承山时,宜嘱患者活动患侧肩部,轻证可收即刻止痛之效。取最明显的压痛点为阿是穴,用刺络拔罐法,泻出瘀血以通络止痛。

方义:肩髃、肩髎、臑俞分属手三阳经,局部取此三穴,可疏通手三阳,通络止痛;阳陵泉为筋会,有疏通经筋之功;肩贞、肩内陵、臂臑均为局部取穴法,以疏散风寒,舒通筋脉;条口透承山为漏肩风证之经验效穴。

(二)推拿治疗

推拿治疗漏肩风,对初期患者因疼痛较剧,需用轻柔缓和的手法在局部治疗,以舒筋活血,通络止痛;对晚期患者因关节活动受限,需用较重的运动关节类手法,以松解粘连,滑利关节,促进关节功能的逐渐恢复。

手法:㨰、捏、揉、按、一指禅推、摇、抖、拔伸法。

取穴：肩井、中府、缺盆、肩髃、肩髎、肩贞、天宗、曲池、合谷穴。

操作

松肩：患者取坐位。医者位于患肩侧，用㨰法、捏法、掌揉法于肩关节周围，并沿肩周围各肌群的结构形态自上而下地操作至肘部。在手法操作的过程中，对患者主观感觉疼痛部位和肌肉张力增高的部位，是手法施治的重点部位。此步手法有助于放松肩关节周围紧张、痉挛的筋肉，加速局部的血液循环，手法由轻而重，由浅入深地反复操作5分钟，达到松肩的目的。

通经：患者取坐位。用拇指按、一指禅推法于肩井、中府、缺盆、肩髃、肩髎、肩贞、天宗、曲池、合谷穴，取其"按其经络，以通郁闭之气"和"经脉所过，主治所及"之意，以疏通肩部经脉之气。

拨筋：患者取坐位。用一手托扶患肩侧屈曲的肘部，用另一手手指端对挛缩的肌腱、韧带（如肱二头肌腱长头、短头，肱三头肌，喙突韧带），沿其分布作垂直方向的拨动，以松解粘连，使挛缩的肌腱、韧带得以伸展。拨筋手法的作用强度大，患者酸胀麻的感觉异常明显，用力要适当，拨后常用揉法以缓和之。

运肩：患者取坐位。用一手臂从患肩腋下穿过，并使前臂擎托患肩上臂，掌心抵于肩关节前方，用另一手掌心抵于肩关节后方，双手五指交叉，使双掌扣握患肩，然后医者以自身腰部的主动运转，提转患肩，使患肩被动地作先外旋、后内旋的运转5~7周。运肩的动作宜轻宜缓，应在患者能够耐受的情况下逐渐地增大运转的幅度，以行气血，利关节。

摇肩：患者取坐位。用一手扶在患肩部起固定身体的作用，另一手握住患侧手腕，先将患肩作外旋摇动5~7周，然后将患肩作内旋摇动5~7周。摇肩较运肩的动作幅度大，操作时应视患侧肩关节的运动幅度逐渐加大，以松解粘连，滑利关节，恢复患肩内外旋转和内收外展的功能。

引肩：引肩的操作方法有4种：

(1)上引肩：患者取低坐位。医者用双手持握患肩侧腕臂部，缓缓向上牵引，以恢复患肩上举的功能。

(2)内引肩：患者取坐位。将患肩侧肘部屈曲使手贴靠胸前。医者一手扶住健侧肩部以固定患者上身，另一手用力推动患肩侧屈曲的肘后，使其向健肩侧缓缓引动，以恢复患肩内收功能。

(3)后引肩：患者取坐位。医者位于患者身后，用一手扶住健侧肩部以固定患者上身，用另一手握住患肩侧的手腕牵拉患肩侧上肢，使其从背后向健侧引动，反复操作3~5次，以恢复患肩内旋功能。

(4)外引肩：患者取坐位。用一手扶住患侧肩部以固定患者上身，另一手握住患肩侧中指、无名指和小指，先用肘尖点压患肩侧的肩井穴，继用肘后部外撑患肩侧上肢，反复操作3~5次，以恢复患肩外展功能。

抖肩：患者取坐位。用双手握住患侧上肢远端，微用力作连续的小幅度的上下抖动，使肩关节有松动感，以通利关节。

(三)其他治疗

1. 耳针

选肩、神门、交感、肝、局部,以毫针刺,每穴施捻转手法,留针30分钟,每隔10分钟捻转1次。或埋耳揿针,3日一换。

2. 火针

选肩髃、秉风、压痛点及肩髎,将火针在酒精灯上烧至微红或白亮,速刺急出,出针后按压针孔,以防出血。

【附注】

循序渐进地坚持肩部功能锻炼,并注意肩部保暖。

三、颈 椎 病

颈椎病是颈椎综合征的简称。是指增生性颈椎炎、颈椎间盘脱出,以及颈椎间关节、韧带等组织的退行性病变刺激和压迫颈神经根、脊髓、椎动脉和颈部交感神经等而出现的一组证候群。此病多发于中老年人,以颈项、肩臂、肩胛上部、上胸壁及上肢疼痛或疼麻为主要特征。

本病的部分症状分别同中医的痹证、痿证、头痛、眩晕、项强、项筋急、颈项痛等病证相类似。

【病因病机】

1. 劳损、外伤、情志不遂及年老体弱等因素,导致正气虚损,抗病能力减弱,筋脉失养。
2. 外邪乘虚侵入肌体,络脉痹阻,筋脉失养。
3. 迁延日久,损伤肝肾,骨痿筋伤。

【辨证】

本病以颈项、肩臂、肩胛上部、上胸壁及上肢疼痛或疼麻为主要临床表现。轻者头晕,头痛,恶心,颈肩疼痛,上肢麻木无力;重者可导致瘫痪,甚至危及生命。

对本病的辨证,应以六淫辨证和经络辨证为主,并结合脏腑辨证和气血辨证,以确定疾病的性质和部位。属风寒者兼有畏风寒,全身发紧,舌苔薄白,脉浮紧;风湿者兼有脘闷纳呆,大便溏薄或粘滞,肢体沉重无力,舌淡体胖,苔白腻,脉弦滑;偏于气滞者,头项胀痛,急躁易怒,脉弦数;偏于血瘀者,痛有定处,夜间尤甚,舌紫暗有瘀斑,脉弦细涩。病久伤及肝肾,可见头晕眼花,耳鸣耳聋,失眠多梦,头摇身颤,步履蹒跚,甚至瘫痪,或二便失司,性功能障碍,舌体瘦,舌质红绛,少苔或无苔,脉弦细或细数。经络辨证主要是确定病位属何经。

【治疗】

(一)针灸治疗

治法:疏筋活血,通络止痛。

处方:风池、天柱、大椎、大杼、颈椎夹脊。

颈筋拘急、项部疼痛,活动受限加落枕、肩井、阿是穴;一侧上肢呈闪电样疼痛加患侧肩髃、臂臑、曲池、尺泽、外关、合谷;眩晕时作,伴恶心呕吐者加完骨、百会、印堂、太阳、内关;兼上肢麻木加合谷、八邪。严重者一侧或双侧下肢瘫痪,可参照痿证进行治疗。

操作:风池刺向对侧鼻孔,进针约 0.8~1 寸,不宜深刺。大椎沿棘突向上斜刺,天柱、大杼均直刺,取颈椎棘突旁开 0.5 寸处为颈椎夹脊,直刺约 0.5~0.8 寸。诸穴均用捻转泻法。大椎可用三棱针刺络拔罐,泻去瘀血以通络止痛。

方义:风池为疏风通络要穴,合天柱以祛风散寒,疏通足太阳、足少阳经气;大椎属督脉,为诸阳之会穴,毫针刺可通阳活血,刺络放血,祛瘀止痛;大杼为骨之会,颈椎古称柱骨,骨病取骨会,意在调整气血以养骨疗骨。其余诸配穴,均为疏通经络、祛风散寒、活血止痛等所设,可根据不同兼症配合应用。

(二)推拿治疗

推拿对颈椎病的治疗原则是舒筋活络,滑利关节,整复错缝,疏通经络。

手法:拿、揉、擦、按、一指禅推、拔伸、搓、抹法。

取穴:风池、风府、肩井、天宗、肩贞、缺盆、极泉、曲池、合谷、印堂、太阳。

操作:患者取坐位。用拿、揉、擦法施于颈部及双侧肩部,往返操作 3~5 遍,配合一指禅推法,重点于风池、风府、天宗、肩贞,以舒筋活络,缓解颈肩部紧张、痉挛的肌肉,从而减轻了因肌肉紧张、痉挛所致的疼痛和颈部脊柱的牵拉力。用拇指按缺盆、极泉、曲池、合谷,每穴 0.5 分钟,以疏通经络,配合搓法由上臂至腕关节作快速搓揉,使患者有麻或胀感为度,以促进上肢的血运,缓解肩臂及手的疼痛和麻木。

患者取仰卧位。医者面对患者头顶而坐,用一手掌心托患者下颏,另一手掌心及向上的前臂平伸于患者项后,二者同时着力沿颈椎的正常生理曲度缓缓拔伸(拔伸时位于项后的前臂要旋前至中立位),并在拔伸下将患者的头部向左或向右轻轻旋转,此时往往可闻及关节的弹响音。本手法操作,可滑利关节,扩大椎间孔,并使错缝的小关节得以整复,起到恢复颈椎的正常生理曲度,纠正颈椎力学平衡的重要作用,亦有助于病变组织的修复和恢复。手法操作应稳妥,如需加大拔伸的力度或旋转的幅度,应在病理变化所允许的限度内因势利导地进行。

患者取仰卧位。用双手拇指抹法自印堂穴沿眉弓至太阳穴,反复操作 5~7 遍。最后以双手拇指按双侧肩井穴,约 1 分钟,以酸胀为度。

(三)其他治疗

1. 耳针

选颈椎、肾上腺、内分泌,用毫针刺或王不留行籽压贴。

2. 刺血拔罐

选颈部棘突主要痛点为主,配肩贞、天宗等穴。以三棱针点刺出血,针处加拔火罐。去罐后做局部按摩,头部做旋转运动。每隔 3~5 天治疗 1 次,3 次为 1 个疗程,疗程间休息数日。

3. 穴位注射

选风池穴直下 1.5 寸处及阿是穴,左右两穴各注射维生素 E 1ml(50mg),每周 2 次,10 次为 1 个疗程。

【附注】

注意纠正不良姿势和习惯。长期伏案工作的人要注意定时做放松颈项的活动。

四、落　枕

落枕是指突然颈项强痛,活动受限的一种病证,又称颈部伤筋。本病多见于成年人,在老年往往是颈椎病变的反映,并有反复发作的特点。

西医学中的颈肌劳损、颈项纤维组织炎、颈肌风湿、枕后神经痛、颈椎肥大等引起的斜颈,均可参考本节施治。

【病因病机】

1. 睡眠姿势不当,枕头高低不适,使颈部骨节筋肉遭受长时间的过分牵拉而发生痉挛所致,以此种病因病机者为多见。

2. 因颈部扭伤或感受风寒,使筋脉阻滞不通所致。

【辨证】

一般在早晨起床后,突感一侧颈项强直,不能俯仰转侧,患部酸楚疼痛,并可向同侧肩背及上肢放散,或兼有头痛怕冷等症状,局部肌肉痉挛,压痛明显,但无红肿,喜热敷。

【治疗】

(一)针灸治疗

治法:舒筋活血,散寒镇痛。

处方:后溪、悬钟、落枕、阿是穴。

操作:微握拳取后溪,直刺0.5~0.8寸,捻转泻法,同时嘱患者作颈部活动;后取悬钟、落枕,毫针刺,用泻法。取患部压痛点为阿是穴,施刺络拔罐。

方义:后溪为手太阳小肠经输穴,又为八脉交会穴之一,通于督脉,能治颈项强痛,配髓会悬钟,共收舒筋活血、通络止痛之效;落枕为经外奇穴,又称外劳宫,系治落枕之经验效穴;压痛点刺络拔罐,直折瘀血以活血定痛。

(二)推拿治疗

推拿对落枕的治疗原则是舒筋活血,温通经络。

手法:㨰、一指禅推、拿、弹拨、摇、按、揉、擦法。

取穴:风府、风池、风门、肩井、天宗。

操作:患者取坐位。用轻柔的㨰法、一指禅推法在患侧颈项部及肩部往返治疗,并配合以头部缓缓的前屈、后伸及左右旋转活动;用拿法提拿颈项及肩部或弹拨紧张的肌肉及在头部活动时所暴露出的疼痛点。

患者取坐位。在患者主动放松颈部的情况下,用摇法使患者颈项作轻缓的旋转,在摇动数次后,当摇到患者的颈部微向前屈并向患侧旋转时,顺势向患侧作一个有限度的加大旋转幅度的扳法,手法要轻快而稳妥,且不可突发暴力而盲动,否则有导致医源性损伤的不良后果。

患者取坐位。用按、揉、拿法于风府、风池、风门、肩井、天宗穴,手法由轻而重,并用拿法于颈脊柱两侧筋肉,用擦法于项部,以透热为度。

(三)其他治疗

1. 耳针

选颈、颈椎、压痛点,毫针刺,强刺激,边施术边嘱患者徐徐转动颈项,留针20~30分钟,中间行针1次。每日1次,缓解后仍须针1~2次。

2. 穴位注射

选天柱、足三里。用当归注射液2ml,安痛定2ml,维生素B_{12}1ml,抽入注射器内摇匀。刺入天柱穴0.5cm,双穴各注射1~2ml,再将余药注射在双侧足三里处,足三里刺入1.5~2cm。

【附注】

1. 睡觉时枕头不宜过高,避免受风寒。
2. 平时加强颈部肌肉锻炼,经常做后仰及左右旋转等动作。

五、腰椎间盘突出症

腰椎间盘突出症,又称"腰椎间盘纤维环破裂症"、"腰椎髓核脱出症"。本症易发于20~40岁之间,少年儿童极少发病,典型的髓核突出症不发生于老年人。临床上以第4~5腰椎和第5腰椎、第1骶椎之间的椎间盘最易发生病变。

【病因病机】

本症的发病有内因和外因两方面,内因是椎间盘本身退行性变或椎间盘发育上的缺陷;外因有损伤、劳损及受寒着凉等。

腰椎间盘纤维环后外侧较为薄弱,后纵韧带纵贯脊柱的全长,加强了纤维环的后面,但自第1腰椎平面以下,后纵韧带渐渐变窄,至第5腰椎和第1骶椎间,宽度只有原来的一半。腰骶部是承受动、静力最大的部分,故后纵韧带的变窄,造成了自然性结构方面的弱点,使髓核易向后方、两侧突出;还有椎间盘发育存在生理缺陷,如汗莫结节,纤维环和髓核可向椎体内凸出;再有椎间盘没有血液循环,修复能力较弱,而且在日常生活和劳动中由于负重、各种外伤、慢性劳损等外因,尤其是积累性劳损,使椎间盘经常受到来自各方面的挤压、牵拉和扭转应力,髓核长时期得不到正常的充盈,就可影响纤维环的营养供应,使椎间盘容易发生萎缩、弹性减弱等退行性病变,导致胶液状态的髓核向纤维环退变较明显处挤压,促使纤维环发生裂隙和凸生物的形成;另外,受寒着凉可使肌肉紧张痉挛,导致椎间隙的内压升高,对于已有变性的椎间盘,更可造成进一步的损害,致使髓核突出。

总之,椎间盘的退行性变和慢性劳损是本症的主要发病原因,且互为因果,外因(慢性劳损)是变化的条件,内因(椎间盘退变)是变化的根本,外因通过内因而起作用,导致本病的发生。

【辨证】

1. 症状

多数病人有腰痛和反复发作的病史。伴单侧、双侧或交替性下肢放射痛,疼痛由臀部开始,逐渐放射至大腿后侧、小腿外侧,有的可至足背外侧、足跟或足掌,影响站立或行走,且腰部活动受限,多数病人有不同程度的脊柱侧弯,病程较久者,下肢有主观麻木感或觉患肢发凉,中央型髓核突出可有鞍状麻痹。

2. 体征

腰椎生理前凸减小或消失,甚至后弓;腰4、腰5或腰5、骶1之间的棘突旁常有明显压痛;直腿抬高试验阳性;屈颈试验阳性;拇指背伸或跖屈力减弱;下肢后伸试验阳性;腱反射常以跟腱或膝腱反射减弱或消失较为多见;X线征常有椎间隙变窄。

【治疗】

(一)针灸治疗

治法:行气活血,通络止痛。

处方:局部压痛点、肾俞、腰阳关、殷门。

操作:患者取俯卧位,从下向上沿腰椎寻找压痛点,毫针刺,用捻转泻法,亦可用三棱针刺络拔罐;肾俞向督脉方向斜刺,施捻转平补平泻法;腰阳关沿棘突向上斜刺,施捻转泻法;殷门直刺,施提插泻法。

方义:腰乃肾之府,取肾俞调益肾气以通络止痛;腰阳关为督脉要穴,既可疏通局部气血,又可调畅督脉;殷门属足太阳经,具通经活血止痛之功;压痛点刺用泻法或刺络拔罐,可泻气血之滞而通络定痛。

(二)推拿治疗

推拿对腰椎间盘突出症的治疗原则是疏通经络,柔筋缓急,拉宽间隙,松解粘连,回纳髓核。

手法:揉、按、扳、抖、摇、擦法。

取穴:大肠俞、关元俞、秩边、居髎、环跳、承扶、殷门、委中、阳陵泉、悬钟、昆仑、气冲。

操作

揉背:患者取俯卧位。用掌揉法于脊柱两侧,由背部自上而下操作至腰骶部,两侧交替反复进行,手法操作的重点部位在患侧腰骶肌肉紧张的部位,以使肌肉放松。

封腰:患者取俯卧位。用双手的拇指和中指重叠地对置在腰椎两侧大肠俞或关元俞上,双手对称用力作有节奏地按压腰部并向脊柱方向夹挤,以增加椎间盘外的压力,有助于改变突出椎间盘的位置。

通经:患者取俯卧位。用拇指按法于患侧下肢的秩边、居髎、环跳、承扶、殷门、委中、阳陵泉、悬钟、昆仑穴,以酸胀的感觉为度。

扳按:患者取俯卧位。医者用一手按压在患者的腰骶部,另一手将对侧的肩部扳起,双手对抗用力,并使肩部尽量旋后;然后将扳肩的手按压在患者的腰骶部,用按压在腰骶部的手将对侧下肢扳起,双手对抗用力,并使对侧下肢尽量旋后。而后,医者于患者另一侧,同法重复操作1次。此步操作通过对椎体前纵韧带的牵拉,使椎体前缘的间隙加宽,有利于突出椎间盘的回纳。此外尚可使侧弯的脊柱和后凸的腰椎得以纠正。

牵抖:患者取俯卧位,双手攀住床头。用双手分别持握患者两踝关节的上方,先用力向下牵引1~2分钟,然后将患者双下肢进行左右摇晃摆动,并于摆动的同时,再将患者下肢稍提起进行轻轻抖动3~5次,使力作用于腰部。此步操作可增大椎间隙,使椎间盘内产生负压,通过内吸引的作用,有助于突出物的还纳。

斜扳:患者取侧卧位。健侧下肢在下伸直,患侧下肢在上屈曲,医者位于患者腹侧,用一手(或肘)置于肩前部,另一手(或肘)置于髂骨后面,两手(或两肘)对抗施力,使患者肩部旋后,骨盆旋前,将腰部缓缓地进行旋转牵伸,当腰部转至所能动的限度时,医者的双手(或双肘)稍作回旋,在患者腰部顺势回旋的即刻,医者的双手(或双肘)反复交错地用力作一个有限度的加大幅度的旋转,此时常常可听到清脆的响声。而后,另侧用同法重复操作1次。此步操作通过对椎体后纵韧带的牵拉,使活动度最大的腰4、5或腰5与骶1的间隙加大,有利于突出椎间盘的回纳,亦能改变突出物与受压神经根的关系,起到解除神经根受压的作用。

摇腰:患者取仰卧位,屈膝、屈髋。医者位于患者侧方,用一手握住患者双踝,另一手和前臂掌面拢住患者双膝,并使患者髋部进行左右旋转摇动,反复操作3~5遍。此步操作具有拉紧后纵韧带和加宽椎体后缘椎间隙的作用,有利于突出的椎间盘的回纳。

压牵:患者取仰卧位,屈膝、屈髋,用双手攀住床头。医者位于床尾,双手持握患者的双踝,并着力向上进行弹动性推压,使腰部过度屈曲,然后双手同时着力向下牵引。此步操作通过双下腰椎的强度屈曲,将后纵韧带拉紧,椎间隙后缘加宽,有助于突出的椎间盘的自行回纳。

放通:患者仰卧位。用拇指按法于患侧气冲穴,由轻而重地渐渐地向下按压,当按压到指下动脉微弱时,按而留之,使患侧下肢出现麻、凉的感觉,然后再将拇指缓缓抬起,使患侧下肢出现灼热的感觉直至足底。

擦腰:患者取俯卧位。用掌直擦法于腰脊柱督脉,掌横擦法于腰骶部,以透热为度。

(三)其他治疗

1. 耳针

选腰骶椎、臀、坐骨神经及相应的敏感点、神门、肾上腺,以毫针刺,中强刺激,留针20分钟。或用埋针法,3日更换1次。

2. 穴位注

每次选痛点1~2个,用10%葡萄糖10~20ml,加1%普鲁卡因5ml,每穴注入5~10ml;或用5%当归液5ml,加生理盐水10~15ml,每穴注入5ml,隔5日治疗1次。

【附注】

坚持功能锻炼,严重者应采用综合疗法。

第四节 五官、外科及其他病证

一、目赤肿痛

目赤肿痛是以目赤、疼痛为主症的急性眼病。以目赤、疼痛,伴畏光、多泪或眼胞肿为临床特征。本病四季皆有,具传染性者春秋多见。

现代医学之急性结膜炎、角膜炎可参照此病治疗。

【病因病机】

1. 风热时邪侵犯目睛,局部气血与邪气交争而发本病。
2. 郁怒伤肝,肝失疏泄或郁而化火,火热循经上扰于目,局部血壅气滞而为病。

【辨证】

1. 外感风热

目赤肿痛,畏光流泪,眵多,眼涩难睁,伴发热,头痛,舌红,苔薄黄,脉浮数。

2. 肝胆火盛

目赤肿痛,畏光流泪,有异物感,伴口苦烦躁,舌边红,苔黄,脉弦数。

【治疗】

(一)针灸治疗

1. 外感风热

治则:祛风清热,消肿止痛。

处方:风池、上星、太阳、鱼腰、少商、合谷、耳尖。

操作:风池用提插捻转泻法,使针感到达眼区;合谷用提插捻转泻法;上星、太阳、鱼腰施捻转泻法;耳尖用三棱针点刺出血。

方义:风池为足少阳、阳维之会穴,祛风解表;合谷为手阳明大肠经原穴,清热解表;上星、太阳、鱼腰为局部取穴,清热明目,消肿止痛;耳尖为治目赤肿痛的经验效穴。

2. 肝胆火盛

治则:疏泄肝胆,清热明目。

处方:风池、行间、侠溪、太阳、攒竹、鱼腰。

操作:风池、行间、侠溪用捻转泻法;太阳用三棱针点刺出血;余穴施捻转泻法。

方义:风池为胆经与阳维交会穴,行间为肝经荥穴,侠溪为胆经荥穴,三穴合用可清泻肝胆之火;太阳、攒竹、鱼腰为局部取穴,可清热化瘀,消肿止痛。

(二)推拿治疗

推拿对目赤肿痛的治疗原则是以清热明目为主。如属外感风热者,治宜疏风散热;肝胆火盛者,治宜疏泄肝阳。

1. 基本治法

手法:推、按、揉、一指禅推法。

取穴:印堂、鱼腰、丝竹空、瞳子髎、太阳、头维、阳白、四白。

操作:患者取仰卧位。①用拇指分推法自印堂穴沿眉弓经鱼腰、丝竹空、瞳子髎推至太阳穴,并于太阳穴施用较重的拇指按、揉法沿顺时针方向揉动,反复操作3~5遍;②用一指禅推法或拇指按、揉法于头维、阳白、四白,以酸胀的感觉为度。

2. 辨证施治

(1)外感风热:①加用一指禅推法于颈脊柱两侧足太阳经,操作3分钟;②用拿法于风池、大椎、肩井、曲池、合谷,以酸胀的感觉为度。

(2)肝胆火盛:①加用一指禅推法于头临泣、角孙,拿法于风池、肩井;②用拇指按、揉法于光明,掐法于太冲,以酸胀的感觉为度。

(三)其他治疗

1. 耳针

选眼、耳尖、肝、肺,用毫针强刺激。或耳尖、耳背小静脉放血。

2. 梅花针

选第1至第4颈椎、两颞部、眼眶周围,以梅花针轻轻叩打,使局部微红为度。每日1次。

【附注】

1. 流行期间注意隔离。
2. 眼部保持清洁,毛巾、手帕要消毒。

二、近 视

近视是指视近物正常,视远物则模糊不清的一种病证。

本病即西医学之近视眼,为眼屈光不正疾患之一。

【病因病机】

先天禀赋不足和不良的用眼习惯造成肝肾亏损,精血不能上注于目而致近视。

【辨证】

视力逐渐减弱,远视模糊,久视则眼酸,头晕,眼球痛,或伴腰酸,失眠,舌质红,少苔,脉细,属肝肾不足之证。

【治疗】

(一)针灸治疗

治法:滋补肝肾,益气明目。

处方:风池、睛明、攒竹、承泣、肝俞、肾俞、光明。

操作:风池、光明平补平泻;肝俞、肾俞用补法;睛明、承泣进针宜缓慢,只做小幅度捻转或不捻转,出针后用干棉球用力按压1分钟。

方义:风池为手足少阳与阳维脉交会穴,有通经活络,透窍明目的作用;睛明、攒竹、承泣为局部取穴,通调眼周之气血;肝俞、肾俞可调补肝肾;光明为足少阳胆经之络穴,可益气明目。

(二)推拿治疗

推拿对近视的治疗原则是益气养血明目。

手法:按、运、一指禅推、揉、抹、㨰、捏、拿法。

取穴:中脘、攒竹、丝竹空、承泣、睛明、阳白、太阳、四白、风池、翳明、肩井、膈俞、心俞、肝俞、脾俞、肾俞。

操作:患者取仰卧位。用腹部按法于中脘穴,使热觉深透丹田,直达涌泉,乃至周身出现发热的感觉,取其足少阴经上接手少阴经,而手少阴经"系目系"之意。

患者取仰卧位。①用拇指运法、一指禅推法自攒竹沿目眶经丝竹空、承泣、睛明作环形治疗,每侧操作3分钟;②用拇指按、揉法于攒竹、阳白、太阳、四白,每穴操作1分钟;③用掌、指分抹法于前额,指抹法主要沿上眼眶下缘进行,操作3分钟,均以酸胀的感觉深透眼内为度。

患者取坐位。①用拇指按、揉或一指禅推法于风池、翳明穴,每穴操作1分钟;②用㨰、捏、拿法于颈椎两侧,并配合拿风池、肩井穴,操作时间3分钟;③用拇指按、揉法于膈俞、心俞、肝俞、脾俞、肾俞,每穴操作1分钟,以酸胀的感觉为度。

(三)其他治疗

1. 耳针

选眼、肝、肾,每穴以毫针刺入,快速捻转半分钟后出针,每日1次。儿童可用王不留行籽穴位按压,用胶布固定,每日揉按5~7次,每次5分钟,3~7天更换一次。

2. 激光针

选攒竹、四白、合谷用氦-氖激光治疗仪,功率在1~10mV之间,直接以光束照射穴位,每穴照射5~7分钟,每日1次。

【附注】

1. 先天异常者非针灸适应证。
2. 注意用眼卫生。
3. 坚持做眼保健操,加强饮食营养。

三、牙 痛

牙痛是指以牙痛为主症的一种病证。本病常因冷、热、酸等刺激而引起或加剧。

西医学中龋齿、急性牙髓炎、急性根尖周围炎等可参照本节治疗。

【病因病机】

1. 肠胃火盛,或嗜食辛辣,致胃火循经上窜,损及脉络。
2. 风热邪毒引动胃火,或多食甘酸,口腔不洁,秽垢蚀齿。
3. 先天不足或年老肾虚,虚火上炎,灼烁牙龈,骨髓空虚,牙失荣养。

【辨证】

1. 胃火上炎

牙痛剧烈,牙龈红肿,口臭,口渴,便秘,舌质红,苔黄,脉洪数。

2. 风火牙痛

牙痛甚,龈肿,形寒身热,口渴,舌质红,苔薄白,脉浮数。

3. 虚火上炎

牙痛隐隐,时作时休,口不臭,或牙齿松动,舌尖红,少苔,脉细。

【治疗】

(一)针灸治疗

1. 胃火上炎

治法:清泄胃火。

处方:下关、内庭、颊车、合谷、太阳。

操作:诸穴皆施捻转泻法,太阳可从颧骨弓里面透向下,透刺1.2~1.5寸。

方义:合谷为手阳明经合穴,内庭为足阳明经荥穴,二穴合用以清泄阳明之热;下关、颊车为足阳明循经取穴,可疏通气血、消肿止痛;太阳深刺为治牙痛的经验效穴。

2. 风火牙痛

治法:疏风泄火。

处方:外关、风池、合谷、下关、颊车、太阳。

操作:外关用提插泻法,余穴皆施捻转泻法,太阳刺法如上。

方义:外关为手少阳三焦经络穴,风池为手足少阳与阳维交会穴,取二穴疏风解表;合谷可清热止痛;下关、颊车、太阳可调局部气血,消肿止痛。

3. 虚火上炎

治法:滋阴降火。

处方:太溪、行间、合谷、下关、颊车、太阳。

操作:太溪用捻转补法,余穴用捻转泻法,留针20分钟,或不留针。

方义:太溪为足少阴经原穴,行间为足厥阴肝经荥穴,二穴相配可滋阴降火;合谷为手阳明经原穴,善治牙痛;下关、颊车、太阳为局部取穴,调理局部气血而止痛。

(二)推拿治疗

推拿对牙痛的治疗原则是以疏通患部经气为主。如属风火牙痛者,治宜疏风泻火;胃火牙痛者,治宜清胃泻火;肾虚牙痛者,治宜滋阴降火。

1. 基本治法

手法:按、揉、一指禅推法。

取穴:合谷、颊车、下关。

操作:患者取仰卧位。①用拇指按法于合谷穴,徐徐着力向深部按压,待患者出现明显的酸胀感觉后,要"按而留之",直至疼痛明显减轻为度;②用拇指按、揉或一指禅推法于颊车、下关穴,手法宜轻柔而缓和,每穴操作2~3分钟,使疼痛消失或基本消失为度。

2. 辨证施治

(1)风火牙痛:①加用拇指按、揉法于风池、大椎、风门、太阳,每穴操作1分钟;②用拿法于风池、肩井穴,以酸胀的感觉为度。

(2)胃火牙痛:①加用拇指按、揉法于天枢、曲池、内庭,以酸胀的感觉为度;②用掌揉法沿大肠的形态结构作顺时针方向揉动,操作5~7遍;③用掌推法于左侧少腹部,沿降结肠自上而下反复推动数十次。

(3)肾虚牙痛:①加用拇指按、揉法于三阴交、太溪,以酸胀的感觉为度;②用掌直擦法于足底涌泉,以透热为度。

(三)其他治疗

1. 穴位注射

选合谷穴,用柴胡注射液或鱼腥草注射液,每侧注入0.5~1ml,隔日1次。

2. 耳针

选颌、屏尖、牙、胃,用毫针刺入,强刺激1分钟,不留针。

【附注】

1. 应积极治疗原发病。
2. 注意口腔卫生。

四、耳鸣、耳聋

耳鸣是指自觉耳内鸣响;耳聋是指听力减退或听觉丧失。耳鸣常常是耳聋的先兆。西医学神经性耳鸣、耳聋、中耳炎、听神经病变等疾病可参照本节治疗。

【病因病机】

1. 郁怒、惊恐致肝胆之火夹痰浊上扰耳窍;或外感风邪,壅遏清窍。
2. 素禀不足,或劳倦致脾虚气弱,或房室不节,精气不能上达于耳。

【辨证】

1. 实证

暴病耳聋,或耳中觉胀,鸣声隆隆不断,按之不减。若见头胀、面赤、咽干、烦躁易怒、脉弦,为风火上逆之证;若见畏寒、发热、脉浮数,为外感风热之证。

2. 虚证

久病耳聋,耳中如蝉鸣,时作时止,劳累则加剧,按之鸣声减弱。兼见头晕,腰膝酸软无力,遗精,带下,脉虚细。

【治疗】

(一)针灸治疗

1. 实证

治法:清肝泻火,化痰通窍。

处方:翳风、听会、中渚、侠溪、行间。痰盛加丰隆;外感加外关、风池。

操作:诸穴皆施捻转泻法,留针20分钟。

方义:中渚为手少阳三焦经原穴,翳风为手足少阳经交会穴,听会为胆经局部穴,侠溪为足少阳经荥穴,四穴合用可疏导少阳经气,泄火通窍;行间为足厥阴肝经荥穴,可清肝泻火,丰隆为足阳明经络穴,可化痰泻热;风池为足少阳与阳维交会穴,外关为手少阳经络穴,可祛风散邪通窍。

2. 虚证

治法:补肾益精,健脾益气。

处方:翳风、听会、肾俞、脾俞、太溪。

操作:翳风、听会平补平泻,余穴均用捻转补法,留针30分钟。

方义:太溪为足少阴肾经原穴,与肾俞相配可补肾益精;脾俞可健脾益气;听会、翳风可疏导少阳经气,使精气上注于耳。

(二)推拿治疗

推拿对耳鸣耳聋的治疗原则是以通窍聪耳为主。如属肝胆火旺、痰火壅阻者,治宜泻火化痰、升清降浊;肾精亏虚、脾胃气弱者,治宜滋阴潜阳、益气升清。

1. 基本治法

手法:推、敲、一指禅推、㨰、按、揉、拿法。

取穴:印堂、上星、耳门、听宫、听会、翳风、角孙、风府、风池、肩井。

操作:患者取坐位。①用双手拇指直推法交替自印堂沿督脉推至上星,反复操作3分钟;②鸣天鼓(用中指掌面将患者耳廓向前折叠,再将食指掌面重叠于中指背面,然后用食指掌面敲击耳廓背面,在敲击时,中指翘起离开耳廓)5~7次;③用一指禅推法自耳门沿耳周经听宫、听会、翳风、角孙,作环转操作3分钟。

患者取坐位。①用㨰法、一指禅推法于颈脊柱两侧往返操作,并配合用按、揉法于风府、风池,操作5分钟;②用拿法于风池、肩井,以酸胀的感觉为度。

2. 辨证施治

(1)肝胆火旺、痰火壅阻:①加用按、揉法于上脘、章门、期门,每穴操作1分钟;②用一指禅推或按、揉法于丰隆、行间、侠溪,每穴操作1分钟;③用较重的一指禅推法于肝俞、胆俞、三焦俞,以酸胀的感觉为度。

(2)肾精亏虚,脾胃气弱:①加用按、揉法于中脘、气海、关元,并用擦法于腹部,操作5分钟;②用拇指按、揉法于足三里、三阴交,每穴操作1分钟;③用一指禅推法于脾俞、胃俞、肾俞、气海俞、关元俞,并用掌横擦法于上述穴位,以透热为度。

(三)其他治疗

1. 穴位注射

选听宫、翳风、完骨、瘈脉,用654-2注射液,每次两侧各选一穴,每穴注射0.1ml;或用维生素 B_{12} 250μg 注射液或维生素 B_1 100mg 注射液,每穴0.2~0.5ml,进针0.5~1寸。

2. 头针

选双侧晕听区间歇运针,留针20分钟。

【附注】

1. 针灸对神经性耳鸣、耳聋效果较好。可配合推拿疗法。
2. 注意情志调理,忌房劳过度。

五、风　　疹

风疹是以皮肤上出现鲜红色或苍白色、瘙痒性片状皮疹为主要表现的一种皮肤病。本病发病迅速,急性者短期内可痊愈,慢性者常反复发作,经久难愈。

本病相当于现代医学的荨麻疹,是一种常见的过敏性疾患。

【病因病机】

本病多因腠理空疏,风邪侵袭,遏于肌肤,蕴于血分;或因虫类刺咬,邪毒郁遏肌表、血分;或因嗜食膏粱厚味、鱼虾之类,致胃肠积热,腑气不通,郁于肌表而发病。

【辨证】

发病迅疾,皮肤瘙痒,搔之疹块凸起,疹迹疏密不一,此起彼伏,呈鲜红色或苍白色,消退后不留疹迹。兼发热恶风,咳嗽,肢体酸楚,呼吸困难,苔薄白,脉浮缓,为风热所致;兼恶心,呕吐,腹痛,腹泻或便秘,舌质红,苔黄腻,脉滑数,为胃肠积热所致。

(一)针灸治疗

治法:疏风清热,调和营卫。

处方:曲池、合谷、血海、膈俞、委中。外感风热加外关、风池;胃肠积热加内庭、足三里。

操作:委中用三棱针点刺出血2~5ml,余穴均施捻转泻法,留针20分钟。

方义：取手阳明合穴、原穴曲池、合谷可疏风清热；血海属足太阴经，膈俞为血会，委中别名血郄，三穴相配，可活血调营，散风退疹；外关、风池可疏风解表；内庭为足阳明经荥穴，足三里为胃的下合穴，可清胃肠积热。

（二）推拿治疗

推拿对风疹的治疗原则是调和脾胃，疏风散热。

手法：按、揉、一指禅推、擦、捏、拿法。

取穴：中脘、合谷、曲池、足三里、血海、风门、膈俞、脾俞、胃俞、风府、大椎、风池、肩井。

操作：患者取仰卧位。①用腹部按法于中脘穴，操作3~5分钟，使患者双下肢乃至全身出现发热的感觉，以健脾和营；②用轻柔的掌揉法于大腹部，操作3~5分钟，以健脾和中；③用按、揉或一指禅推法于合谷、曲池、足三里、血海，每穴操作1~2分钟，以酸胀的感觉为度。

患者取俯卧位。①用轻柔的擦法于脊柱两侧的足太阳经，操作3~5分钟；②用拇指按、揉法于风门、膈俞、脾俞、胃俞穴，每穴操作1~2分钟，以疏调脏腑气机，助调和脾胃，疏风散热之功。

患者取坐位。①用拇指按、揉法于风府、大椎、风门穴，每穴操作1~2分钟；②用捏、拿法于风池、肩井穴，使患者微微汗出以疏风散热。

（三）其他治疗

1. 穴位注射

选曲池、血海、足三里，以苯海拉明注射液每穴注入25mg，每日1次。

2. 耳针

选肺、对屏尖、神门、枕、肾上腺、脾、风溪，每次取2~3穴，捻转中强刺激，留针20~30分钟。

【附注】

1. 过敏体质者，忌食鱼虾等引起过敏的食物。
2. 保持大便通畅。

六、痄　　腮

痄腮是因风热时毒引起的以耳下腮部肿胀疼痛为主症的急性疫病。本病流行于春秋季节，学龄期儿童多见，成人发病，症状较儿童重，可并发睾丸肿痛。

本病相当于现代医学的流行性腮腺炎。

【病因病机】

外感风热疫毒，夹痰火积热，郁滞少阳，经气失于疏泄，气血郁而不散，结于腮部而发病。肝与胆互为表里，肝脉络阴器，故常兼睾丸肿痛。

【辨证】

耳下腮部肿胀疼痛,咀嚼困难,或伴发热恶寒,头痛,睾丸肿痛,舌红,苔微黄,脉滑数或浮数。

【治疗】

(一)针灸治疗

治法:疏风清热,散结止痛。

处方:颊车、翳风、外关、合谷、风池。睾丸肿痛加太冲、曲泉。

操作:诸穴皆施捻转泻法,留针20分钟或不留针。颊车透向地仓1.5寸。

方义:翳风为手足少阳之会,可清疏少阳经气;颊车为足阳明经穴,可疏解患部气血之郁热;外关为手少阳经络穴,通于阳维,风池为足少阳与阳维之会,二穴可疏风解表;合谷为手阳明大肠经原穴,可清热祛邪,通络解毒;太冲、曲泉分别为足厥阴肝经之原穴、合穴,可泻肝经之热邪。

(二)推拿治疗

推拿对痄腮的治疗原则是清热解毒,消肿散结。

1. 基本治法

取穴:天河水、六腑、曲池、肺经、风池、牙关、翳风。

操作:患儿取正坐位,医者与之相对而坐,以左手持其左手,以右手依次作清天河水200次,退六腑200次,按曲池1分钟,清肺经300次,按揉风池1分钟,磨牙关、揉翳风各1分钟。

2. 辨证施治

(1)风热重:加用揉大椎100次,推脊100次,推涌泉100次。

(2)睾丸肿痛:加用清肝经200次,揉二人上马100次。

(三)其他治疗

1. 灯火灸

选角孙穴,将病侧角孙穴处头发剪短,常规消毒,取灯心草蘸香油点燃,迅速触点穴位,闻及"叭"的响声,立即提起,灸治1~2次即可。若肿势不退,次日再灸1次。

2. 耳针

选腮腺、面颊区、神门、内分泌,强刺激,每次2~3个穴,每日1~2次。

【附注】

1. 患者起病至腮肿完全消退期间应隔离。
2. 流行季节,对有接触史儿童应针颊车、合谷,可以预防本病。
3. 患儿应卧床休息,食易消化食物。

七、乳　痈

乳痈是乳部急性化脓性疾患。发于妊娠期的，称为内吹乳痈；发于哺乳期的，称为外吹乳痈，以后者为多见。乳痈之严重者，称为乳发。

乳痈相当于西医学的急性乳腺炎，乳发相当于乳房部急性蜂窝组织炎。

【病因病机】

本病的发生，多由于恣食厚味，胃腑积热；或忧思恼怒，肝气郁结；或乳头不洁，皮肤破裂，外邪火毒侵入乳房，致脉络阻滞，营气不和，排乳不畅，火毒与积乳互凝，而结肿成痈。也有因怀孕后血热内蕴，营气壅滞，结肿成痈的。

【辨证】

本病以乳房红肿为主症，多发于产后尚未满月。初起乳房结块，肿胀疼痛，排乳不畅，常兼有恶寒发热，头痛，恶心烦渴等症，此时尚未成脓。若乳部肿块增大，焮红疼痛，时时跳痛的，此为酿脓的征象。若发热延至一旬不退，肿块中央软陷，触之浮动者，势已成脓，可见乳头有脓液排出。如果排脓通畅，一般溃后肿消痛减，则将渐愈。

兼见口渴欲饮，或恶心呕吐，口臭便秘，苔黄腻，脉滑数，属胃腑积热。兼见胸闷胁胀，呕逆，纳呆，脉弦苔薄，属肝气郁结。

【治疗】

(一)针灸治疗

治法：清热散结，疏肝解郁。

处方：肩井、曲池、膻中、少泽、足三里、乳根、内关。脓成者在脓腔局部施火针。

操作：肩井针尖向肩髃斜刺，乳根向肿块部或乳房中央斜刺，膻中向患部平刺，使乳房有较强酸胀感。诸穴均施捻转泻法。脓成者用三棱针在酒精灯下烧红后，迅速刺入脓腔，缓慢稍加转动退出，脓液随之而去，轻按患乳，排尽脓汁，外盖敷料。少泽用三棱针点刺出血。

方义：肩井属足少阳胆经穴，其经脉循膺乳，有清热解毒、消肿止痛之功；曲池属大肠经之合穴，足三里、乳根属胃经，其脉下乳内廉，取二穴可泻阳明热毒，乳根又可疏通乳房络脉；内关为手厥阴心包经络穴，可宽胸散结；膻中、少泽为通乳要穴，取之通乳络散热结。脓腔局部穿刺可透脓通乳。

(二)推拿治疗

推拿对乳痈的治疗主要适用于乳痈初起，尚未成脓阶段。其治疗原则是消散瘀积，活络通乳。

手法：㨰、按、揉、擦、摩、抹、推、捏、拿、掐法。

取穴：膈俞、肝俞、胆俞、脾俞、胃俞、天溪、食窦、屋翳、膺窗、乳根、风池、肩井、合谷、少泽。

操作：患者取坐位。①用㨰法于胸椎脊柱两侧膀胱经往返操作，并用拇指按、揉法于膈俞、肝俞、胆俞、脾俞、胃俞穴,操作约 7 分钟;②用擦法自胸椎脊柱沿肋间隙擦向两胁,以温热为度。

患者取坐位。①用轻柔缓和的摩、揉法自乳房肿块周围逐渐移向肿块中央,并配合摩、揉法于天溪、食窦、屋翳、膺窗、乳根穴,操作约 7 分钟;②用一手托扶患侧乳房,另一手施用抹、推法自肿块上方向乳头反复操作,以乳汁从乳腺口排出为度;③用捏法对肿块自上而下,由轻而重地挤捏,直至乳汁通畅,肿块变软、变小为度。

患者取坐位。用按、拿法于风池、肩井、合谷穴,掐法于少泽穴,结束操作。

(三)其他治疗

1. 刺络拔罐

选乳根穴,以三棱针点刺后拔罐出血化脓者,无须点刺,单拔火罐即可排脓见血。

2. 灸法

用葱白或大蒜捣烂,敷患处,用艾条悬灸 20 分钟,每日 1 次,适用于尚未成脓者。

【附注】

1. 针灸配合推拿对乳痈尚未成脓者效果较好。
2. 妊娠后期经常用温水擦洗乳头。
3. 定时哺乳,保持乳头清洁,哺乳后排尽乳汁。

八、腱鞘囊肿

腱鞘囊肿是指发生在关节和腱鞘附近的囊肿。本病多发于青壮年,部位以腕、指、踝关节多见。

中医学称之为"筋瘤"、"胶病"、"筋结"。

【病因病机】

因过度劳累,或经久站立,劳损筋脉,气血运行不畅,阻滞于筋脉络道而成。

【辨证】

腕、指、趾掌面、背面出现圆形肿块,小如黄豆,大如核桃,表面光滑,按之柔软,推之可以活动,局部微痛,一般无全身症状。

【治疗】

(一)针灸治疗

治法:活络散瘀。

处方:局部阿是穴。病灶所在经脉的上下部各穴。

操作:用 28 号毫针,先由肿物顶部刺入,以不刺中骨膜为度;再在肿物周围刺 3~4 针,针尖斜向肿物中心的基底部,捻转泻法,留针 5~10 分钟,出针后挤压肿物,并加压包扎 3 天;每隔3天针1次。其他经穴用平补平泻法。

方义：针阿是穴具有舒筋活血，和营通络之作用。病灶上下经穴可疏通经络之气，散瘀止痛。

(二)推拿治疗

推拿对腱鞘囊肿的治疗原则是理筋散结。

手法：按、揉、拔伸、挤压法。

取穴：腱鞘囊肿周围的腧穴(参照上述针灸取穴配方)。

操作：①用按、揉法自囊肿周围逐渐移向囊肿中央，由轻而重地反复操作，并于囊肿的局部加重按、揉的力度。②在拔伸囊肿关节的同时，挤压囊肿。一手握住囊肿关节的近端，另一手握住囊肿关节的远端，并用拇指按住囊肿，在双手相对用力拔伸的同时(可配合摇、扳法)，按住囊肿的拇指用力沿肌腱方向对囊肿进行挤压捻动，使囊壁破碎，囊肿消散。③用加压绷带包扎患部。

(三)其他治疗

1. 梅花针

选患部，上肢加针颈椎、胸椎两侧，下肢加针腰骶部。以梅花针局部重叩，每日1次。

2. 艾炷灸

选囊肿局部，以小艾炷放于患处施灸，囊肿小者用1枚，大者用3枚，呈"品"字形施灸，每次灸1~3壮，以局部红润充血不起泡为度。

【附注】

治疗期间应注意休息，勿过劳。

九、咽喉肿痛

本病是以咽喉部红肿疼痛为临床特征的一种病证。四季皆有，但以春、秋、冬季最多。

现代医学的急性扁桃体炎、急慢性咽炎和单纯性喉炎以及扁桃体周围脓肿等均可出现此证。

【病因病机】

1. 风热邪毒，侵袭肺系，循经上窜，郁于咽喉。
2. 过食辛辣之品，致肺胃二经郁热上蒸，壅于咽喉。
3. 肾阴亏耗，虚火上炎，阴液不能上润咽喉。

【辨证】

1. 外感风热

咽喉红肿疼痛，干痒而咳，吞咽不利。伴发热，微恶风寒，头痛，舌红，苔薄黄，脉浮数。

2. 肺胃热毒

咽喉红肿痛甚,咳痰黄粘,吞咽困难。伴口渴,口臭,大便干,小便黄,舌红苔黄,脉洪数。

3. 虚火上炎

咽喉稍见红肿,疼痛较轻,时痛时止,晨轻暮重。伴咽干舌燥,手足心热,舌红少苔,脉细数。

【治疗】

(一)针灸治疗

1. 外感风热

治法:散风清热,解表利咽。

处方:少商、鱼际、外关、曲池、人迎。

操作:少商以三棱针点刺出血;外关、鱼际、曲池行捻转泻法,留针20分钟;人迎刺至咽部有酸胀感,施捻转泻法,不留针。

方义:少商为手太阴经井穴,可清泻肺热,鱼际为手太阴经荥穴,泻肺实热,二穴为咽喉疼痛的效穴;外关为手少阳之络穴,通于阳维,曲池为手少阳之会穴,两穴配合,有散风清热之功效;取人迎利咽止痛。

2. 肺胃热毒

治法:清泻肺胃,解毒利咽。

处方:少商、商阳、鱼际、合谷、陷谷、人迎。

操作:少商、商阳均以三棱针点刺出血,合谷、鱼际、陷谷均行捻转泻法,留针20分钟。人迎刺法如上。

方义:少商为手太阴井穴,商阳为手阳明井穴,可疏泻肺胃郁热;鱼际、合谷、陷谷分属手太阴、手足阳明经,三穴可疏肺胃之郁热,共奏清咽消肿之效。

3. 虚火上炎

治法:滋阴降火,清利咽喉。

处方:太溪、照海、三阴交、鱼际、扶突。

操作:太溪、照海、三阴交行捻转补法;鱼际、扶突行捻转泻法。均施术1~3分钟,留针20分钟。

方义:太溪为足少阴经原穴,照海通于阴跷,三阴交为足三阴交会穴,三穴相伍可滋阴降火;鱼际为手太阴经荥穴,可泻肺热,利咽喉;扶突为手阳明经穴,可疏通咽部经气,散结止痛。

(二)推拿治疗

推拿对咽喉肿痛的治疗原则是以清热利咽为主。如属外感风热者,治宜疏风散热;肺胃热甚者,治宜清泻肺胃之热;虚火上炎者,治宜滋阴降火。

1. 基本治法

手法:按、揉、一指禅推、拿法。

取穴:廉泉、天突、人迎、水突、气舍、合谷、风府、风池、肩井穴。

操作:患者取仰卧位。①用拇指按、揉法于廉泉、天突穴,每穴操作1分钟,以酸胀的感觉为度;②用一指禅推或揉法自喉结两侧的人迎经水突操作至气舍,自上而下反复操作5~7遍;③用拇指按法于合谷穴,以酸胀的感觉为度。

患者取坐位。①用一指禅推法于颈脊柱督脉及其两侧膀胱经,操作5分钟;②用拇指按、揉法于风府、风池穴,并配合拿风池、肩井穴,以酸胀的感觉为度。

2. 辨证施治

(1)外感风热:①加用一指禅推法于大椎、风门穴,并用擦法于大椎、风门穴,以温热为度;②用拇指按、揉法于外关穴,拿法于合谷穴,以酸胀的感觉为度。

(2)肺胃热甚:①加用掌揉法于大肠,沿大肠的形态结构作顺时针方向揉动5~7遍,掌推法于左侧少腹部,沿降结肠自上而下反复推动数十次;②用按、揉法于天枢、曲池穴,每穴操作1分钟;③用掐法于少商、内庭穴,以酸胀的感觉为度。

(3)虚火上炎:①加用拇指按、揉法于肾俞、三阴交、陷谷穴,每穴操作1分钟;②用擦法于足底涌泉穴,以引火归原。

(三)其他治疗

1. 耳针

选咽喉、肺、胃、肾,毫针刺,间歇捻转,留针10~20分钟,中强刺激,每天1次。

2. 梅花针

选后颈部、颌下、耳垂下方(翳风为主)、合谷、大椎、阳性反应处,用梅花针以中度或较重刺激叩刺此处,并重点叩刺后颈部、颌下、耳垂下方,每日1~2次。

【附注】

注意口腔卫生,避免烟酒辛辣刺激,有助于防止复发。

十、瘰　　疬

颈项及耳前、耳后、颌下等处结核累累如串珠之状,故名瘰疬。本病多见于儿童和青年,好发于颈项、耳后,起病缓慢。

本病相当于西医学的淋巴系统结核。

【病因病机】

多因情志不畅,肝郁化火,炼液成痰;病久伤肾,肾水亏耗,肝火愈亢,痰火互结,形成结核,失治误治,渐至血瘀肉腐而溃烂不收。

【辨证】

初起一粒或数粒,大小不等,皮色不变,按之坚硬,推之能动,不热不痛,病久则瘰核逐渐增大,相互成串,微觉疼痛,将溃时皮肤暗红,疼痛加剧,溃破之后脓水清稀,夹有败絮样物质。兼见精神抑郁,胸胁胀痛;或潮热盗汗,虚烦不寐,舌红,少苔,脉细数。前者偏于肝郁气滞,后者偏于肾阴亏虚。

【治疗】

(一)针灸治疗

治法:清热豁痰,解郁散结。

处方:天井、百劳、肘尖、脾俞、阿是穴。肝郁加行间、足临泣;肾虚加肾俞。

操作:天井、百劳、肘尖用捻转泻法;脾俞用捻转平补平泻法。用火针在局部急刺急出。

方义:天井为手少阳的合(土)穴,泻之可清三焦火,消瘰疬;百劳、肘尖为经外奇穴,主治瘰疬;脾俞可健脾运湿豁痰;行间为肝经荥穴,足临泣为胆经输穴,二穴可疏肝利胆;肾俞可滋补肾阳;阿是穴可疏通局部气机。

(二)其他治疗

1. 火针

用火针自核正中刺入核心,每核1针。隔2~3日1次。本法适用于瘰疬未溃者。

2. 挑刺

在第6~9胸椎旁开1.5寸,根据经络循行路线寻找阳性反应点(压痛点及色素沉着点),常规消毒,局麻后用圆利针挑破表皮,将肌层白色纤维挑断数根,术毕敷以消毒纱布。1周挑割1次,每次2~4点。

【附注】

1. 与口腔、鼻、喉部恶性肿物相鉴别。
2. 加强精神饮食调护,活动适度。

十一、瘿 气

绕喉而生,状如缨络或樱核,称为瘿气。以颈靥部漫肿或结块,皮色不变,随吞咽而上下移动,逐渐增大,缠绵难消,但不溃破为临床特征。本病可发生于任何地区,以高原地带及山区多见,男女老幼均可罹患,以中青年女性为多。

本病可见于西医学的单纯性弥漫性甲状腺肿、甲状腺瘤、甲状腺癌等。

【病因病机】

因情志不畅,肝气郁结,脾失健运,水湿内停,痰气互结,循经上升,结于咽喉;或肾气亏损,正气不足,外邪乘虚侵入,经络阻塞,气血凝滞,气血痰搏结于咽喉;或因水质过偏,久居致生本病。

【辨证】

颈部漫肿或结块,皮色不变,按之不痛,随吞咽而上下移动,质软或坚,推之不移。气滞甚者,胸胁胀满,苔薄白,脉弦;痰湿甚者,胸闷,纳呆,苔白腻,脉濡;阴虚甚者,失眠心悸,食欲亢进,形消面赤,舌红少苔,脉弦细。

【治疗】

(一)针灸治疗

治法:疏肝理气,化痰散结。

处方:阿是穴、合谷、天突、人迎、天鼎、太冲、阴陵泉。阴虚甚加太溪、复溜。

操作:阿是穴用毫针围刺患部,每次4~5针,刺向肿物中心,用捻转泻法;合谷用提插捻转泻法;天突、人迎、天鼎,用捻转泻法;太溪、复溜用捻转补法。留针20分钟。

方义:阿是穴、天突、人迎、天鼎为局部取穴,可疏调局部经气,消肿散结;太冲为肝经原穴,可疏肝解郁;阳陵泉为脾经合穴,可健脾利湿化痰;太溪、复溜可育阴降火。

(二)其他治疗

1. 耳针

选内分泌、甲状腺、神门、颈以及相应部位,中强刺激,留针30分钟,每日1次。

2. 穴位注射

选肝俞穴,每侧穴位注射0.1ml新鲜鸡血,每日1次。

【附注】

1. 保持心情舒畅。
2. 及时查找原因,针对原发病治疗。

十二、疝　气

疝气,泛指睾丸、阴囊、少腹肿大疼痛的病证。其发病与任脉、足厥阴肝经有关。古代医家对本病的论述颇多,名类较繁。本节只论及寒疝、湿热疝、狐疝三类。

西医学肠套叠、肠嵌顿、精索扭转和丝虫病发作引起的阴囊、睾丸、少腹肿痛可参照本节论治。

【病因病机】

1. 坐卧湿地、涉水或遭受雨湿风冷,以致任脉及足厥阴经络气血凝滞者为寒疝。
2. 湿热下注,侵及任脉及足厥阴者为湿热疝。
3. 劳累过度,强力负重,络脉损伤,气虚下陷者为狐疝。

【辨证】

1. 寒疝

少腹睾丸牵掣绞痛,甚则上攻胸胁,痛甚欲绝,茎缩囊冷,形寒,手足欠温,面色苍白,舌淡苔白,脉象弦紧或沉伏。

2. 湿热疝

睾丸胀痛,阴囊红肿灼热,或伴恶寒发热,溺黄,便秘,口中粘腻,舌苔腐厚黄腻,脉弦滑数。

若热退湿留,每因睾丸积液而成偏坠。

3. 狐疝

少腹"气冲"都与阴囊牵连胀痛,立则下坠,卧则入腹,重症非以手托坠物不能入腹,久则不觉痛楚,形成阴囊偏大。常兼食少、短气、疲乏等。

【治疗】

(一)针灸治疗

1. 寒疝

治法:温阳散寒,疏通经脉。

处方:关元、三阴交、大敦。

操作:关元、三阴交用捻转补法,加灸,关元微向下斜刺,使针感传至耻骨上缘;大敦施雀啄泻法。

方义:疝为任脉主病,足厥阴绕阴器,足三阴经交会于关元,故取任脉关元、足厥阴肝经大敦、足三阴经交会穴三阴交,以疏通经脉。关元是温补元阳之要穴,又能起到温经止痛的作用,大敦通经化瘀,诸穴相伍可散寒止痛。

2. 湿热疝

治法:清热化湿,消肿散结。

处方:中极、归来、太冲、阴陵泉、三阴交。

操作:中极、归来微向下斜刺,用捻转泻法,使针感传至耻骨上缘。余穴施提插泻法。

方义:中极与太冲相配,疏解肝经和任脉的瘀血;阳明合于宗筋,故取归来为佐;阴陵泉、三阴交分利湿热,缓少腹之急而止疝痛。

3. 狐疝

治法:培元补气,升陷止痛。

处方:关元、大敦、归来、三角灸。

操作:用捻转补法。关元、归来微向下斜刺,使针感传至耻骨上缘。

方义:关元补元气,归来疏调宗筋,共奏温摄之效。灸是治疗疝气常法,经常施灸,升举下陷之气,有防止复发的作用。

(二)其他治疗

1. 耳针

选外生殖器、睾丸、肾上腺、脑、神门、肝,每次用3~4穴,强刺激,留针30分钟,每日1次。

2. 药物敷贴

选阿是穴(患处),用生高良姜末60g,食盐60g,酒醋炒热,布包频频熨患处阿是穴。

【附注】

1. 针灸对寒疝、湿热疝有一定效果。久不愈者应以手术治疗。
2. 寒疝患者避免受寒凉,狐疝患者应避免过力,保持大便通畅。

附 篇

第一章 针灸推拿原理的实验研究

一、针灸原理的实验研究

针灸对机体的作用,有如下三个方面:①镇痛作用;②对机体功能的调整作用;③增强机体的防御免疫功能。简要分述如下。

(一)针灸的镇痛作用

镇痛又叫止痛。从丰富的针灸文献和大量的临床实践总结资料来看,针灸具有良好的镇痛效应。如对临床常见的头痛、胁痛、胃痛、腹痛、面痛(三叉神经痛)、坐骨神经痛、痛经、手术后疼痛等等,都有良好的镇痛作用。针刺麻醉就是在针灸止痛(镇痛)作用的基础上发展起来的。实验研究证明,针刺内关、足三里、三阴交、大横、期门、天枢等穴,可使腹部对感应电刺激引起的痛阈(即刚能引起痛觉的刺激强度)升高。动物实验在30只家兔双侧的相当于合谷、内庭穴针刺,以电击兔鼻中隔前部引起头的移动为指标进行观察。结果:针刺后出现局麻作用者为15只,成功率50%,这15只有效的家兔的痛阈,比针刺前有不同程度的提高,但不是家兔完全麻醉。因此认为,针刺并不是起完全麻醉作用,而是提高痛阈,即镇痛的作用。由于针刺具有提高痛阈的作用,故增强了对疼痛的耐受力,降低了痛觉的耐受性。研究者用猴的操作式条件反射为指标,这种反应必须有神经系统的高级部位参与才能完成,因此更接近于"痛"知觉,研究结果肯定了针刺镇痛的作用。很多研究者通过对人和多种实验动物应用不同的致痛或伤害性因子,采用各种痛阈判定指标,都肯定了针刺可以提高皮肤的痛阈。

针刺为什么能镇痛?科学工作者在近年来已做了大量的研究。中医学有"脑为元神之府"、"气出于脑"、"制其神,令气易行"及"通则不痛"的论述。学者们周密地研究观察了神经系统在针刺镇痛中的作用:

(1)外周神经的作用:电针直接刺激传导痛觉的神经,一方面,可以使这类神经中痛觉纤维的传导发生阻滞,同时又可使脊髓背角细胞对伤害性刺激的反应受到抑制。外周神经是针刺信号的传入神经,研究者认为Ⅱ、Ⅲ、Ⅳ类纤维都有参与的可能。

(2)中枢神经的作用:大量的电生理学研究结果,已初步揭示了中枢神经系统各级水平,如脊髓脑干、丘脑、尾核和皮层等参与镇痛过程的概貌。研究者证明，针刺刺激可以使脊髓背角内发生突触后抑制。并进一步证明针刺信号由脊髓腹外侧索向上到延脑，激活内侧网状结构，再经脊髓背外侧索下行，引起脊髓较细传入纤维末梢的去极化而发生突触前抑制，部分阻断细纤维的传入冲动。

（3）脑干在针刺镇痛中的作用：中脑网状结构痛敏神经元的活动可以被电抑制；电刺激中继核不但能提高动物的痛反应阈，还可以增强针刺的镇痛效应，损毁蓝斑可以明显地增强针刺的镇痛效应，而刺激蓝斑则可以使电针的抑制效应减弱。实验研究表明：中脑导水管周围灰质、脑干网状结构内侧部的巨细胞核以及中缝核群，在接受刺激信号以后可以发生冲动，下行抑制脊髓背角中传导痛觉信号神经元活动，上行抑制丘脑束旁核痛敏细胞放电，而这些脑干结构本身又可以受伏核、隔核、缰核等高位结构的控制。学者的研究结果认为丘脑束旁核是痛觉信号传递的一个重要驿站。针刺信号可以通过高位（如尾核、皮层）、低位（如中缝核）等多方面对它产生抑制性影响。研究者观察到，刺激尾核可以提高动物的痛阈，加强电针的镇痛作用，而损毁尾核则电针的镇痛作用就减弱。总起来说，疼痛信号进入中枢神经系统以后，需经过一个漫长的通路后到达大脑，其中脊髓的背角和丘脑的束旁核是传递和感受疼痛的两个关键部位。另一方面，中枢神经系统中的尾核、中脑导水管周围灰质、中缝核群和它们的下行抑制通路兴奋的时候，可以抑制疼痛信号的传递和感受。针刺的信号通过脊髓入脑，经过复杂的整合活动，可兴奋这个内在的镇痛系统，一方面上行抑制束旁核，另一方面下行抑制背角，从而发挥镇痛效应。

研究者认为中枢神经介质在针刺镇痛中有重要作用。动物实验表明：脑内5-羟色胺含量的增加或减少，可相应地增强或减弱针刺的镇痛效果；儿茶酚胺的作用恰恰相反，用药物阻断儿茶酚胺类递质的受体，能增强针刺镇痛作用；而受体激动剂则使针刺镇痛作用减弱。人和动物实验检查表明，当针刺镇痛时，脑脊液或脑内的内啡呔明显增加。研究者观察到：神经系统和神经递质的作用并不是孤立的，而是相互配合的。例如，针刺信号使脑内吗啡样物质增多，而它又可作用于中脑导水管周围灰质，再转而兴奋中缝核，通过下行纤维释放5-羟色胺，抑制脊髓背角等等。有学者报告，针刺能使外周血液中的致痛物质，如钾离子、组织胺、缓激肽的浓度降低。研究者认为：心理因素对于针刺镇痛是有作用的，但不是针麻效果的决定性因素。

综上所述，说明针刺镇痛是在针刺刺激作用下，在机体内发生的一个从外周到中枢各级水平，涉及神经、体液许多因素，包括致痛与抗痛，这是对立统一的两个方面复杂的动态过程。但针刺镇痛的作用机理中还有不少问题有待于深入地研究探索和进一步阐明。

（二）针灸对机体的调整作用

针灸对人体的组织、器官有明显的调整作用，使人体机能由不正常恢复到正常。

1. 对心血管的影响

针刺对正常人的心脏没有明显影响，对有病的心脏有良好的调整作用。如用心电图检查作为客观指标，针刺治疗心律失常46例，总有效率为87%，疗效以激动起搏失常者为佳。又有报道针刺治疗心脏过早搏动42例，有效率为85.7%。

针刺膻中、内关、足三里等穴治疗62例冠心病心绞痛，总有效率为89.2%，显效率为47.8%，硝酸甘油停减率93.6%。对578例冠心病人针前后的心电图进行观察对比，有效率为53.2%。对100例冠心病人在心电示波下连续观察,其中30例病人于针刺后1~20分钟心电图明显好转,说明针刺能改善冠脉循环。100例冠心病人针刺前后的超声心动图观察结果表明,针刺后左室后壁振幅及心搏量较针前有非常显著差异,P<0.01,说明针刺可改善冠心病人的左室功能。用超声心动图为指标,观察心气虚的病人,试用强、中、弱三种不同的针刺手法,结果表明:三种手法均可使右心搏出量增强,但以中等刺激效果最好。

2. 对血管运动的影响

关于针刺手法烧山火、透天凉所引起的体温变化是否同血管舒张收缩有关,有人用肢体血管容积脉搏波观察,结果看到烧山火引起血管舒张,透天凉引起血管收缩。在同一人身上先施烧山火,后施透天凉手法,则血管反应先舒张后收缩;反之,则先收缩后舒张。

3. 对血压的影响

针灸对血压具有双向良性调整作用,既对高血压有良好的降压作用,又对低血压或休克病人有升压作用。有人报道,针灸治疗230例高血压病患者,有效率达77.3%。研究者对54例高血压病患者施用瘢痕灸法,除血压显著下降外,并观察到灸前和灸后的血液粘度和脑血流图有着显著性差异,说明瘢痕灸对血液粘度起到改善作用,对血管有一定的扩张作用,从而获得在降低血压的基础上达到减少暴发中风证的效果。动物实验表明,针刺对各种急慢性高血压也有降低血压的效果,如给家兔注射肾上腺素造成高血压状态,然后针刺足三里和内关,均见血压下降。至于针刺的升压作用,通过针刺治疗休克,已得到充分证实,某医院用针刺治疗休克160例,针刺素髎、内关等穴后,有升压作用的达87.5%。

4. 对呼吸功能的调整作用

针灸对呼吸系统疾病有较好的疗效,如对急慢性气管炎、支气管哮喘、肺感染等病,其作用机理除了扶正祛邪、清热消炎以外,并与调整呼吸机能有关。如有报道针刺水沟等穴,急救新生儿窒息54例,有效率100%。动物实验表明,针刺素髎、水沟、会阴等穴,均可引起呼吸即时性增强,对呼吸暂时停止皆有急救作用。但针刺不同穴位,呼吸变化的阳性率也不同,素髎为92%,水沟为85%,会阴为45%,而非穴位点则无此反应。针刺对血氧饱和度有一定调整作用,经实验观察,针刺人工气胸家兔的郄门、曲泽,可提高血氧饱和度,与对照组比较可提高6.31%。

5. 对消化系统的影响

针灸对消化道的运动、腺体的分泌具有调整作用。如针刺中脘、胃俞、合谷、足三里等穴,可使痉挛的胃趋于弛缓,胃不蠕动者出现蠕动,蠕动过强者可以变慢,以及幽门开放。不同的穴位对胃运动影响有异,有人对218例正常人胃机能观察,针刺手三里后主要表现为胃蠕动增强,针刺足三里主要表现为胃蠕动抑制,无论手三里或足三里,针刺后蠕动弛缓的胃可以增强蠕动,紧张的胃可以缓解。针刺四缝穴,可使营养不良患儿胃蛋白酶活性升高,使胃酸度偏高者下降,偏低者升高。

针灸对肠收缩有一定影响。以肠鸣音作为肠管运动的指标,电针天枢、上巨虚治疗急性细菌性痢疾,针刺1~3分钟内,肠鸣音有明显变化,有的增强,有的减弱,但于15~30分钟后,肠鸣音明显减低,停针后又恢复针前水平,说明针刺对不同机体状态的效应不同。

鉴于针灸有如上种种作用,针灸治疗消化道的病证也逐渐扩大,如针刺在治疗急慢性胃炎,胃及十二指肠球部溃疡,急慢性肝炎,胆囊炎,胆石症,溃疡病急性穿孔,胃扭转,肠套叠等方面亦取得了相应的疗效。

6. 对泌尿系统的影响

针灸对肾、膀胱、输尿管等功能具有调整作用。有人报道,针刺肾炎病人的肾俞、气海、太溪等穴,可使患者的肾脏泌尿功能明显增加,酚红的排出量比针前也明显增多,尿中红白细胞、尿蛋白减少,甚至消失,血压降低,浮肿减轻。这一效应一般可维持2~3小时,个别可达数日。

实验研究表明:对麻痹开颅后半清醒麻痹状态下的家兔,针刺膀胱俞对平静状态的膀胱可使之收缩,内压上升;也可使处于节律性收缩状态的膀胱收缩加强,使膀胱内压上升者占97.82%;刺激离膀胱俞1cm处的对照点对膀胱机能几乎无影响,升压有效率只占1.5%。针刺肾俞可使膀胱舒张或轻微收缩,使膀胱降压者占34.36%,轻度收缩内压上升者占17.91%,其他无影响。说明膀胱俞和肾俞对膀胱机能影响是不同的。

7. 对生殖系统的影响

针灸对子宫收缩有明显的作用。有报道针灸催产、引产219例,其中催产134例,有效率81.4%;引产85例,有效率65.8%。取穴:远道组有合谷、三阴交、足三里;局部组有秩边或曲骨、横骨;远近结合组有秩边、合谷、三阴交。并认为加强子宫收缩作用的机理是:针刺秩边等局部穴位宫缩反应迅速上升,起针后往往立即下降,具有明显的神经反应特征。并经动物实验证明合谷、三阴交等远道穴,针刺后宫缩反应迟缓,往往与滴催产素的疗效相同,约20分钟以后,而且较持久或正规,其作用可能是通过垂体后叶素分泌增加的结果。

8. 对神经系统的影响

针刺对神经功能具有调整作用。如癫痫病人针刺百会、神门、阴郄、通里、大陵等穴,可使病人的脑电图趋向规律,或使病理性脑电波电位降低,这说明针灸能影响大脑皮质的神经活动过程,具有使兴奋过程与抑制过程恢复平衡的调整作用。

9. 对血液成分的影响

针灸对血液成分,如白细胞、红细胞、血小板、血沉、血钙、血糖等都有明显的调整作用,概述如下。

(1)对白细胞总数及分类计数的影响:当人体处于疾病状态时,白细胞总数偏高者,针灸可使其降低,白细胞总数偏低者,针灸后可使其升高。如急性阑尾炎病人,白细胞总数及嗜中性粒细胞增高,针刺后常随病情好转而下降;因化疗白细胞减少的病人,针刺大椎、足三里、合谷等穴,可使白细胞增多,有效率达80%~94.7%。

(2)对红细胞及血红蛋白的影响:针刺膏肓俞治疗急性贫血,5日后红细胞由1×10^{12}/L上升至3.37×10^{12}/L,血红蛋白由30%上升至100%。针刺治疗缺铁性贫血,可使网状红细胞剧增,使病理异染红细胞色调复常。家兔造成实验性贫血状态后,针刺膈俞、膏肓,结果与对照组比较,大大提前纠正了贫血状态,迅速恢复正常。实践证明,针刺治疗贫血既可使造血功能增强,又对红细胞过多症有抑制造血机能的作用,可使红细胞减少、血红蛋白下降。针刺对血沉也有一定影响,某些炎症患者,针刺后随着症状的缓解,血沉也明显趋于正常。

(3)对血小板和凝血的影响:针刺健康人的合谷、内关,可见血小板数增加。针刺大椎、足三里、内关、曲池等穴治疗8例脾切除后血小板过多症,全部病例血小板数目随针次而逐渐下降,以至恢复正常。艾灸足三里有降低血液凝固、预防脑血栓形成、防止脑血管病发生的作用,且具有一定远期疗效。

10. 对内分泌的影响

针刺对垂体、甲状腺、甲状旁腺、胰岛及其他内分泌系统等均具有调整作用,因而近年来有不少学者用针灸治疗甲状腺病、糖尿病、肥胖症、手足搐搦症等。实验证明,当甲状腺机能低下时,针刺可增强甲状腺机能,使之趋于正常。如对地方性甲状腺肿,针刺气舍、天突、合谷等穴,可使甲状腺缩小,症状减轻或消失,尿中排碘量明显降低,甲状腺对碘的吸聚和利用能力提高。而针刺天突、廉泉、合谷等穴,可使甲状腺机能亢进的病人甲状腺体积缩小,症状消失,基础代谢明显降低。以针刺人迎为主,内关、足三里、神门、三阴交为辅,治疗112例甲亢病人,临床控制72人,占64.3%;显效30人,占26.8%;有效10人,占8.9%。总有效率100%。使高代谢、高循环动力症状、甲状腺肿大及实验检查均正常或近正常或有明显好转。有人针刺脾俞、膈俞、足三里等穴,治疗糖尿病24例,证明有降低血糖的作用,其中显效11例,良效和改善各4例,无效5例,总有效率为79.16%。动物实验表明,给家犬分别注以胰岛素造成低血糖状态,以及注射肾上腺素造成高血糖状态,然后施以电针,结果使高血糖者降低而低血糖者升高。

(三)针灸的免疫防御作用

针灸能增强体质,预防疾病。如感冒流行季节,针灸可以预防感冒;疟疾施以针灸,可预防复发;哮喘三伏天施以化脓灸,亦可预防发作。针灸既能治疗病毒感染引起的感冒、流行性腮腺炎、肝炎等病,又能治疗细菌引起的急性细菌性痢疾、肠炎、破伤风等病,还能治疗原虫引起的疟疾等病。针灸对急慢性炎症均有良好的治疗效果,如急性阑尾炎、胃炎、结膜炎、中耳炎、乳腺炎等等。针灸对炎症的三大病理过程,有良好的影响,对发烧有明显的降温作用,这都是通过增强机体的抗病力而实现的。

针刺治疗急性细菌性痢疾645例,大便培养均为阳性,针气海、天枢、上巨虚、曲池、合谷等穴,用紧提慢按结合捻转的泻法,留针30~60分钟,每日1~3次,10次为1个疗程。1个疗程治愈者596例,治愈率为92.4%。研究者对50例住院患者,进行了血清蛋白电泳、血清总补体含量、血浆含菌力特异性抗体滴度、粪便中SIgA含量、血清中溶菌酶含量、肝脏网状内皮系统吞噬能力等8项免疫指标的实验研究表明,在针刺治疗过程中机体的免疫能力不断增强。针刺治疗急性细菌性痢疾,所以能取得良好的疗效,其原理是与患者体液免疫功能(包括特异性的和非特异性的)增强有关。有学者用针灸治疗急性细菌性痢疾33例,结果全部治愈或临床治愈。在治疗过程中进行了实验研究,结果表明:针刺前全血胆碱酯酶活力普遍低于正常值,治疗后64.7%的患者恢复了其活力;针治前白蛋白下降,球蛋白升高,治疗后白蛋白继续下降;淋巴细胞转化率,针治前非常显著地低于正常值,治疗后又非常显著地高于正常值。作者认为:针灸能调整物质代谢障碍和恢复机能紊乱,提高免疫功能。

有人以100名健康人为实验对象,针刺足三里、合谷穴,观察白细胞对金黄色葡萄球菌的吞噬能力由48.16%上升至71.25%,而对照组无明显的改变,说明针刺后白细胞的吞噬作用增强了。动物实验表明:针刺雄性大白鼠大椎、命门穴后,可引起肝脏网状内皮系统吞噬活动显著增强,第1周增长速度最快,第2周速度减慢。证明针刺有激活网状内皮系统吞噬功能的作用。

血清调理素是人体非特异性免疫因素之一,当针刺家兔足三里穴后,发现实验组家兔针刺后血清调理素促进吞噬指数、促进吞噬率和促进吞噬细胞吞噬细菌平均最高数均比针前有一定程度的提高,而对照组则未见增高现象。说明针刺能调动机体免疫生理功能,防御外来致病因素的侵袭。

有人用艾灸观察实验动物体液免疫的影响,结果表明:艾灸能促进家兔的凝集素和溶血素的产生,艾灸后动物血清中的 IgG 含量明显上升,艾灸动物其溶血空斑数量显著高于对照组动物,认为艾灸对体液免疫的促进作用可能与增强抗体产生细胞的活力有关。实验结果提示以大椎穴灸 2 炷效果较好。有人对乳腺增生 20 例患者针刺前后细胞免疫功能的变化进行了实验观察,结果表明针刺具有促进活性 E-玫瑰花瓣和总 E-玫瑰花瓣形成的作用。有实验报告,针刺后组织中与防卫机制密切有关的硫氢基含量增高。

针灸的确有良好的防御免疫作用,但它是怎样产生的?有人以松节油在兔耳造成炎症,针刺合谷等穴后,兔耳的炎症面积及厚度均比对照组小得多,说明针刺有明显的抗炎作用。但当切断脊神经后根或颈上神经节,就不再发生这种作用。研究者认为针刺对兔耳炎症的作用途径可能是由支配针刺局部皮肤、肌肉、血管的后根($C_5 \sim T_1$)传入脊髓,最后经由胸段侧角→颈上神经节→节后纤维以达到兔耳炎症灶,认为针刺效应主要是通过神经的反射作用完成的。动物实验发现,针刺组肾上腺皮质类脂质、胆固醇以及维生素 C 含量均减少,而核糖核酸、碱性磷酸酶却较多,说明肾上腺皮质功能因针刺而增强,但如阻断神经通路或切断双侧肾上腺,则针刺后就无效应产生。

针灸对防御免疫的影响是多方面的,网状内皮系统功能活动增强,机体内各种特异性和非特异性免疫抗体的增加,对于增强机体防卫能力,具有非常重要的意义。这些功能的产生,都可能与神经-体液的作用因素有关。

综上所述,针灸对机体具有三大作用,这些作用是相互关连的,功能调整的结果将提高机体的抗病力(包括产生镇痛效应和提高防御免疫力),提高机体抗病能力的本身就是一种功能调整的反映。针灸治病的疗效更是通过针灸对机体的许多作用而实现的,例如针刺的抗炎作用,就是针刺对植物神经、局部血液循环、细胞免疫以及由分泌腺等的功能影响的综合结果。

二、推拿原理的实验研究

推拿对人体各系统均有不同的影响,有关这方面的内容现分述如下。

(一)对运动系统的影响

1. 改善肌肉的营养代谢

推拿后使血管扩张,促进血液循环,使肌肉的力量增强,临床实践表明推拿后能使肌肉萎缩有不同程度的恢复。

2. 解除肌肉痉挛

人体受到损伤后,可出现自我保护——肌肉痉挛。由于痉挛的肌肉挤压了穿行其间的神经、血管,形成了新的疼痛,这种反馈作用使损伤疼痛不断加重。推拿可使这一肌肉的牵张反射得到抑制,从而解除肌肉痉挛,消除疼痛。

3. 松解粘连

由软组织的急慢性损伤后炎性渗出、瘢痕组织增生、相互粘连,对神经血管产生卡压,导致疼痛与关节、肢体运动障碍,运用摇法、弹拨法等可松解粘连。

4. 纠正异常的解剖位置

由损伤所造成的关节脱位或肌腱的滑脱,运用推拿的手法,可使脱位的关节回复到正常的解剖位置。如肩关节的前脱位,复位前 X 线片显示肱骨头位于锁骨下方;应用推拿整复手法后,X 线片显示肱骨头已回复到肩胛骨关节盂内的正常解剖位置。推拿的手法还可使滑脱的肌腱得以正位。

5. 促进关节内血肿的吸收

推拿手法可以使损伤后关节内的血肿吸收,这已被实验所证实。研究者在家兔肘关节注入自体静脉血,制成关节血肿模型,然后用拔伸、屈曲挤压等手法进行治疗。结果发现手法组肘关节内血肿比对照组显著减少($P<0.01$),而手法后,肱三头肌内血肿却大大高于对照组,说明手法作用将关节腔内的积血挤散到肱三头肌组织内,使积血和组织的接触面增大,有利地加快了积血的吸收。

(二)对循环系统的影响

1. 对血管的作用

推拿手法作用于机体后可使血流动力流变改善,研究者利用血流动力流变分析仪,对颈肩腰腿痛的病人推拿前后测试,发现推拿后较推拿前脉率减慢,主动脉排空系数减少,血管弹性扩张系数增大,心搏出量平均增加 6.5ml。

另据研究人员对手部外伤施用手法治疗,观察其推拿前后甲皱微循环的变化,其中微循环轮廓、流速、流态、血色、袢顶瘀血等有较明显的改善。说明推拿具有活血化瘀的功效。

2. 对血液成分的影响

根据文献报道,推拿后血液成分的变化是白细胞总数增加,白细胞分类中淋巴细胞的比例升高,而中性粒细胞的比例相对减少(但其绝对值没有降低,大部分还是升高的)。有人观察到推拿背部,血中白细胞噬菌指数增加 4 倍,血清补体效价明显提高。

(三)对呼吸系统的影响

按揉膻中、定喘、风门、肺俞等穴位,能改善呼吸道的通气功能和换气功能,对于慢性阻塞性肺气肿以及咳嗽、百日咳等有一定的疗效。

(四)对消化系统的影响

通过推拿患者的腹部可调整胃肠的蠕动,调整腺体的分泌,从而增强胃肠的吸收功能,有利于溃疡的修复和愈合。有人用腹部推拿,按压中脘、关元、擦背俞穴的方法,治疗慢性结肠炎,使大便次数减少,由水样便成为正常软便,证明了推拿对消化系统的作用。

(五)对泌尿系统的影响

推拿对膀胱的张力和膀胱内括约肌具有调整作用。临床实践证明,对于由椎管狭窄和截瘫所致的尿潴溜,可运用推拿手法排尿。

(六)对内分泌系统的影响

推拿有对血中皮质醇和葡萄糖的调整作用。当机体受到损伤时,必将通过神经传导而引起下丘脑-垂体-肾上腺皮质的兴奋,导致肾上腺皮质机能增强,使血中肾上腺皮质激素的代表皮质醇浓度异常升高,与此同时血中葡萄糖浓度也升高。研究者在研制的肢体损伤家兔的病理模型上进行实验。实验结果表明,损伤后家兔血中皮质醇和葡萄糖浓度显著升高。推拿委中和患肢获得了良好的治疗效果,使损伤家兔血中皮质醇和葡萄糖的浓度得以回降,从而缩短了它们恢复正常水平的时间。说明推拿不仅能抑制过度的肾上腺皮质功能,而且还可以减少血糖的消耗。

(七)推拿的镇痛作用

大量的临床实践表明,推拿对于损伤性疼痛,以及内脏牵涉痛都有很好的镇痛作用。有人在20世纪80年代初运用推拿手法对10例颈肩腰腿痛患者于推拿前后用放射免疫方法测定血中内腓肽含量,发现推拿后血中内腓肽含量除1例无变化外,其余9例均升高,其竞争率平均增加7%($P<0.001$)。内腓肽是一种作用很强的吗啡类内源性镇痛物质。说明推拿镇痛与血清内腓肽含量有关。

人体抗痛物质除内腓肽以外,还有其他因素的影响。有人对推拿前后全血5-羟色胺(5-HT)含量进行研究,发现推拿后5-HT含量平均比推拿前升高$0.013\mu g/ml$,而且临床观察到推拿后,5-HT上升越高,疼痛减轻得越明显。

另据报道,有人对颈腰软组织损伤推拿前后血浆中儿茶酚胺含量的变化进行研究,发现推拿后血浆中去甲肾上腺素、多巴胺、儿茶酚胺均有不同程度的降低,并且发现儿茶酚胺含量是反映交感神经兴奋性的重要指标,它具有抗吗啡镇痛作用,推拿后降低血浆儿茶酚胺含量可使交感神经处于抑制状态,有助于改善血循环,缓解疼痛。

总之,推拿对人体的作用是多方面的,大量的临床实践和实验研究证明,推拿不仅仅对软组织损伤疗效卓著,对于内脏疾病亦有很好的疗效。推拿虽作用于人体体表部位,但通过手法所产生的动力及其他的生物物理信息,改善了机体的内外环境,从而调整了人体的生理机能,并且提高了人体抗病、防病能力。

第二章 自我推拿法

自我推拿又称自我保健推拿，是通过运用双手在自己体表一定部位或穴位上进行推拿而达到强身健体、防治疾病为目的的一种推拿方法，可根据各人的具体情况，选择下述相应推拿方法。

一、眼保健法

眼是人体的重要视觉器官，保护眼睛健康，维持其正常功能是非常重要的。预防避免眼的过度疲劳，注意眼睛的卫生和休息，提倡保健，对眼的生命来说是很必要的。

1. 揉攒竹法

以双手拇指罗纹面着力，分别按揉左右眉内侧的凹陷处，作旋转性轻揉攒竹穴20~30次，用力不宜过重，有酸胀感即可（附图-1）。

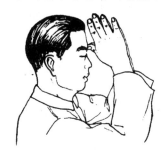
附图-1 揉攒竹法

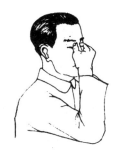
附图-2 按挤睛明法

2. 按挤睛明法

用一手的拇、食二指罗纹面着力，分别按在两目内眦角上方1分凹陷处，先向下按，然后向上挤，一按一挤，反复进行20~30次，用力稳实柔和，以有酸胀感为佳（附图-2）。

3. 按揉四白穴

用双手食指端罗纹面着力，分别按在目下1寸处，进行持续性转动按揉1~2分钟，以有酸胀感为佳（附图-3）。

4. 刮眼眶法

以双手食指屈曲呈弓状。以第二指节的内侧面紧贴上眼眶，自内而外，先上而下推返刮抹眼眶20~30次，以酸胀的感觉为宜（附图-4）。

5. 揉按太阳穴

以两手中指端罗纹面着力，紧贴眉梢与外眼角中间向后1寸许凹陷中，回旋揉按太阳穴20~30次，以有酸胀感为度（附图-5）。

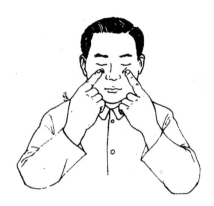

附图-3　按揉四白法

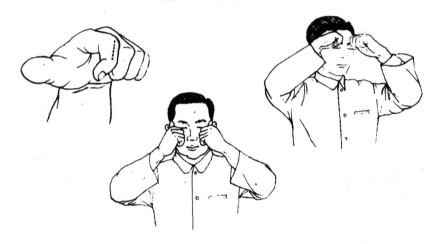

附图-4　刮眼眶法

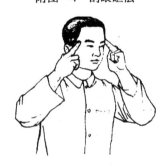

附图-5　揉按太阳法

二、上肢保健法

1. 肩部保健

(1)肩内俞按揉法：以拇指罗纹面，紧贴三角肌前缘，保持按揉1~2分钟，以有酸胀感为宜(附图-6)。

(2)肩髃穴按法：以一手中指罗纹面着力，紧贴肩端前面凹陷处，用力连续按揉1~2分钟，以酸胀感为宜(附图-7)。

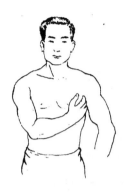
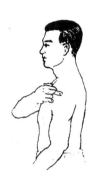
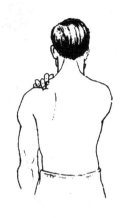

附图-6 肩内俞按揉法　　附图-7 肩髃穴按法　　附图-8 肩井穴按法

(3)肩井穴按法:用一手中指罗纹面着力,作连续性用力按揉肩井穴1~2分钟,同时配合活动肩关节,以有酸胀感为宜(附图-8)。

(4)肩部擦法:用一手掌腹面,紧贴肩部体表,作上下往返擦动1~2分钟,以局部透热为宜(附图-9)。

2. 肘部保健法

(1)肘关节周围按揉法:用一手拇指罗纹面着力,在手三里、尺泽、曲池、曲泽等穴分别交替按揉1~3分钟,由慢而快,以有酸胀感为宜(附图-10)。

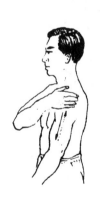
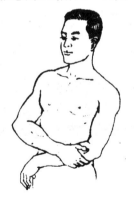
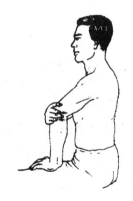

附图-9 肩部擦法　　附图-10 肘关节周围按揉法　　附图-11 少海、小海弹拨法

(2)少海、小海穴弹拨法:用一手中指罗纹面着力,在少海、小海穴处,作持续性的弹拨动作1~3分钟,以酸胀麻放射至手指为宜(附图-11)。

(3)肘部擦法:以一手掌面着力紧贴肘关节,并作上下周围反复摩擦动作1~2分钟,以擦热为宜(附图-12)。

3. 手部保健法

(1)捻手指法:以一手拇指、食指,捏一手指并作自上而下捻动指关节,反复3~5遍,各指轮换交替进行(附图-13)。

(2)搓手掌法:以双手手掌相对用力搓动,先慢后快,反复搓动1~2分钟,以搓局部发热为

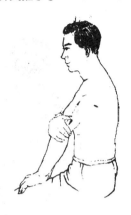　　　　　　　　　　　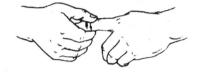

　　　附图-12　肘部擦法　　　　　　　　　附图-13　捻手指法

佳（附图-14）。

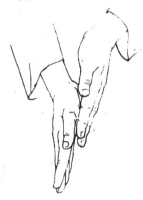　　　　　　　　　　　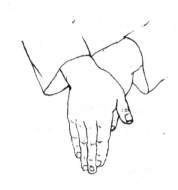

　　　附图-14　搓手掌法　　　　　　　　　附图-15　擦手背法

（3）擦手背法：以双手掌和手背互相用力搓擦1~3分钟，以擦至热为佳（附图-15）
（4）两手抓空法：取站立位，两足分开，间距同肩宽，身体直立，两臂由身前抬起，沉肩、垂肘、腕略背屈，五指似握球状，十指同时作幅度较小的屈伸运动1~3分钟。

三、下肢保健法

1. 大腿按揉法

用双手掌根部紧贴大腿部，自上而下用力按揉，往返3~5遍，以酸胀为宜（附图-16）。

2. 髌骨按揉法

两下肢放松，以一手拇指罗纹面与屈成弓状的食指桡侧缘着力，拿捏或按揉髌骨，反复操作1~3分钟，以有酸重感为宜（附图-17）。

3. 拿捏小腿法

以一手食、中指端或指腹面着力，提拿腓肠肌，自上而下往返进行，用力要揉和深透，以酸胀为宜（附图-18）。

4. 足三里按揉法

用一手拇指罗纹面着力，紧贴足三里穴，进行反复按揉1~2分钟，以有酸胀感为宜（附图-19）。

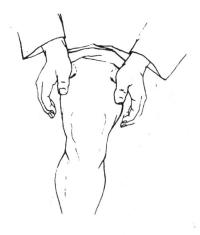
附图-16 大腿按揉法

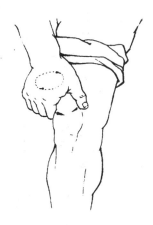
附图-17 髌骨按揉法

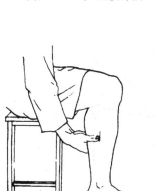
附图-18 拿捏小腿法

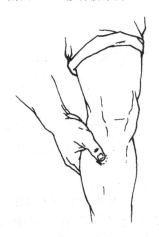
附图-19 足三里按揉法

5. 阳陵泉弹拨法

以一手拇指罗纹面着力,紧按腓骨头下缘,用力推按弹拨阳陵泉穴,反复多次,以酸麻胀向下放射至足趾为佳(附图-20)。

6. 下肢拍击法

用双手掌根或掌心部着力,紧贴下肢体表,相对用力,自上而下往返拍击下肢10~20次,以轻松舒适为宜(附图-21)。

7. 涌泉擦法

以一手小鱼际或大鱼际部着力,紧贴足心处,快速用力摩至发热为止,两足交替进行(附图-22)。

8. 踝关节摇法

取端坐位,一足踝部搁在另一腿膝部上方,一手抓踝上,一手抓脚掌部,作旋转性摇动,左右各10~20次(附图-23)。

9. 弯腰搁腿法

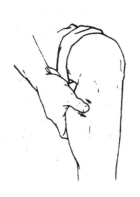
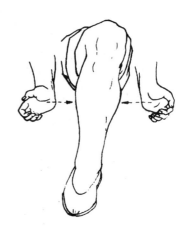

附图-20 阳陵泉弹拨法　　　　　　　附图-21 下肢拍击法

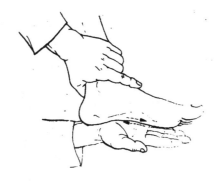
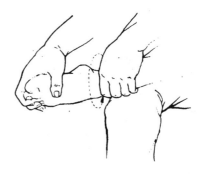

附图-22 涌泉擦法　　　　　　　　附图-23 踝关节摇法

取正立位,两腿伸直,一脚搁桌上,两手掌重叠按压膝部,弯腰使腿伸展,反复操作10~20次,两下肢交替进行(附图-24)。

四、腰部保健法

1. 腰眼按揉法

双手呈握拳状,用拇指掌指关节突起部,分别紧按腰眼穴,用力作旋转性按揉1~2分钟,以酸胀为宜。

2. 腰部擦搓法

以双手掌根部,分别紧按腰部两侧,用力作上下往返擦搓动作1~2分钟,动作要快速有劲,热透入里为宜(附图-25)。

3. 活动腰部法

取站立位,可以做前俯后伸及旋转活动,各5~10次。

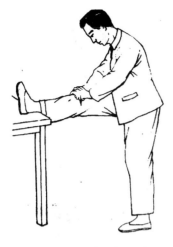

附图-24 弯腰搁腿法

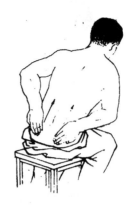

附图-25 腰部擦搓法

五、理气宽胸法

1. 胸部按揉法

用一手中指罗纹面着力,沿锁骨下方,肋骨间隙,自内向外,由上而下依次进行按揉,往返3~5遍,用力要适中,以有酸胀感为宜(附图-26)。

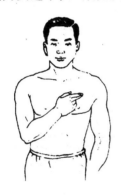

附图-26 胸部按揉法

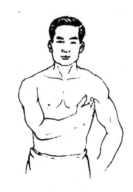

附图-27 胸肌拿法

2. 胸肌拿法

用一手拇指腹面紧贴胸前,以食、中、环指腹面紧贴腋下,相对用力提拿外侧胸肌,一呼一吸,一提一拿,自上而下,由内向外往返提拿5~10次(附图-27)。

3. 胸部拍法

用一手虚掌,五指微张开,用掌指面着力,自上而下往返拍击胸部10~20次(附图-28)。

4. 胸部擦法

以一手大鱼际或手掌面着力紧贴胸部体表,自上而下,由内向外,往返用力擦胸部1~3分钟,压力不宜过重,防止破皮,发热为止(附图-29)。

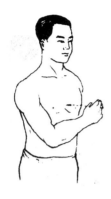 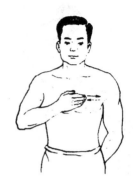

附图 - 28　胸部拍法　　　　　　　　　附图 - 29　胸部擦法

六、健胃和中法

1. 揉中脘法

用一手大鱼际或掌根部紧贴中脘穴,作顺时针方向旋转揉动 3~5 分钟,用力要柔和深透(附图 - 30)。

2. 揉腹法

以一手掌面紧贴脐部,另一手掌心按于手背,作顺时针方向旋转揉动 3~5 分钟,动作要连续,用力要柔和(附图 - 31)。

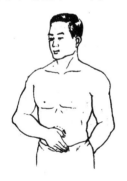 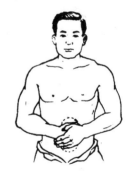

附图 - 30　揉中脘法　　　　　　　　　附图 - 31　揉腹法

3. 擦少腹法

以双手小鱼际部着力紧贴肚脐两旁(天枢穴部位),作上下往返搓擦运动 1~3 分钟,至发热为止(附图 - 32)。

4. 擦胁肋法

以双手大鱼际部或手掌面着力,分别紧贴两侧胁肋部,作斜形前后往返搓擦运动 1~3 分钟,动作要求快速有力,擦至发热为止(附图 - 33)。

七、镇定安神法

1. 分抹前额法

用双手食指屈成弓状,以第二指节的内侧缘着力,紧贴印堂穴,自眉间向前额两侧分抹

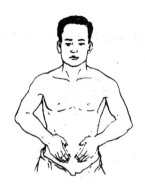
附图-32 擦少腹法

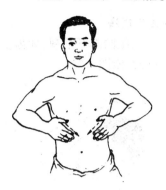
附图-33 擦胁肋法

30~50次（附图-34）。

2. 推抹头维法

以双手罗纹面着力，紧按两侧鬓发处，自前向后推抹，经角孙穴至头后枕下，往返进行推抹动作20~30次，以有酸胀感为佳（附图-35）。

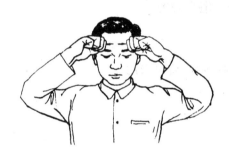
附图-34 分抹前额法

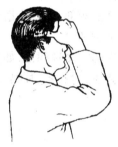
附图-35 推抹头维法

3. 后脑按揉法

用双手拇指罗纹面着力，紧按风池穴，用力作旋转按揉，随后按揉枕后脑部20~30次，以酸胀感为宜（附图-36）。

4. 振耳法

先以两手掌心紧按两耳，然后作快速有节律地鼓动20~30次，要求动作连续均匀（附图-37）。

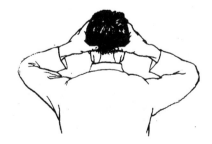
附图-36 后脑按揉法

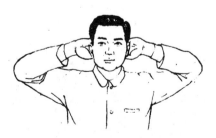
附图-37 振耳法

5. 拍击头顶法

取正坐位,眼睛睁开前视,牙齿咬紧,用手掌面着力在前头顶囟门处,进行有节律性的拍击动作 10~20 次(附图-38)。

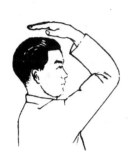
附图-38 拍击头顶法

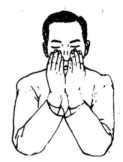
附图-39 搓手浴面法

6. 搓手浴面法

首先搓热两手掌,随后手掌心紧贴前额部,用力向两侧分推至太阳,再向下推至下颌两边,再向上推至前额部,如此往返连续浴面 10~20 次(附图-39)。

7. 头顶热敷法

可适用治疗多种病证,如失眠。

以上诸法,对头晕、耳鸣、神经衰弱、失眠、头痛等症,皆可选用。

第三章 歌 赋

一、针灸歌赋

1. 井、荥、输、原、经、合歌

少商鱼际与太渊,经渠尺泽肺相联。商阳二三间合谷,阳溪曲池大肠牵。
厉兑内庭陷谷胃,冲阳解溪三里随。隐白大都太白脾,商丘阴陵泉要记。
少冲少府属于心,神门灵道少海寻。少泽前谷后溪腕,阳谷小海小肠连。
至阴通谷束京骨,昆仑委中膀胱延。涌泉然谷与太溪,复溜阴谷肾经看。
中冲劳宫心包络,大陵间使曲泽弯。关冲液门及中渚,阳池支沟天井陷。
窍阴侠溪临泣胆,丘墟阳辅阳陵泉。大敦行间太冲看,中封曲泉属于肝。

2. 十五络穴歌

太阴列缺公孙量,阳明偏历丰隆详,通里大钟属少阴,支正飞扬络太阳,
厥阴内关和蠡沟,外关光明络少阳,任督鸠尾及长强,脾之大络大包藏。

3. 十六郄穴歌

孔最温溜肺大肠,梁丘地机胃脾乡,阴郄养老心小肠,水泉金门肾膀胱,
郄门会宗包三焦,外丘中都胆肝藏,阳维阳交阴筑宾,阴跷交信阳跗阳。

4. 八会穴歌

腑会中脘脏章门,髓会绝骨筋阳陵,骨会大杼膈俞血,脉在太渊气膻中。

5. 十二背俞穴歌

三肺四厥阴,心五肝九魂,胆十脾十一,胃俞三焦肾,
十二三四椎,十六大肠俞,十八小肠云,膀胱十九寻。

6. 十二募穴歌

天枢大肠中府肺,关元小肠巨阙心,中极膀胱京门肾,胆是日月肝期门,
脾募章门胃中脘,气化三焦石门针,心包募穴何处取,胸前膻中窥浅深。

7. 下合穴歌

胃经下合三里量,上下巨虚大小肠,胆腑有病取阳陵,膀胱委中焦委阳。

8. 八脉交会穴歌

公孙冲脉胃心胸,内关阴维下总同,临泣胆经连带脉,阳维目眦外关缝,
后溪督脉内眦颈,申脉阳跷络亦通,列缺任脉行肺系,阴跷照海膈喉咙。

9. 四总穴歌

肚腹三里留,腰背委中求,头项寻列缺,面口合谷收。

10. 千金十穴歌

三里内庭穴,肚腹中妙诀。曲池与合谷,头面病可彻。

腰背痛相连,委中昆仑穴。头项如有痛,后溪并列缺。
环跳与阳陵,膝前兼腋胁。

11. 回阳九针歌
哑门劳宫三阴交,涌泉太溪中脘接,
环跳三里合谷并,此是回阳九针穴。

12. 马丹阳天星十二穴治杂病歌
三里内庭穴,曲池合谷接,委中配承山,太冲昆仑穴,环跳与阳陵,通里并列缺。
合担用法担,合截用法截,三百六十穴,不出十二诀。

三里
三里膝眼下,三寸两筋间。能通心腹胀,善治胃中寒。
肠鸣并泄泻,腿肿膝胻酸。伤寒羸瘦损,气蛊疾诸般。
年过三旬后,针灸眼便宽。取穴当审的,八分三壮安。

内庭
内庭次趾外,本属足阳明。能治四肢厥,喜静恶闻声。
瘾疹咽喉痛,数欠及牙疼。疟疾不能食,针着便惺惺。

曲池
曲池拱手取,屈肘骨边求。善治肘中痛,偏风手不收。
挽弓开不得,筋缓莫梳头。喉闭促欲死,发热更无休。
偏身风癣癞,针著即时瘳。

合谷
合谷在虎口,两指歧骨间。头疼并面肿,疟病热还寒。
齿龋鼻衄血,口噤不开言。针入五分深,令人即便安。

委中
委中曲䐐里,横纹脉中央。腰痛不能举,沉沉引脊梁。
酸疼筋莫展,风痹复无常。膝头难伸屈,针入即安康。

承山
承山名鱼腹,腨肠分肉间。善治腰疼痛,痔疾大便难。
脚气并膝肿,辗转战疼酸。霍乱及转筋,穴中刺便安。

太冲
太冲足大趾,节后二寸中。动脉知生死,能医惊痫风。
咽喉并心胀,两足不能行。七疝偏坠肿,眼目似云朦。
亦能疗腰痛,针下有神功。

昆仑
昆仑足外踝,跟骨上边寻。转筋腰尻痛,暴喘满冲心。
举步行不得,一动即呻吟。若欲求安乐,须于此穴针。

环跳
环跳在髀枢,侧卧屈足取。折腰莫能顾,冷风并湿痹。
腿胯连腨痛,转侧重欷歔。若人针灸后,顷刻病消除。

阳陵泉

　　　　阳陵居膝下，外臁一寸中。膝肿并麻木，冷痹及偏风。
　　　　举足不能起，坐卧似衰翁。针入六分止，神功妙不同。

通里

　　　　通里腕侧后，去腕一寸中。欲言声不出，懊恢及怔忡。
　　　　实则四肢重，头腮面颊红。虚则不能食，暴暗面无容。
　　　　毫针微微刺，方信有神功。

列缺

　　　　列缺腕侧上，次指手交叉。善疗偏头患，遍身风痹麻。
　　　　痰涎频壅上，口噤不开牙，若能明补泻，应手即如拿。

二、推拿歌赋

古人留下按摩经，一般手法人不明。人身经络有十二，三百六十五络通，周流一日零一夜，气滞血凝病即生。肿痛有余古来理，酸麻之间气血行，不用汤药来导引，按摩须得手法平，手法深深按住病，重按轻抬要少停。余今按摩已多载，酿作歌诀传后生，学者如能明此诀，疗病犹如火化冰，庸医多不明此理，莫把按摩术看轻。头痛左右太阳穴，风池风府一样攻，连捏带按十余次，须臾头上即觉轻。双目昏暗视不明，按觅睛明运目眶。鼻塞无闻香和臭，通利鼻窍按迎香。耳聋混沌不闻声，耳旁各穴均能聪。口眼歪斜面不正，面部诸穴皆可用。肩臂痿痹不能举，肩髃按之效无疑。两肘挛痛动艰难，按罢曲池将肘牵。头面手足诸般症，合谷一按可收功。按定人迎有动脉，二七呼吸臂上通。锁骨窝内按缺盆，呼吸二七臂上行。云门肩头巨骨下，按定动脉在内生，此乃要摧肺中气，二十一度气要行。极泉腋窝心脉始，按定此穴心窍清。乳旁期门是肝脉，重按腹内亦有声。大包穴在乳筋内，此是脾经脉络通，斜按能调五脏气，心胸之病往下冲。两手齐拢胸隔骨，大指深按巨阙中，指下气动即是病，随手重切向下攻。上中下脘俱按到，呼吸二七把手松，两腿宛如火来烤，热气走到两脚中。左右有动石关穴，此是积聚在内横，一样按法往下送，淤气下降病觉轻。肓俞穴动肾气走，抬手热气散如风，一样按摩三五次，腹中轻快病无踪，是寒是火随气降，七疝原来是肾经。盘脐有块俱是气，按住犹如石块形，重按轻揉在指下，朝夕按摩要费功，按来按去气血散，脏腑调和病不生。脐下二指名气海，按之有动气脉横，丹田不通生百病，体衰身懈气力空。小腹不宜按摩法，曲骨动脉名气冲，一连按动数十次，小腹淤气往下行。阴股动脉通五里，伸手摩脉抓大筋，能调五脏阴阳气，疼痛难忍方为真。阴陵穴在麦辅骨，手指振动筋有声，正面按摩通到底，肚腹之中气自通。胸腹按摩手法尽，再从背后一程行，君若试探劳心记，腹胸疾病定扫清。平肩大筋真气聚，捏此开通气血行。脊骨旁边一寸五，此是太阳膀胱经，两条大筋伸手捏，上下抓着筋有声，内连五脏与六腑，风寒暑湿尽皆通。伸手抓到肾俞穴，按之大痛穴为真，此穴善治下寒病，腰痛之病立见功。若要不痛拿至痛，此仍仙术定非轻，肾旁左右名带脉，大筋揪起痛更增，能降胁下阴阳气，六脉调和甚分明。胞肓脊骨第十九，去脊三寸在两旁，伸手连揉数十次，背气相通到腿上。承扶闭结用脚踩，此穴阴股绾中央，腿上酸麻气血降，患者不觉细参详。阳陵穴在膝外侧，振动小筋痛难当。承山能治五脏病，伸手摸捏痛非常。踝上大筋着力起，疼痛难言不要慌，此穴能调周身气，寒火腹痛立消亡。按摩能调阴阳气，总使气血归位乡，运妙手功胜良药，著手成春病安康，救灾济世行方便，存仁施德寿延长。